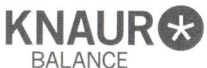

Felix Klemme

NATÜRLICH ESSEN

Das ganzheitliche Ernährungskonzept

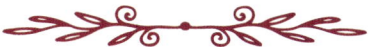

Mit 50 Rezepten von Felix Klemme und
seiner Frau Lena Burr-Evans

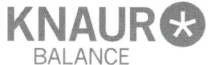

BALANCE

Besuchen Sie uns im Internet:
www.knaur-balance.de

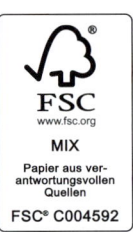

© 2016 Knaur Verlag
Ein Imprint der Verlagsgruppe
Droemer Knaur GmbH & Co. KG, München
Bearbeitung: Melle Siegfried
Redaktion: Anke Schenker
Rezepte: Felix Klemme und Lena Burr-Evans
Fotos: © Lara Burr-Evans
Umschlaggestaltung: ZERO Werbeagentur, München
Umschlagabbildung: © Lara Burr-Evans
Layout und Satz: Daniela Schulz, Puchheim
Druck und Bindung: Appl, Wemding
ISBN 978-3-426-67527-4

2 4 5 3 1

INHALT

VORWORT

Was wäre, wenn alle Diäten überflüssig wären? Was wäre, wenn wir eine Ernährungsweise hätten, die wirklich einfach ist? Eine Ernährung ohne hippe Namen wie Clean Eating, Paleo, Flexitarier oder Freeganer? Eine Ernährungsweise, die nicht teuer sein muss, einfach umsetzbar und in den Alltag integrierbar ist und nebenbei unserem Körper alles gibt, was wir benötigen, um energiegeladen, gesund und zufrieden zu sein? In meiner Praxis als Gesundheitscoach bin ich immer wieder darüber erstaunt, wie kompliziert sich viele Menschen das Thema Essen machen und glauben, dass eine »gesunde Ernährung« mit Entbehrungen und Verboten verbunden sei. Dabei reden wir doch von einem der schönsten Dinge des Lebens – dem Essen! In diesem Buch möchte ich dir diese Ernährungsweise zeigen. Ich nenne sie »natürlich essen«, weil sie genau das ist – natürlich. Gesund macht uns das, was unserer Natur entspricht und was die Natur uns gibt. Natürlich zu essen ist wirklich unkompliziert. Du kannst diese Form der Ernährung ohne strenge Regeln oder Konzepte umsetzen. Die Rezepte, die du in diesem Buch findest, sind einfach zuzubereiten. Du benötigst dazu keine langjährige Küchen- und Kocherfahrung und kommst auf einfache Art und Weise in den Genuss leckerer und nährstoffreicher Mahlzeiten.

Nahrung nährt dich. Sie gibt dir das, was dein Körper braucht, um zu funktionieren, und deshalb nimmst du mit dem, was du isst, großen Einfluss auf deine Gesundheit. Es gibt mittlerweile unzählige wissenschaftliche Studien, die das belegen. Neben den Erkenntnissen der Wissenschaft ist für mich aber etwas anderes noch viel wichtiger: Wie fühlst DU dich nach einer bestimmten Mahlzeit, und welche Ernährung tut dir wirklich gut? Wie gehst du mit Ernährung um? Wie viel Zeit und welche Bedeutung misst du ihr bei? Manche Menschen sind so auf eine »perfekte« Ernährung konzentriert, dass sie schon fast krankhaft darauf achten, sich immer, überall und ohne jegliche Ausnahme gesund zu ernähren. Für dieses Verhalten gibt es sogar eine Bezeichnung – »Orthorexia nervosa«. Andere Menschen haben sich noch nie mit ihrer Ernährung auseinandergesetzt und essen, was das Supermarktregal hergibt.

Ich selbst orientiere mich an der Steinzeiternährung (Paleo-Diät), da sie das beinhaltet, was die Natur uns Menschen zur Verfügung stellt. Ich lebe aber nicht dogmatisch danach. Hülsenfrüchte sind dort zum Beispiel »verboten«, weil sie Nährstoffe enthalten, die laut Paleo-Diät unseren Körper schädigen können. Ich schätze Hülsenfrüchte allerdings als wertvolle pflanzliche Eiweißlieferanten. In der richtigen Zubereitung und in Kombinationen mit anderen pflanzlichen Proteinen liefern sie unserem Körper wertvolle Nährstoffe. Für mich liegt das Geheimnis einer ausgewogenen Ernährung nicht in einem einzigen erlaubten oder verbotenen Nahrungsmittel. Viel wichtiger ist es, die große Vielfalt an natürlichen Nahrungsmitteln auszuschöpfen und zu genießen.

Es steht außer Frage, dass sich unsere moderne Ernährung zu einem großen Teil von ihren ursprünglichen, natürlichen Wurzeln distanziert hat. Fast-Food-Ketten, Massentierfabriken, Aufbackbrötchen, Zuckerbrause, Tiefkühlpizza mit Analogkäse, Berge von Süßigkeiten, Zuckerersatzstoffe, Pestizide auf Obst und Gemüse … Ich könnte diese Liste endlos fortsetzen, aber es ist mir viel wichtiger, mich auf das zu fokussieren, was es neben dieser Entwicklung eben auch gibt. Immer mehr Menschen verspüren das Bedürfnis nach einer gesunden und vor allem nachhaltigen Ernährungsweise. Das kann ich nur befürworten, denn neben den Auswirkungen unserer Ernährung auf unseren Körper nehmen wir durch die Art und Weise des Anbaus und der Produktion von Nahrungsmitteln erheblichen Einfluss auf die Natur, die uns nährt, und tragen damit auch Verantwortung für nachfolgende Generationen.

Mir ist es wichtig, nicht oberlehrerhaft den Zeigefinger zu erheben und zu ermahnen, sondern ein Bewusstsein dafür zu schaffen, was wir als Einzelpersonen tun können und wollen. Dabei empfinde ich ein gutes »Sich-seiner-selbst-bewusst-Sein« (Selbstbewusstsein) als den wichtigsten ersten Schritt. Denn wenn du durch ein gutes Körpergefühl in der Lage bist zu spüren, welche Nahrungsmittel dir guttun und welche nicht, wirst du automatisch zu natürlichen, reichhaltigen und eben auch nachhaltigen Nahrungsmitteln greifen. Dieses Körpergefühl bekommst du (zurück), wenn du dich natürlich ernährst.

Wie das funktioniert, möchte ich dir in diesem Buch zeigen. Du wirst sehen, dass eine natürliche Ernährung Spaß macht und wirklich einfach umzusetzen ist.

Nahrungsmittel haben in unserem Körper bestimmte Wirkmechanismen, die unsere Gesundheit positiv oder negativ beeinflussen. Wie diese Mechanismen funktionieren, ist ebenso Teil dieses Buches wie Fallbeispiele von Menschen, die durch eine natürliche Ernährung ihre Erkrankungen wie ADHS, Diabetes oder auch Autoimmunerkrankungen deutlich verbessern oder heilen konnten. Aus meiner eigenen Erfahrung weiß ich, wie wichtig Nahrung für unsere Gesundheit ist und wie wichtig es trotz allem ist, sich nicht mit der einen »richtigen« Ernährung unter Druck zu setzen. Denn Druck ist Stress, und Stress macht krank. Ich selbst genieße mein Leben mit allen Möglichkeiten, die uns die moderne Welt bietet. Die Kunst besteht darin, die richtige Dosis zu finden. Wenn ich meinem Körper gebe, was er braucht, bleibt er stark und gesund und erlaubt mir auch Ausflüge in die Tortenwelt.

Stärke auch du deine Gesundheit. Wenn ich dir mit diesem Buch eine Unterstützung sein kann, ist dies der beste Grund, warum ich es geschrieben habe.

Herzlich, Felix

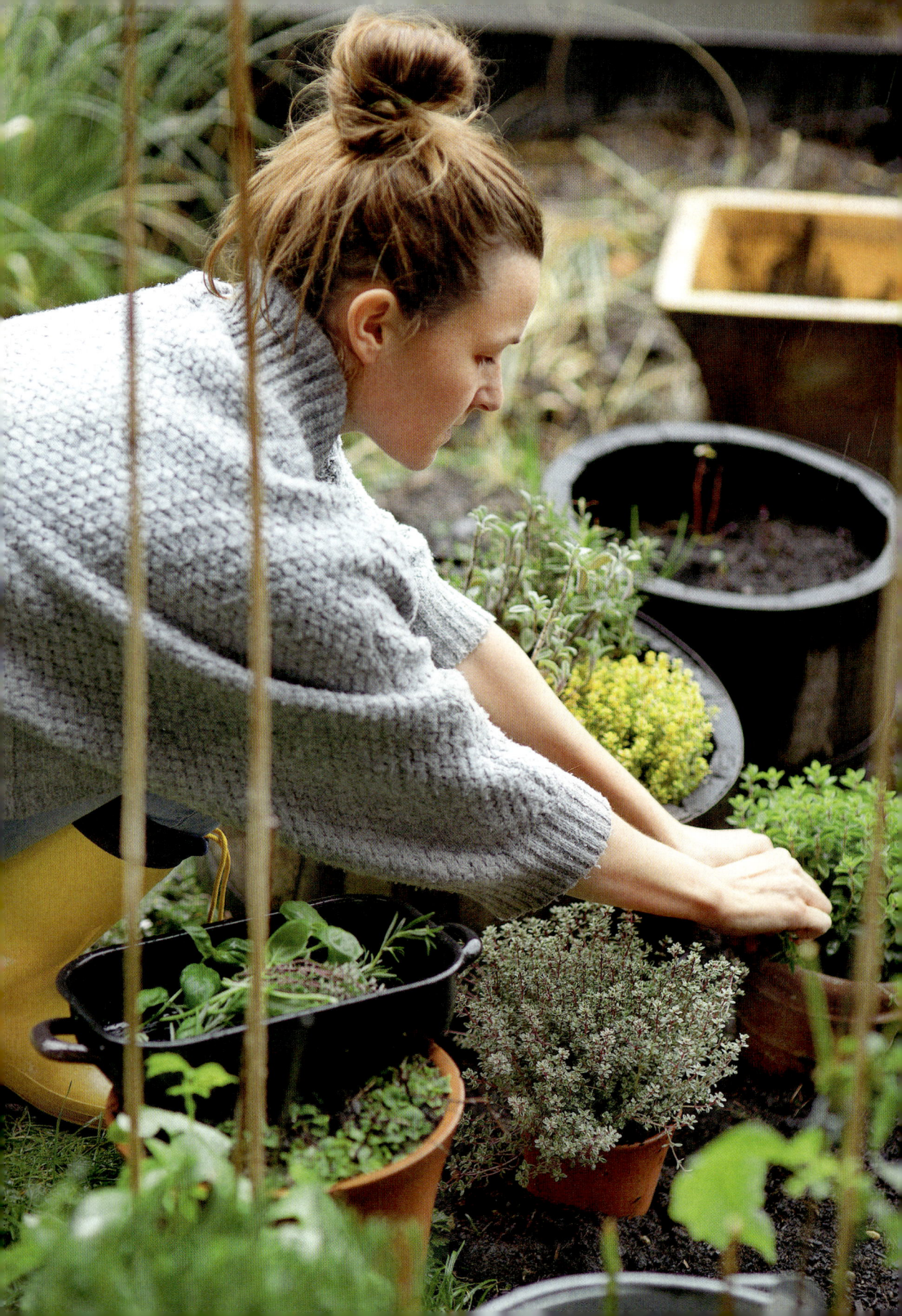

NATÜRLICHE ERNÄHRUNG

Natürliche Ernährung ist ganz einfach.
Iss, was die Natur dir gibt.

Um es direkt vorwegzunehmen: Es gibt meiner Meinung nach nur wenige Dinge, mit denen du dein Leben auf so einfache Art und Weise so positiv beeinflussen kannst wie mit deiner Ernährung. Das richtige Essen macht gesund. Das falsche Essen kann krank machen.

ESSEN SOLLTE GESUND MACHEN, NICHT KRANK!

Isst du gesund? Fühlst du dich gesund, energiegeladen und leistungsfähig? Wenn du dich einmal umschaust – wie viele Menschen kennst du, die sich müde, schlapp, lust- und energielos fühlen oder an diversen Symptomen wie häufigen Kopfschmerzen, Völlegefühl, Gelenk- oder Rückenschmerzen, erhöhten Blutzucker- oder Blutdruckwerten, Allergien, Nahrungsmittelunverträglichkeiten, Autoimmunerkrankungen, Verstimmungen oder Übergewicht leiden? All diese Menschen leben genau wie du und ich in einer Gesellschaft, die mit Nahrung überversorgt ist. Obwohl wir jederzeit Nahrungsmittel kaufen können, gibt es viele Menschen, die das gesunde Essen verlernt haben oder »einfach keine Zeit« für gesundes Essen haben. Sie essen Fertiggerichte, abgepackte Sandwiches, »snacken« sich durchs Nachmittagstief und belohnen sich abends mit Chips, Schokolade oder einem Feierabendbier. All das ist keine natürliche Ernährung.

Dass wir all diese Dinge essen, liegt nicht allein an unserem schwachen Willen. Es liegt in erster Linie in unserer Biologie begründet. Es ist wichtig zu verstehen, warum unser Körper Appetit auf Lebensmittel entwickelt, von denen jeder von uns weiß, dass sie nicht gesund sind. Warum können wir nicht aufhören, Chips zu essen? Wieso ist Currywurst so lecker? Und warum ist es so einfach, eine Familienpackung Weingummi leer zu futtern und in Gedanken schon nach der nächsten zu suchen? Die Antwort auf diese Fragen finden wir in der Evolution. Unsere Vorfahren waren Jäger und Sammler. Dieser Typ Mensch war ein Erfolgsmodell. Er war seiner Umwelt so gut angepasst, dass er Jahrmillionen überleben konnte. Und es sind seine Gene, die wir noch heute in uns tragen. In meinem

Buch »Natürlich sein« erkläre ich detailliert, wie die menschliche Biologie funktioniert, deshalb möchte ich mich an dieser Stelle kurz fassen: Unsere archaischen Gene können aufgrund neuer Reize durch unsere moderne Umwelt falsch abgelesen werden, z.B. weil wir Dinge essen, die unsere Zellen oft noch gar nicht kennen. Das kann u.a. zu Krankheiten führen. Unsere Vorfahren konnten sich immer auf die Signale ihres Körpers verlassen. Fanden und aßen sie etwas stark Bitteres oder Vergorenes, warnte ihr Körper sie vor einer möglichen Vergiftung. »Bäh, schmeckt nicht«, und raus damit. Zur Not hilft da ein Brechreiz. Fanden sie aber etwas Süßes, signalisierte ihr Körper: »Das ist gut! Hier steckt Energie drin! Iss davon, so viel du kannst, die Quelle könnte versiegen!« Süße, nahrhafte Nahrung gab es nicht das ganze Jahr. Es war also wichtig, die Zeit der reifen Früchte zu nutzen. Das Gleiche geschah bei Eiweiß und Fett, die viel Energie und Baustoffe mitbringen. Auch Salz war ein Gaumenfest, weil es selten zu bekommen, für den Nährstoffhaushalt aber wichtig war. Süß, salzig und fettig also. Na, woran erinnert dich das? Chips? Schmalzkringel? Pizza? Gefüllte Kekse? Genau diese Dinge schmecken uns deshalb so gut, weil uns bei diesen Geschmackserlebnissen auch heute noch unser Gehirn signalisiert: »Das ist viel Energie, schlag zu!« Meist sind industriell hergestellte Nahrungsmittel reich an Energie, aber nur wenig nahrhaft. Süß, salzig oder fettig schmeckt für die allermeisten Menschen »lecker«, denn unser Gehirn sagt uns: »Mmmmmehr davon!!!« Der Großteil dieser hergestellten Nahrungsmittel enthält jedoch nur wenige oder künstlich zugesetzte Nährstoffe. Das steht auch auf den Verpackungen: »Enthält Vitamin C«. Auf der Rückseite steht dann in Kleinbuchstaben oft »hinzugefügt«. Fehlen die lebensnotwendigen Nährstoffe, sendet der Körper ans Gehirn: »Mir fehlt etwas. Geh mal auf die Suche nach Nahrung.« Nach einer Tiefkühlpizza haben wir also aufgrund fehlender Nährstoffe kein langes Sättigungsgefühl.

↬→ Industriell hergestelltes Essen liefert nicht die Nährstoffe, die dein Körper zum Funktionieren braucht. Solange dein Körper mit Nährstoffen unterversorgt ist, wird er mehr Essen verlangen. Du wirst nicht satt.

Wie können wir unserem Körper das geben, was uns nicht nur satt, sondern auch leistungsfähig und gesund macht?

Die Antwort lautet: zurück zu unseren Wurzeln – zurück zu natürlicher Ernährung.

WAS BRAUCHT DER MENSCH?

Dein Körper braucht Energie, um zu funktionieren. Diese Energie bekommt er aus den Makronährstoffen: Kohlenhydrate, Proteine und Fette. Zudem benötigt der Organismus Mikronährstoffe, da sie an vielen Stoffwechselvorgängen beteiligt sind. Sie sorgen dafür, dass Enzyme arbeiten, Zellen sich erneuern können, Schadstoffe eliminiert werden und alle Vorgänge im Körper reibungslos ablaufen. Zu den Mikronährstoffen gehören Vitamine, Mineralien und Spurenelemente.

KOHLENHYDRATE

Kohlenhydrate sind wichtige Energielieferanten des Körpers. Genau genommen sind Kohlenhydrate unterschiedliche Arten von Stärke oder Zucker. Man unterteilt sie in Einfach-, Zweifach- und Mehrfachzucker. Zucker deshalb, weil alle Kohlenhydrate im Körper in Glukose, also Zucker, umgewandelt werden, der in der Leber und den Muskelzellen gespeichert wird und dort so-

fort abrufbar ist, sollte der Körper Energie brauchen. Das ist ein lebensnotwendiger Prozess, denn der Körper braucht für alles Energie: fürs Denken, für die Bewegung sowie für die Funktion der Organe und Zellen. Kohlenhydrate gelten deshalb zu Recht als wichtiger Brennstoff unseres Körpers und sollten den Großteil der Ernährung ausmachen. Allerdings nicht Kohlenhydrate in Form von Schokocroissants oder Weingummis. Viele Menschen essen heute zu große Mengen an »einfachen Kohlenhydraten«, also raffiniertem Zucker, wie er Kuchen, Plätzchen, Schokolade und vielen Fertiggerichten, aber auch Wurstwaren und Dosensuppen zugesetzt wird, in denen man Zucker nicht unbedingt vermuten würde. Vor allem raffinierter Zucker lässt deinen Blutzuckerspiegel und damit auch deinen Insulinspiegel ansteigen. Je höher die Zuckermenge, die du aufnimmst, desto stärker der Anstieg deines Insulinspiegels. Was passiert, wenn dein Blutzuckerspiegel Achterbahn fährt, erkläre ich gleich.

Dein Körper benötigt vor allem komplexe Kohlenhydrate, wie du sie vor allem in pflanzlichen Nahrungsmitteln wie Gemüse, Kräutern, Obst und Hülsenfrüchten sowie in verschiedenen Nüssen findest. Komplexe Kohlenhydrate enthalten viele Mikronährstoffe und sorgen für ein länger anhaltendes Sättigungsgefühl.

Iss vor allem frische Nahrungsmittel: pflanzliche Nahrungsmittel wie Gemüse, Kräuter und Obst. Sie liefern mehr Nährstoffe und machen länger satt.

PROTEINE

Proteine, umgangssprachlich Eiweiß genannt, sind für den Bau, die Instandhaltung und die Reparatur deines Körpers verantwortlich. Darüber hinaus kann dein Körper sie auch als Energieträger benutzen. Bei Stress zum Beispiel nutzt dein Körper alle ihm zur Verfügung stehenden Energiereserven, also Kohlenhydrate, Fette und Eiweiß. In längeren Hungerperioden oder bei unzureichender Eiweißzufuhr kann

dein Körper auch Eiweiße aus unterschiedlichen Geweben nutzen. Zum Beispiel aus deinem Muskelgewebe, vor allem aus jenem, welches nicht dringend benötigt wird. Jeder, der längere Zeit keiner sportlichen Aktivität mehr nachgegangen ist, kennt das: Muskeln bilden sich schnell wieder zurück. Das hat unter anderem den Grund, dass Muskeln »teures« Gewebe sind, denn sie verbrauchen Energie. Und dein Körper hat das Ziel, möglichst viel Energie einzusparen. Muskeln, die du nicht regelmäßig nutzt, baut dein Körper ab.

Proteine sind zudem wichtig für dein gesamtes Immunsystem, denn alle deine Immunzellen bestehen aus Proteinen. Um es noch klarer zu machen: Dein gesamter Körper ist ein vielfältiges Produkt aus unterschiedlichen Proteinstrukturen. Diese Strukturen bilden aus verschiedenen Zellanordnungen beispielsweise Haut, Haare, Nägel, Bindegewebe, Muskeln, Organe, Immunzellen – eben deinen gesamten menschlichen Körper. Da dein Körper nicht alle Eiweiße, die er benötigt, selbst herstellen kann, sondern darauf angewiesen ist, einige durch die Nahrung aufzunehmen, brauchst du eine ausgewogene Ernährung. Nur dann bleibt dein Organismus in der Lage, im Körper alle nötigen Strukturen zu bilden.

Diejenigen Proteine, die dein Körper nicht selbst bilden kann, die du also durch deine Ernährung aufnehmen musst, heißen essenzielle Aminosäuren. Studien für den täglichen Eiweißbedarf des Körpers zeigen verschiedene Ergebnisse, denn der Eiweißbedarf ist individuell unterschiedlich. Bei größerer Muskelmasse, Infekten, Stress und höherem Stoffwechsel fällt er zum Beispiel höher aus. Es scheint aber immer klarer zu werden, dass insbesondere pflanzliche Eiweißquellen für unsere Gesundheit besser sind als tierische. Das liegt vor allem an der Herkunft der tierischen Produkte. Die Massentierhaltung trägt dazu bei, dass beispielsweise in Fleisch immer mehr Antibiotika, Pestizide, Entzündungsstoffe und genetisch veränderte Strukturen vorkommen und mit deren Verzehr unsere Gesundheit negativ beeinflussen. Neuere Studien belegen, dass ein Eiweißkonsum von unter 10% der Tageskalorienmenge (also ca. 40–50 g pro Tag) die Gefahr für Diabetes, Krebs und einem frühen Tod verringert.[1] Die Aufnahme von zu viel Eiweiß hingegen ist gesundheitsgefährdend. Bei einer zu hohen Eiweißaufnahme kann es zu Gelenkerkrankungen und einer Übersäuerung des Körpers kommen, wobei insbesondere die Leber und die Nieren stark belastet werden, da sie sich um die Entgiftung kümmern müssen. Deshalb ist es wichtig, viel Gemüse, Samen oder Obst zu essen, denn diese Nahrungsmittel enthalten neben pflanzlichem Eiweiß wichtige Nährstoffe, die einer Übersäuerung des Körpers entgegenwirken. Es gibt unterschiedliche Eiweißquellen, auf die du zugreifen kannst.

Pflanzliche Proteine

Bis heute werden Pflanzen als Eiweißlieferanten unterschätzt. Dabei gibt es in der Tat einige Pflanzenarten, die einen hohen Eiweißgehalt und gleichzeitig einen hohen Gehalt an Vitaminen, Spurenelementen und Mineralien mitbringen. So liefern uns beispielsweise Leinsamen, Amaranth, Hanfsamen oder Quinoa alle essenziellen Aminosäuren in hohem Gehalt und nebenbei viele wichtige Mikronährstoffe.

Wenn wir von »ausgewogener Ernährung« sprechen, bedeutet das in erster Linie, eine möglichst große Vielfalt an

Nahrungsmitteln und damit Nährstofflieferanten zu nutzen. Wer jeden Tag ausschließlich Quinoa isst und darüber hinaus keine anderen Nahrungsquellen nutzt, wird auf Dauer sicherlich nicht alle nötigen Nährstoffe bekommen und damit nicht kerngesund bleiben. Dein Körper benötigt Vielfalt – genau das bedeutet, dich ausgewogen zu ernähren. Deshalb ist es genau wie bei den Nährstoffen auch beim Eiweiß wichtig, verschiedene

pflanzliche Proteinquellen zu nutzen und sie zu kombinieren. In Ländern, in denen traditionell mehr Hülsenfrüchte gegessen werden, passiert das automatisch: Falafel aus Kichererbsen wird mit Fladenbrot kombiniert, Chili con Carne enthält Bohnen und Mais (auch ohne Fleisch). Entscheidend ist, dass auch Pflanzen Eiweiß enthalten. Solange du dich abwechslungsreich ernährst, wirst du auch bei rein pflanzlicher Kost keinen Proteinmangel erleiden.

Pflanzliche Proteinquellen

Alle pflanzlichen Lebensmittel liefern Proteine. Du kannst deinen Proteinbedarf leicht decken, wenn du eine Mischung der hier aufgeführten pflanzlichen Eiweißlieferanten in deine Ernährung einbaust.

- Hanfsamen
- Leinsamen
- Amaranth
- Buchweizen
- Quinoa
- Sesam
- Spirulina (Alge)
- Spinat
- Lupine
- Linsen

- Tempeh (fermentierte Sojabohnen)
- Hülsenfrüchte (können zu Verdauungsproblemen und anderen Einschränkungen führen: Körperreaktionen beobachten)
- Kürbis-, Pinien- und Sonnenblumenkerne und Sesam
- Nüsse
- Hafer
- Pilze

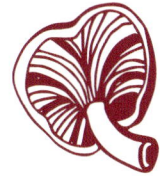

Tierische Proteine

Tierische Proteine liefern essenzielle Aminosäuren. Bevor du jetzt »Steak forever!« rufst, weil du die Proteinmenge deiner Ernährung erhöhen willst, möchte ich dich darauf hinweisen, dass es nicht damit getan ist, einfach die Menge an Fleisch auf deinem Teller zu erhöhen oder alles mit Käse zu überbacken. Pflanzliche Eiweißquellen sind eine gute Alternative, um die nötigen Proteine aufzunehmen.

Fleisch

Ein möglicher Eiweißlieferant ist das Fleisch von Tieren. Heutzutage essen wir vor allem Muskelfleisch. Die in unseren Breitengraden wohl am häufigsten verzehrten Fleischarten sind Putenbrust, Hüfte, Hackfleisch oder Steak. Innereien sind eher die Ausnahme, obwohl gerade Leber, Nieren, Herz, Lunge und diverse andere Innereien reich an Nährstoffen sind. Zugegeben, gegenüber den gewohnten Muskelfleischvarianten ist der Geschmack von Innereien anders oder sehr gewöhnungsbedürftig. Aus gesundheitlicher Sicht sind diese Organe aber bessere Lieferanten von Vitaminen, Mineralien und Spurenelementen als Muskelfleisch. Möchtest du Innereien essen, ist es besonders wichtig, auf ihre Herkunft zu achten. Denn wenn du Fleisch aus Massentierhaltung isst, besteht eine hohe Gefahr, dass du Pestizide aus Kraftfutter wie Mais, Antibiotika und andere verstoffwechselte Medikamente sowie entzündetes Gewebe (chronischer Stress erzeugt nicht nur bei uns Menschen Entzündungen, sondern genauso bei Tieren; vor allem in Massentierfabriken herrscht großer Stress) aufnimmst, was deine Gesundheit negativ beeinflussen kann. Alles, was wir essen, zeigt in unserem Körper Wirkung. Essen wir Zellen von anderen Lebewesen, treten diese in Kontakt mit unseren Körperzellen, und dabei gibt es Reaktionen. Aus diesem Grund ist es mir wichtig, einen Metzger meines Vertrauens zu haben, der mir sagen kann, woher das Fleisch kommt, wie das Tier gelebt hat und der im Idealfall die Bauern persönlich kennt, die ihn beliefern. Wenn ich das nicht weiß, esse ich keins und bin damit in den meisten Fällen, wenn ich in Restaurants esse, Vegetarier.

Fleisch liefert diejenigen Aminosäuren und Fette, die unser Körper benötigt, um zu wachsen, Muskeln und Sehnen zu regenerieren und Hormone, Enzyme und Antikörper zu produzieren. Fleisch aus artgerechter Tierhaltung ist ein guter Nährstofflieferant. Die essenziellen Aminosäuren im Fleisch entsprechen dem Bedarf unseres Körpers. Fleisch enthält zudem wichtige Mineralstoffe wie Magnesium, Eisen, Zink und Selen sowie Fette und Vitamine aus der B-Gruppe. Besonders Vitamin B12, das eine große Rolle für unsere Gesundheit spielt, ist hauptsächlich in Fleisch, Fisch und Eiern enthalten. Unser Körper kann es nicht selbst herstellen, benötigt es aber für die Blutbildung, den Energiestoffwechsel, den Fettstoffwechsel, die Entgiftung, fürs Nervensystem, die Hormonbildung und als *Extrinsic Factor* für die Darmgesundheit. Ein Vitamin-B12-Mangel kann schwerwiegende Auswirkungen auf den Stoffwechsel und das Nervensystem haben.

Gegen Fleischkonsum ist also erst einmal nichts einzuwenden. Wenn da nicht dieses große ABER wäre. Heute ist Fleisch nicht mehr das, was es einmal war. Noch vor etwa 150 Jahren gab es keine Massentierhaltung. Kühe lebten auf der Weide und fraßen Gras. Schweine und Hühner hatten Auslauf und fraßen Blätter, Samen, Insekten, eben was sie fanden. Diese Tiere waren meist gesund, und deshalb war es auch ihr Fleisch. Die guten Eigenschaften des Fleisches sind aber nur gegeben, wenn das Tier, von dem es stammt, natürlich gelebt hat. Heute kommt das Fleisch, das wir im Supermarkt, aber auch in Metzgereien kaufen, fast ausschließlich aus Massentierhaltung. Hier sehen die Tiere kein Tageslicht, können sich kaum bewegen – der Weidegang ist nicht vorgeschrieben – und bekommen industriell gefertigtes Futter, damit sie möglichst schnell wachsen und Fett ansetzen. Wird sehr viel Kraftfutter eingesetzt, kann es bei den Tieren zu Stoffwechselstörungen kommen. Bei der Fütterung von Kühen ist es in konventionellen Betrieben zudem zulässig, ganzjährig Silage zu verfüttern. Silage ist gegorenes Grünfutter, das länger haltbar ist als Frischfutter. Es ist also sauer. Das führt dazu, dass auch das Fleisch der Kühe einen niedrigeren pH-Wert aufweist. Weil die Tiere auf engstem Raum schneller Gefahr laufen, krank zu werden, verabreicht man ihnen Medikamente und Hormone – und das meist prophylaktisch. Ihr Fleisch weist deshalb nicht nur weniger Nährstoffe auf als das artgerecht gehaltener und gefütterter Tiere, es ist auch oft mit Medikamentenrückständen und

Pestiziden aus dem Futter belastet. Dieses Fleisch ist nicht nur qualitativ minderwertig, es ist für mich auch ethisch und aus Umweltgründen nicht vertretbar.

Lange Zeit wurde davon abgeraten, überhaupt rotes Fleisch zu essen, weil es viele gesättigte Fettsäuren enthält, angeblich das Cholesterin in die Höhe treibt, Entzündungen begünstigt und das Darmkrebsrisiko erhöht. Das Gleiche gilt für verarbeitete Fleischprodukte wie Wurst. Was aber, wenn die negativen Auswirkungen gar nicht durch das Fleisch an sich kommen, sondern Resultat der toxischen Schadstoffe sind, die das Tier, das wir essen, während seines Lebens aufgenommen hat, plus der vielen unnatürlichen Zusatzstoffe der industriellen Verarbeitung von Fleisch zu Fleischprodukten wie Wurst und dem chronischen Stress dieser Tiere aus den Massentierfabriken? Ich denke, dass der Verzehr von zu viel Fleisch aus Massentierhaltung Entzündungen erhöht und unsere Gesundheit gefährdet. Was ich mir dabei immer vor Augen halte: Die Natur ist ein Kreislauf. Das, was wir säen, ernten und essen wir damit auch. Verändern wir unser natürliches Essen, indem wir Pestizide einsetzen, Pflanzen und Tiere genetisch manipulieren und Tiere unter unwürdigen Bedingungen halten, ist die Nahrung eine andere als die unter natürlichen Bedingungen entstandene. Die Nahrung wirkt in unserem Körper und macht damit auch etwas mit uns. Die Auswirkungen oder Symptome machen sich nicht immer direkt nach der Nahrungsaufnahme bemerkbar, weil es viele Dinge gibt, die erst nach Jahren oder Jahrzehnten ihre Auswirkungen zeigen. Das Fatale daran ist, dass wir nicht direkt spüren, was da in uns vor sich geht, wenn wir ein Stück Massentierhaltungsfleisch gegessen haben. Was wir heute deutlich erkennen können: Krebs ist eine der häufigsten Todesursachen in den westlichen Ländern, Autoimmunerkrankungen und Nahrungsmittelunverträglichkeiten sind in den letzten Jahren ebenfalls stark angestiegen. So etwas passiert nicht zufällig, sondern es gibt immer Ursachen. Die Ernährung ist nicht DIE Ursache für diese Entwicklung, sie bestimmt aber zu einem großen Teil, was wir in unseren Körper aufnehmen und unseren Zellen zum Gebrauch zur Verfügung stellen.

Ich esse mittlerweile kaum noch Fleisch. Der Grund ist nicht, dass ich generell kein Fleisch mehr essen möchte, sondern dass ich die Art und Weise ablehne, wie heute Fleisch »produziert« wird. Die Tiere leiden. Und das, was hinterher bei uns auf dem Teller landet, hat nichts mehr mit dem »guten Stück Lebenskraft« zu tun, das es einmal war. Weniger Nährwerte und mehr Schadstoffe aufzunehmen überzeugt mich nicht. Biobauern sind verpflichtet, ihren Tieren Frischfutter zu geben, im Winter dürfen sie Heu und ein wenig Kraftfutter verfüttern. In der EG-Bioverordnung ist zum Beispiel festgelegt, dass Biokühe ständigen Zugang zu Freigelände, am besten noch Weideland haben müssen. Für Tiere in konventioneller Haltung gelten diese Auflagen nicht. Wenn ich also überhaupt Fleisch esse, versuche ich welches von Tieren aus artgerechter Weidehaltung zu bekommen. Das ist gar nicht so leicht, weil die wenigen Höfe, die Kühe oder Schweine noch auf der Weide halten, spärlich gesät sind. Vor einiger Zeit habe ich Wildfleisch von einem Bekannten bekommen. Das meiste Wild lebt »wild«, es durchstreift die Wiesen und Wälder und frisst Gras, Blätter und junge Triebe. Und wenn die Tiere nicht doch irgendwo auf einer Weide gehalten und mit Mastfutter gefüttert werden, stellt es ein wirklich natürliches Nahrungsmittel dar. Wenn du Proteine aus Fleisch aufnehmen möchtest, eignen sich Tiere aus möglichst natürlicher Haltung oder am besten Wildfleisch. Es muss nicht immer BIO sein, denn es gibt auch Landwirte, die ihre Tiere ohne Biosiegel mit natürlichem Futter versorgen, ihnen viel Auslauf ermöglichen und sie in möglichst natürlichen Bedingungen aufwachsen lassen.

Einmal die Woche Fleisch zu essen reicht aus, wenn du darauf achtest, neben viel Gemüse auch Samen, Nüsse oder Eier zu essen. Wenn möglich kaufe Fleisch, das mit »Weidehaltung«, »Grasfütterung«, »biozertifiziert« oder mit den Worten »Frei von Hormonen und Medikamenten« ausgezeichnet ist. Wenn du konventionell produziertes Fleisch kaufst, schneide alles sichtbare Fett weg. Im Fett speichert der Körper, auch der tierische, Schadstoffe. Das Gleiche gilt für Fleischprodukte wie Wurst. In Wurst wird viel tierisches Fett verarbeitet. Da Fett Schadstoffe speichert, versuche Produkte aus artgerechter Haltung zu bevorzugen.

Eier, Fisch, Meeresfrüchte und Milch

Eier sind preiswerte Nährstoffbomben. Jedes Ei von Hühnern in Freilandhaltung, die die Möglichkeit natürlicher Ernährungs- oder genauer gesagt »Pick«weise haben, enthält besonders hochwertiges Eiweiß und Fett, die Carotinoide Lutein und Zeaxanthin, die sich positiv auf die Gesundheit der Augen auswirken, sowie Vitamin B12. Auch für Eier gilt: Je natürlicher das Huhn gelebt hat, desto besser die Nährstoffe. Auch Fisch, besonders frischer Thunfisch, Sardellen, Lachs, Forelle und Buntbarsch, stellt eine hervorragende Proteinquelle dar. Fischeier enthalten doppelt so viel Protein wie Hühnereier, aber wer isst schon häufig Kaviar. Auch Meeresfrüchte wie Muscheln und Krabben liefern Proteine, wenn auch weniger als Fisch. Dafür bringen sie gute Omega-3-Fettsäuren mit. Milch gilt nach wie vor als gute Proteinquelle. Besonders viel Eiweiß ist in Käse enthalten. Dabei gilt, je härter der Käse, desto mehr Eiweiß. Parmesan, Appenzeller und Emmentaler enthalten beispielsweise mehr Eiweiß als Mozzarella oder Camembert. Aber Vorsicht: Mehr Eiweiß bedeutet nicht automatisch bessere Quelle. Pflanzliche Eiweißquellen sind denen aus Milch vorzuziehen (siehe Liste).

FETTE

Fette aus der Nahrung liefern dir Energie. Nach Kohlenhydraten und Proteinen benötigen sie die längste Zeit, um von deinem Stoffwechsel in Energie umgewandelt zu werden. Fette sind ein wichtiger Nahrungsbestandteil, denn sie transportieren (fettlösliche) Vitamine und Nährstoffe und sorgen dafür, dass dein Körper sie aufnehmen kann. Sie helfen bei der Produktion und Pflege von Hormonen, Enzymen, Hirn- und Nervenfasern, Zellmembranen und Botenstoffen. Eine gesunde Immunabwehr funktioniert nur mit Fetten. Zudem verringern Fette Blutzuckerschwankungen. Sie wirken auf ein Hormon namens Peptid YY (Peptid Tyrosyl-Tyrosin), und genau dieses Hormon macht dich satt. Fette werden in deinem Körper gespeichert und dienen ihm als eiserne Reserve. Deine Fettspeicher liefern deinem Körper auch dann noch Energie, wenn nichts zu essen in der Nähe ist.

Du brauchst nicht viel Fett, um gesund zu leben. Wichtiger als die Menge des Fetts, das du zu dir nimmst, ist die Art des Fetts. Natürliches Fett ist stark verarbeitetem Fett immer vorzuziehen. Gesunde, natürliche Fette findest du in natürlichen Nahrungsmitteln wie Avocados, Nüssen, Kokosöl, nativem Olivenöl, Fisch und Meeresfrüchten sowie in Fleisch, Eiern und Milchprodukten von Tieren aus natürlicher Haltung. Unterschieden werden Fette nach ihren Fettsäuren.

Ein besonderes Augenmerk gilt den essenziellen Fettsäuren Omega 3 und Omega 6. Dein Körper benötigt diese wichtigen Baustoffe, kann sie aber nicht selbst herstellen. Ganz wichtig ist, dass diese beiden Fettsäuren in einem ausgewogenen Verhältnis zueinander stehen.* Omega-3-Fettsäuren wirken entzündungshemmend, Omega-6-Fettsäuren entzündungsfördernd. In unserer industriell hergestellten Nahrung überwiegen die Omega-6-Fettsäuren, was dazu führt, dass systemisch entzündliche Prozesse begünstigt werden.

→ Fette sind lebensnotwendig. Sie liefern deinem Körper Energie, transportieren Nährstoffe und versorgen deine Zellen mit wichtigen Fettsäuren. Ein Zuviel an den falschen Fetten kann aber krank machen. Decke deinen Fettbedarf deshalb mit natürlichen Fetten aus Avocados und Nüssen, Fisch, Kokos- und Olivenöl.

MIKRONÄHRSTOFFE

Dein Körper benötigt neben den Makronährstoffen als Brennstoff essenzielle Nährstoffe – Mikronährstoffe genannt –, um optimal zu funktionieren. Eine natürliche Ernährung sorgt dafür, dass du die meisten Mikronährstoffe erhältst, die dein Körper nicht selbst herstellen kann. Nährstoffe sind keine Einzelkämpfer. Sie arbeiten immer gemeinsam mit anderen Nährstoffen. Hier liegt der Vorteil von natürlicher Ernährung gegenüber der Aufnahme einzelner isolierter Nährstoffe, wie sie in Nahrungsergänzungsmitteln vorkommen. Natürliche Nahrungsmittel enthalten immer eine komplexe Kombination aus Ballaststoffen, Vitaminen, Mineralien, Pflanzenwirkstoffen wie Antioxidanzien und anderen, die wir noch gar nicht richtig kennen. Sie liefern Nährstoffe also »im Team«. So bekommst du eine Zusammenstellung an Gesundheitskämpfern, die optimal Hand in Hand arbeiten. Das Gute ist, wir müssen gar nicht wirklich verstehen, welcher Nährstoff was in unserem Körper bewirkt. Es reicht aus, wenn wir möglichst viele möglichst unterschiedliche Gemüse- und Obstsorten essen. Am besten indem wir sie in jede Mahlzeit einbauen.

----

*   Mehr zu Omega-3- und Omega-6-Fettsäuren und ihren Auswirkungen auf entzündliche Prozesse im Körper im Kapitel »Chronische Entzündungen und Ernährung«.

Unser Körper benötigt etwa 30 unterschiedliche Nährstoffe wie Vitamine, Mineralien und Fettsäuren, um optimal funktionieren zu können. Hier findest du eine vereinfachte Übersicht der bekanntesten Nährstoffe, ihrer positiven Wirkung auf die Gesundheit und ihrer Lieferanten.

	Nährstoff	Wirkung	Besonders stark enthalten in
1	Vitamin A	unterstützt die Sehkraft, das Immunsystem, die Blutbildung und wirkt entzündungshemmend	Süßkartoffeln, Möhren, Spinat, Grünkohl, Senfkohl, Kürbis
2	Vitamin K	wichtig für die Blutgerinnung, Knochengesundheit, wirkt gegen Insulinresistenz	Grünkohl, Spinat, vielen Kohlsorten, Petersilie, Avocados
3	Folsäure	unterstützt Gehirn- und Nervenfunktionen, das Herz-Kreislauf-System, die Bildung roter Blutkörperchen und die Fruchtbarkeit, mindert das Krebsrisiko	Linsen, Bohnen, Spargel, Spinat, Brokkoli, Blumenkohl, Petersilie, Sellerie, Avocados
4	Kupfer	unterstützt die Immunabwehr, die Eisenresorption, die Energie-produktion, ist Bestandteil vieler Enzyme	Sesam, Cashewnüssen, Pilzen, Sonnenblumenkernen, Mangold, Grünkohl u.a.
5	Mangan	unterstützt Knochen- und Hautgesundheit, unterstützt viele Enzyme bei der Blutzucker-kontrolle, schützt gegen freie Radikale	Gewürznelken, Haferflocken, braunem Reis, Kichererbsen, Spinat, Ananas
6	Vitamin B3 (Niacin)	unterstützt das Immunsystem und das Herz-Kreislauf-System, wirkt entzündungshemmend, antioxidativ und gegen Krebs	Thunfisch, Huhn, Pute, Champignons, Lachs

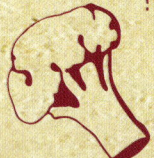
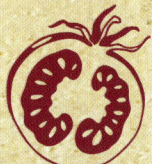

	Nährstoff	Wirkung	Besonders stark enthalten in
7	Vitamin B1 (Thiamin)	unterstützt die Energieproduktion und das Nervensystem	Spargel, Sonnenblumenkernen, grünen Erbsen, Hanfsamen, Rosenkohl, Spinat, Kohl, Auberginen
8	Biotin	gleicht den Blutzuckerspiegel aus, unterstützt die Hautgesundheit	Tomaten, Mandeln, Eiern, Zwiebeln, Möhren, Romanasalat
9	Jod	unterstützt die Schilddrüse bei der Hormonproduktion	Algen, Muscheln, Kabeljau, Naturjoghurt, Shrimps, Eiern
10	Vitamin D	unterstützt Kalzium- und Phosphoraufnahme, Immun-, Nerven- und Muskelsystem	fettem Fisch (Lachs, Makrele, Thunfisch), Lebertranöl (Dorsch), Bio-Eiern (Freiland), Champignons
11	Omega-3-Fettsäuren	enthält EPA und DHA, die antientzündlich wirken und bei neurodegenerativen Erkrankungen wie Parkinson und MS helfen	Leinsamen, Walnüssen, Sardinen, Lachs, Weiderind, Rosenkohl, Blumenkohl
12	Magnesium	unterstützt die Knochengesundheit, die Energieproduktion der Zellen, das Nervensystem, verbessert die Kontrolle von Entzündungen und Blutzucker	Spinat, Mangold, Rote-Bete-Grün, Kürbiskernen, Kürbis
13	Kalzium	unterstützt die Knochengesundheit, Muskel- und Nervenzellen und gleicht den pH-Wert aus	Tofu, Blattkohl, Spinat, grünem Blattgemüse (Stielmus)
14	Vitamin B12	unterstützt die Blutbildung, die DNA-Bildung, die Zellteilung und die Nervenfunktion und schützt das Herz-Kreislauf-System sowie die Darmgesundheit	Sardinen, Lachs, Thunfisch, Kabeljau, Weidelamm, Meeresfrüchten, Freilandeiern

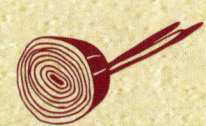

WAS IST NATÜRLICHE ERNÄHRUNG?

Natürliche Ernährung ist Ernährung in ihrer ursprünglichen Form – all diejenigen Nahrungsmittel, die uns die Natur zur Verfügung stellt: Pflanzen generell, frisches Gemüse und Obst, Hülsenfrüchte, Vollkorngetreide, Rohmilch und Eier, Nüsse, Öle, Fisch und Fleisch. Unverarbeitete, unbehandelte Nahrungsmittel ohne Zusatzstoffe sind lebendig und enthalten eine unglaubliche Menge an Nährstoffen. Wenn du mit offenen Augen durch die Obst- und Gemüseabteilung des Supermarkts oder noch besser über den Wochenmarkt gehst, kannst du die Nährstoffe regelrecht sehen. Grüne Blattgemüse wie Mangold, Spinat, Wildkräuter und Salate, andere grüne Sorten wie Gurken, Paprika, Brokkoli und Staudensellerie, rote, gelbe, orange und blaue Gemüse- und Obstsorten wie Möhren, Auberginen, Paprika, Äpfel, Beeren und Trauben – alles, was so frisch und appetitlich leuchtet, tut dir gut.

Wer jeden Tag Gemüse und Obst isst, deckt bereits eine große Bandbreite der von unserem Körper benötigten Nährstoffe ab. Dabei ist Abwechslung wichtig. Jeden Tag nur Brokkoli zu essen wird auf Dauer langweilig. Auch für deinen Nährstoffhaushalt. Je bunter du isst, desto besser. Probier dich durch die Marktstände. Beginne mit Gemüsesorten, die du kennst, oder kauf einfach mal ein Gemüse, das gut aussieht, von dem du aber nicht weißt, was es ist. Schon mal Mangold probiert? Sehr lecker! Rezepte findest du zuhauf im Internet. Wenn sich dein Körper erst einmal an eine regelmäßige Zufuhr natürlicher Nahrungsmittel gewöhnt hat, werden deine Zellen nicht mehr auf die Zufuhr der in ihnen enthaltenen Nährstoffe verzichten wollen. Du wirst es auch daran merken, dass dir Gemüse plötzlich richtig gut schmeckt.

Wie es dir geht, ist das Resultat dessen, wie du lebst. Die Ernährung ist nicht der einzige Faktor, der deine Gesundheit bestimmt. Dein Natural Network, also dein Umfeld, die Art, wie du lebst, wo du lebst, mit wem du dich umgibst, wie viel du dich bewegst – all das beeinflusst dich ebenso sehr. Jemand, der viel Gemüse isst, keinen Alkohol trinkt, auf Zucker verzichtet und immer selbst kocht, aber massiven Jobstress hat und abends nach dem Training im Fitnessclub einsam in seiner Großstadtwohnung sitzt, lebt nicht zwingend gesünder als jemand, der in einem harmonischen Umfeld in einem ruhigen Vorort arbeitet, eine glückliche Beziehung führt und mit seiner Liebsten gern abends ab und an zur Dönerbude um die Ecke schlendert. All diese Faktoren spielen zusammen, wenn es um ein gesundes Leben geht.[*] Aber die natürliche Ernährung ist ein Werkzeug, das du sofort und sehr effektiv einsetzen kannst, um das Ruder herumzureißen, wenn du gesünder leben möchtest.

Dein Körper ist ein Wunderwerk. Mehrere Billionen Zellen arbeiten Hand in Hand, stimmen sich untereinander ab und halten alle nötigen Abläufe in Gang. Sie bilden ein Netzwerk, das deine Gesundheit im Gleichgewicht hält. Es sei denn, du behandelst sie schlecht. Um dir die Funktionsweise deiner Zellen zu erklären, möchte ich dir ein Bild geben: Du bist auf der Suche nach einer WG. Ein Makler hat dir zwei kleine Häuser angeboten, in denen Zimmer zu vermieten sind. Beide könntest du sofort beziehen. Das klingt verlockend, und du machst dich direkt auf zur Besichtigung. Beide Häuser wurden zur gleichen Zeit er-

baut und sind von der Größe her identisch. Das linke Haus ist schon lange nicht mehr gestrichen worden. Der Putz blättert ab, im Garten liegt ein umgekippter Grill im hüfthohen Unkraut. Die Tür ist nicht verschlossen, also schaust du mal hinein. Auf dem Sofatisch stehen überquellende Aschenbecher, und vor dem Sofa türmen sich leere Chipstüten und Pizzaschachteln. Es mieft, gelüftet hat hier offenbar schon lange niemand mehr. Als du die Küche betreten willst, stolperst du über einen leeren Bierkasten. Überrascht schnappst du nach Luft, was du gleich wieder lässt, denn aus der Mikrowelle zieht dir ein übler Geruch in die Nase. Vier-Käse-Makkaroni – wohl schon etwas älter. Du beschließt, gar nicht erst in den Kühlschrank zu gucken, auf dessen Tür außerdem ein Zettel mit den Worten »Pfoten weg!« klebt, und dir erst einmal das andere Haus anzuschauen. Das rechte Haus scheint ebenfalls offen zu sein. Du überquerst den frisch gemähten Rasen, weichst ein paar Krokussen und Osterglocken aus und trittst über den Abtreter mit der Aufschrift »Herzlich willkommen!« durch die Haustür. Auch auf dem Tischchen in der Diele stehen Blumen. Der Boden glänzt, und auf dem Esstisch

---

[*] Wie natürliche Ernährung, natürliche Bewegung und das Natural Network die individuelle Gesundheit beeinflussen, erkläre ich detailliert in meinem Buch »Natürlich Sein« (Knaur Balance, 2015).

steht eine Schale mit Obst. Auf dem Sofa siehst du eine kuschelige bunt gemusterte Decke liegen, und vor den Fenstern wehen helle, leichte Vorhänge. In diesem Haus traust du dich, in den Kühlschrank zu gucken. Du entdeckst eine Glasform mit Auflauf. Auf dem Deckel klebt eine Haftnotiz, auf der »Lass es dir schmecken und nimm dir, was du brauchst!« steht. Was denkst du, in welchem Haus fühlst du dich willkommener?

Wenn du dir nun vorstellst, in einer WG mit Billionen kleiner Mitbewohner – deinen Zellen und diversen Mikroorganismen – zu leben, und du bist der Vermieter … wo fühlen sich deine Mitbewohner wohler? In einem achtlos behandelten, wenig bewegten Körper, schlecht gelüftet und ohne frische Nährstoffe? Oder eher dort, wo sie die Bedingungen vorfinden, die ihnen ein entspanntes und produktives und kooperatives Miteinander ermöglichen? Einer meiner Lieblingswissenschaftler, Bruce Lipton, fasst es wunderbar zusammen: Er sagt, dass nicht unsere Gene für unsere Gesundheit verantwortlich sind, sondern unsere Umgebung. Unsere Zellen sind quasi individuelle Organismen, die für ihr

gemeinsames Überleben eine Kooperation eingegangen sind. Diese Kooperation heißt Mensch und funktioniert hervorragend, solange die Umgebung der Zellen gut ist. Das bewies er, indem er genetisch identische Stammzellen in verschiedene Umgebungen, verschiedene Mischungen biochemischer Stoffe setzte. Daraufhin entwickelten sich die Zellen unterschiedlich. Nicht die Gene bestimmten also, was aus den Zellen wurde, sie waren ja genetisch identisch, sondern die Umgebung! Setzte er Zellen in eine ungesunde Umgebung, wurden sie krank. Zurück in ihrer optimalen Umgebung wurden sie prompt wieder gesund.

⌁→ Der Zellforscher Bruce Lipton hat es bewiesen: Ein gesundes Umfeld bringt gesunde Zellen hervor, ein krankes Umfeld kranke Zellen.

Was für Zellen gilt, gilt meiner Meinung nach auch für den Menschen. Immerhin bestehen wir aus rund 50 Billionen Zellen. Und diese Zellen tun alles, um zu überleben. Sie tun alles, damit ihr »Vermieter«, der menschliche Körper, funktioniert. Die Ernährung ist nur ein Faktor, der unsere Gesundheit beeinflusst. Allerdings ein sehr wichtiger und vor allem ein schnell und effektiv zu beeinflussender Faktor. Dein Natural Network – also dein Job, deine Familie, dein Wohnort und deine Art, mit Stress umzugehen – kannst du natürlich auch ändern. Aber nicht so schnell und so einfach wie dein Essverhalten. Du kannst es innerhalb kürzester Zeit schaffen, natürlich zu essen und deinen Zellen das Umfeld zu geben, das sie benötigen, um leistungsfähig und gesund zu sein.

ISS NATÜRLICH!

Bevor ich dir gleich verrate, wie einfach, lecker und gesund es ist, sich natürlich zu ernähren, möchte ich dir kurz noch einmal vor Augen halten, was wir uns gewohnheitsmäßig täglich zu Gemüte führen.

Unnatürlich essen

Wenn ich bei meinen Protagonisten aus dem Fernsehen, die meist stark übergewichtig sind und diverse körperliche Beschwerden aufweisen, den ersten Hausbesuch mache und einen Blick in Kühlschrank und Vorratsschrank werfe, finde ich immer einige der folgenden Produkte: Tiefkühlpizza, Doppelkekse, kunterbunten Fruchtjoghurt, diverse Saucen und Mayonnaisen, Energy Drinks, abgepackten Wurst- und Käseaufschnitt, H-Milch, Margarine, Tütensuppen, Weingummis, Chips. All das kann lecker sein. Und praktisch. Denn wir wissen genau, was uns schmeckt und wo wir es bekommen. Im Supermarkt. In Tüten, Plastikverpackungen, Flaschen und Dosen. Vorbereitet. Tüte auf, rein damit. Dieses ganze Fertigfutter ist alles andere als natürlich.

Stark Verarbeitetes und Zusatzstoffe

Eigentlich ist es egal, woraus genau stark verarbeitete Lebensmittel bestehen. Alles, was industriell hergestellt wird, ist nicht (mehr) natürlich. Kennst du die Aussage »Was im Labor hergestellt wurde, braucht ein Labor, um es zu verdauen«? Ich finde, das trifft es ganz gut. Industriell hergestellte Nahrung kann uns nicht das geben, was natürliche Nahrung liefert. Selbst zugesetzte Vitamine und Mineralien machen es nicht besser. Sie erreichen niemals die positive Wirkung natürlicher Stoffe. Mehr noch – Zusatzstoffe können krank machen.

Zucker

Dein Körper liebt Zucker. Immerhin verheißt ihm Zucker einen blitzschnellen Energiekick. Kurzkettige Kohlenhydrate wie Zucker oder Weißmehl liefern dem Körper sofort Energie. Und weil unsere Vorfahren selten Süßes zu essen bekamen, belohnt dich dein Körper auch heute noch jedes Mal, wenn du Zucker zu dir nimmst, mit einer Extraportion Dopamin. Damit signalisiert dir dein Belohnungssystem, dass du erfolgreich warst – »Hey, du hast Zucker gefunden, wertvolle, seltene sofort verfügbare Energie!« –, und du fühlst dich gut. Das Dumme an der Sache ist, dass niemand unserem archaischen Erbgut gesagt hat, dass einem heute an jeder Ecke ungefragt Zucker in großen Mengen quasi nachgeworfen wird. Die meisten Menschen essen viel zu viel Zucker, und das hat böse Konsequenzen: Zuerst einmal wird Zucker als Glykogen in der Leber gespeichert. Die Leber lagert den Zucker als Energiereserve ein. Ihr Speicherplatz ist allerdings begrenzt. Alles, was du an Zucker on top zu dir nimmst, wird in Fettsäuren umgewandelt, die in den Adypozyten, deinen Fettzellen, untergebracht werden. Du siehst, mehr Zucker = mehr Körperfett. Das ist aber noch nicht alles. Jedes Mal, wenn du einfache Kohlenhydrate wie Zucker zu dir nimmst, schüttet deine Bauchspeicheldrüse Insulin aus. Dieses wichtige Stoffwechselhormon sorgt dafür, dass deine Zellen die Glukose bekommen, die sie als Energie brauchen. Ist zu viel Glukose unterwegs, transportiert das Insulin sie in die Leber und von dort in die Fettzellen. Dein Blutzuckerspiegel sinkt wieder. Sobald du aber Zucker nachschiebst, wird wieder Insulin ausgeschüttet, und das Spiel beginnt von vorne. Passiert das ständig, fährt dein Blutzuckerspiegel nicht nur dauerhaft Achterbahn, du entwickelst womöglich auch eine Insulinresistenz. Dann verliert dein Körper die Fähigkeit, den Zucker im Blut zu senken, und deine Fettreserven werden immer weiter aufgefüllt. Man »mästet« sich also regelrecht, und darüber hinaus entwickelt der Körper Entzündungsprozesse. Das ist der Punkt, an dem man einen Diabetes Typ 2 entwickelt, bei dem Insulin nicht mehr seine volle Wirkungskraft entfalten kann. Permanente Entzündungen wiederum sind die Grundlage für die Entwicklung vieler chronischer Erkrankungen. Als wäre das nicht schon genug, produziert die Leber bei einem erhöhten Insulinspiegel auch noch Wachstumshormone (IGF = Insulin-like Growth Factors), also insulinähnliche Wachstumsfaktoren, die genau wie das Insulin Entzündungen begünstigen und das Zellwachstum anregen, auch das böser Zellen. Neueste Studien weisen darauf hin, dass ein erhöhter Zuckerkonsum auch das Wachstum von Brustkrebs beeinflusst und mit größerer Metastasenbildung in Zusammenhang steht.[2]

Zu viel Zucker macht krank! Das alles kann eine zu große Zuckerzufuhr in deinem Körper anrichten:

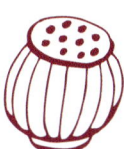

- Schädigung der Darmflora
- Übergewicht
- Unterdrückung des Fettstoffwechsels
- Erhöhung der Blutfette
- Mineralstoffmangel
- Karies
- Schwächung des Immunsystems
- zu hoher Insulinspiegel
- Insulinresistenz
- Diabetes Typ 2
- Leptinresistenz (das Sättigungshormon wird außer Gefecht gesetzt)

Nach Empfehlung der Weltgesundheitsorganisation (WHO) gilt es als »gesund«, eine Menge von 2,5 Esslöffeln Zucker pro Tag nicht zu überschreiten. Willst du aber abnehmen oder leidest du unter einer chronischen Erkrankung, lass industriell hergestellten Zucker am besten ganz weg.

Wenn du jetzt sagst: »Ja, aber Früchte enthalten auch Zucker!«, hast du völlig recht. Obst enthält Fruktose. Aber Obst bringt neben der Fruktose – deren Gehalt nebenbei in den Früchten wesentlich geringer ist als der in zum Beispiel Keksen oder Lakritzschnecken – auch Nährstoffe. Mit der natürlichen Süße bekommst du also Vitamine, Mineralien und Antioxidanzien sowie Wasser und Faserstoffe, die deinen Darm darin unterstützen, seine Arbeit zu tun, und die dich länger satt machen. Das können Süßigkeiten nicht von sich behaupten. Wenn du Gewicht verlieren möchtest, solltest du Bananen und insbesondere Trockenfrüchte nur selten essen. Iss stattdessen vor allem Gemüse oder andere Obstsorten. Alternativen zu Industriezucker sind Honig, Ahornsirup und Bananen, die sich hervorragend auch zum Backen eignen (siehe Rezept Haferkekse). Gib dir ein paar Wochen Zeit, um dich auf eine neue, natürliche Ernährungsweise einzustellen. Deine Geschmacksrezeptoren werden mit großer Wahrscheinlichkeit nach rund einem Monat ein neues und sensibles Empfinden von »süß« oder auch anderen Geschmacksrichtungen entwickelt haben.

Künstliche Süßungsmittel

Wie schon der Name verrät, ist kein künstliches Süßungsmittel natürlich. Sie sind allesamt im Labor entwickelt worden, um süßen Geschmack »ohne Kalorien« zu liefern. Wie man mittlerweile weiß, lässt sich unser Körper durch den süßen Geschmack ordentlich täuschen. Meldet die Zunge »süß«, schüttet die Bauchspeicheldrüse Insulin aus. Ob das süße Nahrungsmittel nun wirklich Zucker enthält oder nicht, ist dabei egal. So kommt es, dass dein Insulinspiegel ansteigt, auch wenn du nur ein Kaugummi kaust oder ein zuckerfreies Bonbon lutschst. Du bekommst kurz darauf Hunger und isst womöglich mehr, als du wolltest. Das ist der Grund, warum Light-Getränke und Diät-Produkte dick machen. Darüber hinaus gilt es heute als gesichert, dass künstliche Süßstoffe auch in anderen Bereichen gesundheitsschädlich sind. Sie können Durchfall verursachen, die Darmflora und das Nervensystem schädigen und stehen unter Verdacht, Krebs auszulösen. Ich vermeide künstlich hergestellte Süßstoffe jeglicher Art.

Zuckeralarm!

Auch wenn auf der Keksschachtel steht: »Mit natürlichen Süßungsmitteln« – Zucker ist und bleibt Zucker. Und so manches Mal versteckt er sich hinter Namen, die nicht sofort auf Zucker schließen lassen. Überprüfe deine Lieblingsprodukte auf folgende Begriffe – all das ist ZUCKER!

- Laktose (Milchzucker)
- Maltose (Malzzucker)
- Dextrose (Traubenzucker)
- Gerstenmalz / Gerstenmalzextrakt
- Fruktose-Glukose-Sirup
- Glukosesirup
- Karamellsirup
- Raffinose
- Melasse

- Molkenerzeugnis / Süßmolkenpulver
- Polydextrose
- Dicksaft
- Dextrin / Maltodextrin / Weizendextrin
- Apfelsüße
- Maissirup
- Malzextrakt
- Saccharose

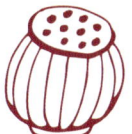

Zuckeraustauschstoffe und Süßstoffe verstecken sich gern hinter E-Nummern, zum Beispiel E 967 (Xylit), E 950 (Acesulfam-K), E 951 (Aspartam) oder E 965 (Maltit, Maltitsirup, Maltitol)

Transfettsäuren

Transfettsäuren gehören zu den gesättigten Fettsäuren. Sie können beim Braten oder Frittieren entstehen oder künstlich hergestellt werden. Dann werden sie auch gehärtete Fette genannt. Gehärtete Fette werden in einem chemischen Verfahren aus Pflanzenölen hergestellt, um streichbare oder feste Texturen zu erhalten. Sie tauchen demnach überall auf, wo Butter ersetzt wird – also in Kuchen, Gebäck, Crackern und Keksen –

oder wo festes, cremiges Fett benötigt wird wie in Margarine und Backfett oder Schokoaufstrichen. Transfette gelten als höchst ungesund, in Amerika sollen sie bis 2018 verboten werden. Künstliche Transfette wirken sich auf den Cholesterinstoffwechsel aus und können das Risiko für Herzerkrankungen verdoppeln. Es gibt keinen vernünftigen Grund, sie zu sich zu nehmen.

 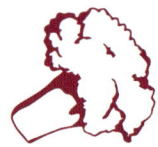

Weniger und mehr

Diese Tabelle gibt dir noch einmal eine Orientierung, worauf du bei einer Ernährungsumstellung achten solltest. Du musst nicht verzichten, nur tauschen!

Hiervon so wenig wie möglich	Stattdessen
Chips und Süßigkeiten	Gemüse, Obst und Nüsse
TK- und Dosengerichte	selbst zubereitetes Essen aus frischen Zutaten
stark verarbeitete Produkte	natürlich belassene Nahrungsmittel
Zusatzstoffe wie Aromen und Farbstoffe	aromatische Kräuter und Gewürze, bunte Früchte und Gemüse
raffinierter Zucker	natürliche Süße aus Früchten
einfache Kohlenhydrate aus Weißbrot und Zucker	komplexe Kohlenhydrate aus Pflanzen, Gemüse, Obst und Hülsenfrüchten
gesüßte Getränke (auch »light«)	Wasser, Kräutertee
ungesunde gehärtete Fette	gute Fette aus Fisch, Nüssen, Avocados, Kokos- und Olivenöl, extra vergine
tierische Massentierhaltungsproteine	pflanzliche Proteine (siehe oben)

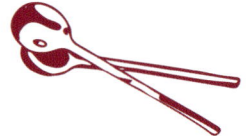

NATÜRLICHE ERNÄHRUNG GIBT DIR ALLES, WAS DU BRAUCHST

Natürliches Essen ist das, was es ist. Pflanzen, Gemüse, Obst, Fleisch, Fisch, Eier, Nüsse, Samen, Öle, Kräuter und Gewürze – das reicht, um ein leckeres, gesundes Essen zuzubereiten. Klar kostet das Vorbereiten, Schneiden und Kochen Zeit. Sein Essen jeden Tag selbst frisch zuzubereiten ist aufwendiger, als es aufzutauen und in den Backofen zu schieben. Haltbares Essen ist, wie bereits beschrieben, weniger nährstoffreich bis komplett nährstofftot und benötigt einen Haufen Zusatzstoffe, um überhaupt als Essen durchzugehen. Du hast die Wahl, für welche Art von Essen du dich entscheidest.

Wenn wir in der Geschichte einmal zurückblicken, stellen wir fest, dass sich unsere Vorfahren, die Jäger und Sammler, ausschließlich von dem ernährt haben, was ihnen die Natur zur Verfügung stellte. Sie hatten weder verarbeitete (schon gar nicht industriell bearbeitete) Nahrungsmittel noch eine Tiefkühltruhe oder eine Mikrowelle. Sie aßen ihr Essen frisch. Von der Hand in den Mund. Ein Großteil ihrer Ernährung bestand aus Pflanzen, grünen Blattgemüsen, Nüssen und Früchten, und genau dieses Grünzeug hielt sie fit und gesund und versorgte sie mit allen Vitaminen, Mineralien und guten Fettsäuren, die sie brauchten, um gesund und leistungsfähig zu sein. Tatsächlich belegen Studien, dass unsere steinzeitlichen Ahnen gesund und robust und vor allem frei von Degenerationserscheinungen ziemlich fit alt wurden, wenn ihnen kein Unfall oder ein Säbelzahntiger in die Quere kam.[3] Das lag daran, dass sie täglich Superfoods zu sich nahmen.

NATÜRLICHE ERNÄHRUNG UND »SUPERFOODS«

Unsere steinzeitlichen Ahnen trieben sich nicht in Bioläden oder hippen Onlineshops herum. Sie pflückten ihre *Superfoods* in der Natur direkt vor ihrer Höhle. Auch heute sind Superfoods total angesagt. Egal welches Kochbuch man aufschlägt oder in welchem Blog man stöbert, überall stolpert man über diesen Begriff. Aber was genau sind Superfoods, und brauchen wir Nahrungsmittel wie Goji- oder Acai-Beeren, Maca-Wurzeln oder Reishi-Pilze wirklich? Ich finde es immer spannend zu schauen, was hinter einem sogenannten Superfood, also einer Supernahrung, steckt. Viele von ihnen gelten als besonders vitamin- und mineralstoff- reich oder strotzen vor Antioxidanzien, die im Körper als Radikalfänger dienen und ihn vor oxidativem Stress schützen. Somit ist gegen sie nichts einzuwenden. Ich frage mich allerdings, ob wir hippe und durch Marketing und Medien bekannt gemachte Superfoods kaufen müssen oder stattdessen nicht auch regionale Superfoods nutzen können, die nicht nur günstiger, oft nicht so pestizidbelastet und ökologischer, weil regional sind. Denn viele Superfoods wachsen auch heute noch direkt vor unserer Haustür, sie werden in den Medien nur nicht als solche deklariert. Auch grüne Blattgemüse, Kohlpflanzen, Beeren, Hagebutten, Brombeeren, Avocados, Mandeln und Walnüsse, Kräuter und Gewürze sind nämlich Superfoods. Genau genommen sind das die meisten natürlichen pflanzlichen Nahrungsmittel, denn sie enthalten Vitamine, Mineralien, Antioxidanzien – also Nährstoffe en masse. Wenn du mich nach den besten Superfoods fragst, kann ich dir das recht einfach beantworten: Durch eine Kombination vieler unterschiedlicher natürlicher Lebensmittel wirst du die beste Superfood-Kombination haben, die es gibt.

Nachfolgend möchte ich dir kurz eini-

✎→ Nicht der Verzehr eines oder ein paar weniger hochwertiger Nahrungsmittel ist gesund, sondern die Kombination vieler verschiedener natürlicher Nahrungsmittel. Nutze die Vielfalt unserer Natur.

ge positive gesundheitliche Auswirkungen natürlicher Nahrungsmittel auf deinen Körper aufzeigen.

Grünes Blattgemüse

Grünkohl, Mangold, Wirsing, Spinat, Blattsalate, Feldsalat, die Blätter von Brokkoli und Möhren, Küchenkräuter wie Petersilie und Basilikum, Wildkräuter wie Löwenzahn, Brennnessel, Bärlauch und Giersch … die Liste ist noch ellenlang weiterführbar. Grünes Blattgemüse ist so etwas wie unsere Urnahrung. Unser Körper kennt es seit Millionen von Jahren und freut sich über jedes grüne Blatt auf unserem Speiseplan. Und das aus gutem Grund. Grünes Blattgemüse enthält viel Chlorophyll. Das ist nicht nur das Farbpigment, das die Blätter grün macht, sondern es ist gleichzeitig der Lebensspender der Pflanzen. Das Chlorophyll wandelt mit Hilfe von Sonnenlicht Kohlendioxid und Wasser in Kohlenhydrate, also in Energie, um. Manche

Menschen nennen es auch »das Blut der Pflanze«, und in der Tat ist Chlorophyll dem menschlichen Blut ähnlich. Es ist von der Struktur her verwandt mit unserem Hämoglobin, dem roten Blutfarbstoff und Sauerstofftransporter in unserem Blut. Nur dass sein Zentralion – also im Zentrum seiner molekularen Struktur – Magnesium statt Eisen enthält. Für uns Menschen ist Chlorophyll sehr hilfreich, denn es wirkt blutbildend und blutreinigend, entzündungshemmend, durchblutungsfördernd, es verbessert den Sauerstofftransport im Blut und stärkt das Immunsystem. Dabei ist Chlorophyll nur einer von vielen wirksamen Bestandteilen grüner Pflanzen. Sie enthalten wichtige Mikronährstoffe wie Vitamine, Folsäure, Kupfer, Kalzium, Kalium und Spurenelemente, gesunde Fettsäuren, Aminosäuren und darüber hinaus Ballaststoffe und sekundäre Pflanzenstoffe, die regelrechte Alleskönner sind. Sekundäre Pflanzenstoffe schützen die Pflanzen vor Krankheiten und Fressfeinden. Das Tolle ist, wenn du sekundäre Pflanzenstoffe zu dir nimmst, tun sie genau das auch in deinem Körper.

↬→ Sekundäre Pflanzenstoffe gelten als Geheimwaffe gegen viele Erkrankungen. Essbare Pflanzen enthalten hohe Mengen dieser »Gesundheitspolizisten«, die vor Krebs und Erkrankungen des Herz-Kreislauf-Systems schützen, Entzündungen bekämpfen, die Verdauung unterstützen, Infektionen und Zelldegeneration vorbeugen und letztendlich lebensverlängernd wirken. Es wird empfohlen, jeden Tag verschiedene Sorten Gemüse und Obst zu essen, um von der Wirkung möglichst vieler unterschiedlicher sekundärer Pflanzenstoffe zu profitieren.

Es gibt also viele gute Gründe, so häufig wie möglich grünes Blattgemüse in deinen Essensplan aufzunehmen. Es verbessert Blutkreislauf und Immunfunktion, versorgt dich mit Mikronährstoffen wie Eisen, Magnesium und Folsäure, stärkt die Darmfunktion, indem es deine Darmbakterien füttert, reinigt das Blut, vermindert oxidativen Stress und schützt dich so vor Entzündungen, Krebs und anderen Erkrankungen. Du wirst merken, wie schnell du dich besser fühlst, wenn du täglich Grünes isst. Das geht ganz leicht, wenn du beispielsweise einen grünen Smoothie und einen großen Salat in deinen Tagesplan einbaust.

Alle anderen Gemüsesorten

Neben den grünen Blattgemüsen gibt es noch eine ganze Menge anderer Gemüsesorten. Jede von ihnen wirkt sich positiv auf deine Gesundheit aus, es sei denn, du hast gerade gegen dieses Gemüse eine Allergie. Jede Gemüsesorte enthält spezielle Nährstoffe, die deine Gesundheit unterstützen. Eine besondere Rolle nehmen dabei die Kohlsorten ein. Sie enthalten Isothiocyanat, das zu den Senfölen gehört. Es gilt mittlerweile als belegt, dass Senföle in der Krebsbekämpfung eine wichtige Rolle spielen. Man sagt, etwa fünf Portionen Brokkoli, Weißkohl, Blumen- oder Rosenkohl, Rettich, Kresse oder Rucola in der Woche reichen aus, um das Risiko, an Lungen-, Blasen-, Brust- oder Prostatakrebs zu erkranken, deutlich zu verringern.

Je natürlicher eine Pflanze gedeihen konnte, desto höher ist ihr Gehalt an guten Nährstoffen. Ihr Natural Network spielt also eine große Rolle. Es macht einen Unterschied, ob eine Pflanze in natürlichem Boden wächst, Sonne tankt, Regen abbekommt und sich gegen die ein oder andere Made zur Wehr setzt oder ob sie gut geschützt in einem Treibhaus steht und ihre Wurzeln in nährstoffgetränkte Watte gebettet sind. Ohne die Natur hat die Pflanze keinen Anlass, Abwehrstoffe zu bilden, die sekundäre Pflanzenstoffe genannt werden. Zu den sekundären Pflanzenstoffen komme ich gleich noch einmal. Darüber hinaus enthalten Pflanzen eine hochwertige Quelle für Ballaststoffe. Ich finde den Namen irreführend, denn Ballaststoffe sind kein Ballast, sondern ein wichtiger Bestandteil unserer Nahrung. Ballaststoffe sind unverdaulich. Im Darm quellen sie auf, machen uns satt und verlangsamen den Zuckerabbau. Das hält den Blutzuckerspiegel stabil. Als positiven Nebeneffekt binden Ballaststoffe Toxine und Mikroorganismen. Sie sind unverzichtbar für eine gesunde Verdauung, denn sie regen sie nicht nur an, sie nehmen auch die ganzen Abfallprodukte mit nach draußen.

Auch wenn du bisher kein großer Gemüse-Fan warst – trau dich! Es gibt so viele tolle Gemüsesorten und unendlich viele Zubereitungsarten. Wenn du kein Freund von Feldsalat bist, trink ihn in einem grünen Smoothie (siehe Smoothie *Mit Fenchel und frischen Kräutern*). Mit Apfel oder Banane kombiniert, schmeckst du ihn gar nicht, und du nimmst trotzdem seine wertvollen Nährstoffe zu dir. Zucchini ist auch nichts für dich, und deine Kinder jammern, wenn sie das grüne Gemüse im Essen entdecken? Da hilft ein Pürierstab. Eine warme, cremige Kürbis- oder Möhrensuppe schmeckt den meisten Kindern, ist gut für Bauch und Gemüt, und es lässt sich noch so manch ein ungewohntes Gemüse darin verstecken.

Obst

Jeder Mensch weiß, dass Obst gesund ist. Es gibt Obstsorten in allen Farben, Formen und für jeden Geschmack. Obst enthält genau wie Gemüse viele Vitamine und Mineralien, sekundäre Pflanzenstoffe und Antioxidanzien. Je vielfältiger dein Obstverzehr gestaltet ist, desto mehr unterschiedliche Nährstoffe nimmst du zu dir. Beeren nehmen beim Obst eine besondere Rolle ein. Im Gegensatz zu vielen anderen kultivierten Obstsorten haben sich Beeren über die Jahrtausende am wenigsten verändert. Schon unsere steinzeitlichen Ahnen pflückten sie. Himbeeren, Brombeeren, Schwarze und Rote Johannisbeeren, Blaubeeren oder Stachelbeeren enthalten große Mengen Vitamine und Antioxidanzien. Anthocyanidine zum Beispiel, die als farbgebende Stoffe

in roten, blauen und schwarzen Obst- und Gemüsesorten und reichlich auch in Beeren vorkommen, gehören zu den wirkungsvollsten Antioxidanzien überhaupt.[4] In Beeren sind sie reichlich enthalten. So schützen Beeren deine Zellen vor Alterung und krankhaften Veränderungen, gelten als Krebsbekämpfer, halten dein Herz gesund, senken den Blutdruck und halten dein Gehirn fit. Möglicherweise schützen sie dich sogar vor Alzheimer und Parkinson. Beeren bekommst du besonders gut und günstig in den Sommermonaten. Am besten kaufst du gleich einen ganzen Haufen und frierst sie für die Wintermonate ein. Wir haben oft gefrorene Beeren im Tiefkühlfach und essen sie zum Beispiel aufgetaut im Frühstücksmüsli, warm auf Grieß oder nutzen sie für Smoothies. Oder wir machen Marmelade daraus (siehe *Himbeermarmelade ohne Zucker*).

Wenn du abnehmen möchtest oder auf deinen Blutzuckerspiegel achten musst, gilt beim Obst eine kleine Einschränkung. Da Obst Fructose enthält, hat es einen höheren *glykämischen Index* als Gemüse. Der glykämische Index (GI) gibt an, wie stark die Insulinreaktion auf ein Nahrungsmittel ausfällt. Je höher der GI, desto höher der Insulinausstoß deines Körpers. Du findest alle guten Nährstoffe aus dem Obst auch in Gemüse. Schränke also deine Obstzufuhr ein oder bevorzuge Obst mit einem niedrigeren GI wie Äpfel, Birnen, Himbeeren oder Brombeeren.

Kräuter

Frische Kräuter sind nicht nur lecker, sie haben auch positive Auswirkungen auf deine Gesundheit. Am besten sind sie natürlich frisch. Rosmarin, der besonders lecker zu Kartoffeln oder Fleisch schmeckt, wird eine entzündungshemmende und krampflösende Wirkung nachgesagt. Dill, der viele ätherische Öle enthält, hilft bei Appetit- und Schlaflosigkeit und Magenbeschwerden. Dill schmeckt super in einer Senfsauce, im Gurkensalat oder mit Lachs. Basilikum regt die Fettverdauung an, und Thymian wirkt schleimlösend, weshalb er auch für natürliche Hustensäfte genutzt wird. Petersilie enthält die Vitamine K, C und A sowie Folsäure und Eisen und unterstützt das Immunsystem. Schnittlauch wirkt antibakteriell und schleimlösend und soll wie andere Zwiebelgewächse den Blutdruck senken und den Blutzuckerspiegel stabilisieren. Oregano ist entzündungshemmend, gilt als Krebsbekämpfer und wirkt effektiv gegen Darmparasiten und Blähungen. Ich könnte diese Liste noch fortführen. Was aber auch in der Kürze deutlich wird: Frische Kräuter enthalten Vitamine, Mineralien (Dill, Koriander, Minze, Thymian und Basilikum enthalten zum Beispiel Magnesium) und Antioxidanzien, die deinen Salat, deinen Eintopf oder auch deinen Obstsalat (Basilikum schmeckt lecker mit Erdbeeren!) im Nu aufpeppen und dir eine Extraportion Nährstoffe liefern.

Nüsse, Kerne und Samen

Nüsse, Kerne und Samen sind wahre Kraftwerke. Das müssen sie auch sein, denn aus ihnen entsteht neues Leben. Alle Nüsse, Samen wie Sesam, Leinsamen und Mohn sowie Kerne wie Pinien- oder Kürbiskerne enthalten Eiweiß, gute Fette (hauptsächlich einfach ungesättigte Fettsäuren), Ballaststoffe, über die sich deine Darmbakterien freuen, und haben einen hohen Gehalt an Magnesium, Kalzium, B-Vitaminen, Vitamin E, Phosphor und Niacin. Sie machen satt, senken oxidativen Stress, stärken die Knochen und das Nervensystem, was sie zu einem super Snack für zwischendurch macht. Da Nüsse neben Omega-3- auch Omega-6-Fettsäuren enthalten, wird empfohlen, es trotz aller guten Eigenschaften bei einer Handvoll Nüsse pro Tag zu belassen.

Kürbiskerne und Mohn liefern von allen pflanzlichen Lebensmitteln am meisten Zink. Und auch Magnesium haben sie reichlich im Gepäck: 50 Gramm Kürbiskerne decken den halben Magnesiumbedarf eines Erwachsenen. Kürbiskerne wirken heilend auf die Harnwege, Blase und Prostata. Leinsamen sind sehr ölhaltig und werden auch zu Leinöl gepresst. Leinöl ist (genau wie die Samen) neben Walnüssen die reichste Quelle an Omega-3-Fettsäuren überhaupt. Als ganze Samen verzehrt, wirken Leinsamen regulierend auf die Verdauung.

Süßkartoffeln und Kürbis

Süßkartoffeln enthalten Vitamin B6, Vitamin C, Kalium, Eisen und Betacarotin sowie eine große Portion Ballaststoffe. Dabei haben Süßkartoffeln wesentlich weniger einfache Kohlenhydrate als zum Beispiel Kartoffeln. Das macht sie zu einer guten Alternative für Backofen-Pommes, und auch als Kartoffelpüree schmecken sie besonders unseren Kindern gut.

Avocado

Avocados wachsen nicht in unseren Breitengraden, weshalb du sie regional nicht kaufen kannst. Ich mache für Avocados trotzdem gern eine Ausnahme, denn diese cremigen Ölfrüchte sind superlecker, vielseitig und extrem gesund. Aufgrund ihres hohen Fettgehalts nennt man sie auch pflanzliche Butter. Avocados enthalten viele gute Nährstoffe, und ihr Fettgehalt trägt zu einem ausgewogenen Cholesterinspiegel bei. Avocados gleichen den Blutzuckerspiegel aus, beugen Arteriosklerose vor, schützen das Herz, sind gut für die Augen und helfen sogar beim Abnehmen. Kaum zu glauben, denn Guacamole, Mousse au Chocolat und cremige Salatsaucen mit Avocado (siehe Rezeptteil) schmecken so gar nicht nach Verzicht.

Gewürze

Gewürze machen jedes Essen viel schmackhafter. Gewürze haben aber auch eine medizinische Wirkung. Bevor es moderne Medikamente gab, verließ sich die traditionelle Medizin auf die Wirkung von Gewürzen. Auch wenn man die moderne Medizin nicht mehr missen mag, die gesundheitsfördernden Eigenschaften der Gewürze wie Ingwer, schwarzer Pfeffer, Kurkuma, Zimt und Co. waren zwischenzeitlich in Vergessenheit geraten, sind heute aber wieder relativ bekannt.

Roher Knoblauch ist stark antibakteriell, antiviral und antifungal, das heißt, er wirkt gegen Bakterien, Viren und Pilze. Er fördert die Durchblutung, senkt den Cholesterinspiegel, wirkt stärkend auf das Immunsystem und senkt möglicherweise das Risiko für verschiedene Krebserkrankungen. Kurkuma enthält ein starkes Antioxidans namens Kurkumin. Es hat sich als sehr wirksam gegen Entzündungen erwiesen. Zudem verhindert es das Verklumpen von Blutplättchen, senkt den Blutzuckerspiegel, soll gegen Darmkrebs helfen und gilt als effektiv bei der Behandlung von Depressionen und unzähligen anderen Wirkmechanismen im Körper. Eine wahre Wunderwurzel. Ingwer ist ebenfalls eine wahre Zauberwurzel. Traditionell als Mittel gegen Übelkeit angewandt, regt die scharfe Wurzel Appetit und Verdauung an und hilft gegen Erkältungen, indem sie Bakterien abtötet. Ihr Wirkstoff Gingerol wirkt antientzündlich und antioxidativ. Heißes Wasser mit ein paar Scheiben frischem Ingwer,

dem Saft einer Zitrone und etwas Honig ist mein bevorzugtes Erkältungsmittel. Auch Zimt wirkt gegen Entzündungen, gilt als cholesterin- und blutzuckerspiegelsenkend und zudem als die Insulinproduktion anregend, weshalb er als natürliches Mittel zur Behandlung des Diabetes Typ 2 diskutiert wird. In der Aromatherapie wird Zimt zur Steigerung der Konzentration eingesetzt.

> ⟶ Gewürze in ihrer natürlichen Form können dein Wohlbefinden und deine Gesundheit effektiv unterstützen.

Fermentierte Lebensmittel

Heute leiden viele Menschen unter einer gestörten Darmflora, was zu Verdauungsstörungen, Allergien, Infektionen, einem hormonellen Ungleichgewicht und erhöhtem Gewicht führen kann. Rohes fermentiertes Gemüse wie rohes Sauerkraut und Kimchi (fermentiertes Gemüse aus Asien) enthält verdauungsfördernde Enzyme und natürliche Milchsäurebakterien, welche die »guten« Bakterien im Darm unterstützen. Sauerkraut war früher ein wichtiger Bestandteil unserer Ernährung. Es lieferte auch im Winter wichtige Vitamine und Nährstoffe und stärkte die Abwehrkräfte. Wie bei allen natürlichen Lebensmitteln macht eine zu starke Verarbeitung oder Erhitzung die lebendigen Anteile im Sauerkraut kaputt, weshalb es am besten roh verzehrt werden sollte. Rohes Sauerkraut gibt es im Bioladen oder Reformhaus. Auch Kefir, ein Milchgetränk, gilt als gesundes fermentiertes Lebensmittel. Durch einen Gärungsprozess, der mit Hilfe eines Pilzes in Gang gesetzt wird, bilden sich Milchsäurebakterien, B-Vitamine (sogar B12), Vitamin C und D sowie Mineralien. In Russland gilt Kefir als Garant für eine gute Gesundheit, da er die Darmgesundheit positiv beeinflussen kann. Mehr Informationen zu pre- und probiotischen Nahrungsmitteln findest du im Kapitel »Natürliche Ernährung und Gesundheit«.

Kokosöl

Kokosöl ist ein absoluter Alleskönner: Es schmeckt gut, eignet sich hervorragend zum Braten und Backen, liefert Energie und ist sehr gesund. Es hilft mir zum Beispiel, wenn ich Herpesbläschen an der Lippe habe. Kokosöl drauf und es wird besser. Unraffiniertes Kokosöl enthält mittelkettige Fettsäuren (mittelkettige Triglyceride, MCTs), die den Stoffwechsel anregen und Krankheitserreger wie Pilze, Viren oder Bakterien abwehren. Eine der Fettsäuren, die Laurinsäure – die zum Beispiel auch in Muttermilch enthalten ist –, stärkt das Immunsystem. Mittelkettige Fettsäuren sind außerdem eine Hauptquelle für Ketone, die als alternative Quelle der Gehirnversorgung gelten. Ein Esslöffel Kokosöl am Tag reicht aus, um gesundheitlich von seinen positiven Wirkungen zu profitieren. Die spannendste Wirkung von Kokosöl ist allerdings die gegen Alzheimer: Immer mehr Erfahrungsberichte und erste Studien belegen, dass diese Fettsäuren, die in der Natur vor allem in nativem, nicht gehärtetem Kokosöl vorkommen, dem Gehirn nicht nur sofort Energie liefern, sondern auch als Vorsorge und natürliche Behandlung für Alzheimer gelten.

Natives, ungehärtetes Kokosöl wirkt gegen Viren, Bakterien, Pilze – und offensichtlich gegen Alzheimer.

Chia-Samen

Chia-Samen kennt man bei uns noch nicht sehr lange. Die kleinen schwarzen Samen aus Südamerika sind aktuell ziemlich angesagt. Zwei Esslöffel dieser kleinen Kerlchen bringen bereits 4,5 Gramm reines Pflanzenprotein mit, stecken voller Mineralien wie Kalzium und Magnesium, Eisen und Kalium und sind damit für Muskeln, Haut und andere Gewebe ein Reparaturkid erster Güte. Sie geben Körper und Hirn Energie, unterstützen die Verdauung und das Immunsystem und wirken antientzündlich. In Flüssigkeit eingerührt, quellen Chia-Samen auf das Dreifache ihrer ursprünglichen Größe. In einem Smoothie oder als Chia-Pudding (siehe Rezept *Chia-Vanille-Pudding*) machen sie deshalb angenehm satt.

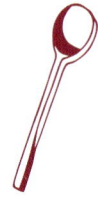

Chia-Samen kannst du gut als Ei-Ersatz zum Backen nehmen. Sie gelieren gut, da sie viel Wasser binden. Deshalb kann man mit ihnen auch hervorragend Marmelade machen (siehe Rezept *Himbeermarmelade*). Du musst sie wegen ihrer gesundheitlichen Vorteile aber nicht zwingend kaufen. Auch Leinsamen enthält viele Proteine und Kalzium, ist eine der besten Omega-3-Quellen, und es gibt ihn auch aus regionalem Anbau. Wir wägen immer ab, ob der Kauf weit transportierter Produkte wirklich sein muss, und überprüfen ihre Herkunft. Fairer Anbau und ökologische Verträglichkeit sind uns sehr wichtig.

Pilze

Es gibt viele leckere Pilzsorten: Champignons, Shiitake- und Austernpilze, Pfifferlinge, Steinpilze und noch viele mehr. Das Tolle an Pilzen ist, dass sie satt machen. Sie unterstützen das Immunsystem und durch ihren hohen Ballaststoffgehalt auch die Verdauung und gelten als das Krebsrisiko mindernd und den Blutdruck senkend. Außerdem stecken sie voller Antioxidanzien und Nährstoffe. Sie enthalten

B-Vitamine (vor allem Niacin), Selen und Eisen und – was noch gar nicht so lange bekannt ist – Vitamin D. Genau wie wir Menschen produzieren sie das Sonnenvitamin, wenn sie dem Sonnenlicht ausgesetzt sind. Wenn du deine Champignons vor dem Verzehr ein bis zwei Stunden draußen auf der Fensterbank in die Sonne stellst, bilden sie fast so viel Vitamin D, wie sonst in fettem Fisch enthalten ist.[5]

Hülsenfrüchte

Wie bereits erwähnt, sind Hülsenfrüchte wie Erbsen, Bohnen, Linsen und ihre Verwandten hervorragende Lieferanten für pflanzliches Eiweiß. Besonders Linsen sind schnell zuzubereiten und vielseitig einsetzbar. Gelbe, rote, grüne und schwarze Linsen schmecken nicht nur unterschiedlich, sie sind auch vollgepackt mit Nährstoffen. Neben pflanzlichen Proteinen enthalten sie jede Menge cholesterinsenkende und blutzuckerstabilisierende Ballaststoffe, wichtige Mineralien (Folsäure, Kupfer, Phosphor, Mangan, Eisen und Zink), B-Vitamine und von allen pflanzlichen Quellen das meiste Molybdän. Molybdän ist wichtig für Stoffwechselabläufe, die Lebergesundheit und hemmt das Bakterienwachstum. Dank ihres hohen Proteingehalts machen Linsen satt und gelten als hervorragender Ersatz für tierisches Eiweiß.

Allerdings enthalten Hülsenfrüchte auch Lektine und Phytinsäure, die dafür sorgen, dass diese Nahrungsmittel oftmals nicht leicht verdaulich sind und sogar unter Verdacht stehen, den Darm schädigen zu können. Hülsenfrüchte sollten daher immer über Nacht eingeweicht werden, um diese Anti-Nährstoffe zu minimieren. Damit Blähungen vermieden und eine bessere Verdaulichkeit erreicht wird, fügt man Hülsenfrüchten traditionell Kümmel- oder Fenchelsamen bei, in der orientalischen Küche auch Ingwer, Kreuzkümmel oder frische Minze (siehe *Bulgur- und Linsensalat mit Granatapfelkernen*).

Gerstengras

Gerstengras nennt man die Halme, die aus einem gekeimten Gerstenkorn wachsen. Unsere Vorfahren haben sicherlich auch zartes Grün wie Halme oder Blätter gegessen, doch für uns ist das heute eher unüblich – aber auf jeden Fall einen Versuch wert. Gerstengras ist wirklich ein Superfood, denn es enthält neben Ballaststoffen und Vitaminen jede Menge Chlorophyll, Eisen,

Kalzium, Zink und Magnesium sowie hochwirksame Antioxidanzien, Enzyme und Ballaststoffe. Gerstengras liefert mehr Kalzium als Kuhmilch und fünfmal so viel Eisen wie Brokkoli oder Spinat. Es ist also sehr reich an Nährstoffen, und zudem gleicht es den Säure-Basen-Haushalt aus, senkt den Cholesterinspiegel, beeinflusst den Blutzuckerspiegel positiv, schützt die Haut, mindert das Krebsrisiko, ist eine wahre Wohltat für den Darm, und seine Bitterstoffe helfen beim Entgiften. Jede Menge Gründe, Gerstengras in die Ernährung einzubauen. Gerstengras kann man auch selbst ziehen, z.B. in einem Blumentopf auf der Fensterbank. Fein geschnitten passt es gut zu Salat, Suppen oder in einen grünen Smoothie (siehe *Green Smoothie*). Gerstengras gibt es auch getrocknet in Pulverform oder als Gerstengrassaftpulver.

Sekundäre Pflanzenstoffe

Sekundäre Pflanzenstoffe spielen eine wichtige Rolle in unserer Ernährung, denn sie haben eine positive Wirkung auf unsere Gesundheit. Diese Tabelle gibt dir eine vereinfachte Übersicht. Es gibt noch viel mehr sekundäre Pflanzenstoffe, doch man beginnt gerade erst, ihre vielfältige Wirkung für den Menschen zu entschlüsseln.

Sekundäre Pflanzenstoffe	Enthalten in	Positive Wirkung
Carotinoide	Kürbis, Möhren, Grünkohl, Fenchel, Spinat, Tomaten, Chicorée, Paprika, Aprikosen, Pfirsichen	Stärkung des Immunsystems und von Haut- und Schleimhäuten sowie Schutz vor Krebs
Sulfide	Zwiebeln, Schnittlauch, Lauch (Porree), Knoblauch	Schutz vor Krebs und Zellschäden, Schutz vor Herz-Kreislauf-Erkrankungen, entzündungshemmend, antibakteriell und verdauungsfördernd

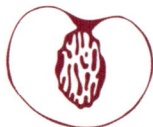

Sekundäre Pflanzenstoffe	Enthalten in	Positive Wirkung
Polyphenole	Rotkohl, rotem Salat, roter Zwiebel, Radieschen, Auberginen, Kirschen, roten Trauben, Pflaumen, Erdbeeren, Kakao, Rotwein, Kaffee, schwarzem und grünem Tee	Schutz vor Krebs und Zellschäden, Schutz vor Herz-Kreislauf-Erkrankungen, entzündungshemmend, antibakteriell
Glucosinolate / Isothiocyanate (Senföle)	allen Blattkohlarten, Brokkoli, Blumenkohl, Rettich, Radieschen, Kresse, Brunnenkresse, Senf	senkt das Krebsrisiko
Monoterpene	Fenchelsamen, Kümmel, Anis, Koriander, Basilikum, Zitrusfrüchten	Schutz vor Krebs und Zellschäden, entzündungshemmend, antibakteriell
Saponine	Spinat, Hülsenfrüchten, Spargel, Hafer	Schutz vor Krebs und Herz-Kreislauf-Erkrankungen, entzündungshemmend, antibakteriell, cholesterinsenkend, stärkt das Immunsystem

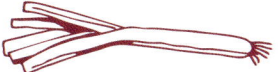

MUSS ES IMMER BIO SEIN?

Es wäre schön, wenn es immer BIO sein könnte. Am besten wäre es sowieso, wenn jeder Mensch – wie damals meine Oma – die Äpfel, den Blumenkohl oder Eier von Hühnern aus dem eigenen Garten oder vom Bauern nebenan beziehen könnte. Aber die Zeiten haben sich geändert. Heutzutage leben mehr Menschen. Nur wenige haben einen Nutzgarten oder kennen sich mit Gemüseanbau aus, noch haben sie die Zeit, sich um den Garten oder die Hühner im Hof zu kümmern. Das wäre ein Vollzeitjob. Heute machen diesen Job große Lebensmittelproduzenten, und wir kaufen ihre Ware im Supermarkt ein.

Natürliche Ernährung besteht zu einem großen Teil aus Gemüse und Obst. Deshalb ist es wichtig, sich mit deren Qualität zu beschäftigen. Obst und Gemüse aus biologischem Anbau ist nicht nur mit wesentlich weniger (bis gar keinen) Pestiziden belastet, es enthält nachweislich auch mehr Nährstoffe und Antioxidanzien.[6] Biobauern verwenden zum einen keine Pestizide, Herbizide und chemischen Dünger, bestrahlen das Obst und Gemüse nicht und behandeln es auch nach der Ernte nicht mit chemischen Desinfektionsmitteln. Zudem achten sie auf die Qualität ihrer Böden, indem sie diese nicht so stark beanspruchen, wie es im konventionellen Anbau üblich und notwendig ist, um Masse erzeugen zu können. Bioanbau ist aufwendiger und nicht so ertragreich wie der konventionelle Anbau, was sich im Preis bemerkbar macht. Ein besserer Boden führt zu einer höheren Nährstoffdichte, und Pestizide will wirklich niemand zu sich nehmen. Gifte, die dazu dienen, Pilze, Insekten, Fäulnisbakterien und Unkraut von den Nutzpflanzen fernzuhalten, sind nicht nur bei den Schädlingen giftig, sondern schädigen fast ohne Ausnahme auch die menschliche Gesundheit. Sie stehen unter Verdacht, Krebs zu erregen, das Erbgut zu schädigen, Hauterkrankungen zu begünstigen und bei direktem Kontakt Missbildungen bei Neugeborenen zu verursachen. Natürlich macht auch hier die Dosis das Gift. Landwirtschaftliche Mitarbeiter, die den Pestiziden direkt ausgesetzt sind, leiden viel stärker als jemand, der Obst aus konventionellem Anbau verzehrt. Dennoch: Pestizide gehören zu den gefährlichsten Umweltgiften überhaupt. Und sie bringen einen weiteren Nachteil mit sich: Das Obst und Gemüse, das unter Verwendung von Pestiziden angebaut wird, produziert weniger Phytochemikalien, auch sekundäre Pflanzenstoffe genannt. Diese Stoffe bilden Pflanzen unter natürlichen Bedingungen als eigene Schädlings- und Krankheitsabwehr, um sich vor der Sonneneinstrahlung zu schützen oder um Insekten zur Bestäubung anzulocken. Diese Stoffe müssen Pflanzen nicht produzieren, wenn der Mensch ihnen die Arbeit abnimmt, indem er Pestizide einsetzt. Sekundäre Pflanzenstoffe schützen aber nicht nur die Pflanze, sondern auch deine Gesundheit. Dazu später mehr.

Jeder von uns würde daher sicherlich am liebsten Bioprodukte ohne Pestizide, dafür mit mehr gesunden Nährstoffen kaufen. Aber nicht jeder hat einen Biomarkt in der Nähe oder kann wie wir bei einem Bauern mit eigenem Gemüseanbau und frei laufenden Hühnern einkaufen. Zudem sind Bioprodukte meist teurer als konventionell angebaute Produkte. Wenn du knapp bei Kasse bist, kaufst du konventionelles und damit günstigeres Obst und Gemüse am besten aus der Liste der »sauberen Fünfzehn«. Diese Sorten sind am wenigsten pestizidbelastet. Die Sorten, die du unter »Das schmutzige Dutzend« findest, solltest du nach Möglichkeit aus biologischem Anbau kaufen.

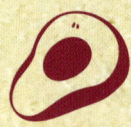

Das schmutzige Dutzend

Das schmutzige Dutzend gibt dir eine Übersicht, welche konventionellen Obst- und Gemüsesorten stark mit Pestiziden belastet sind. Diese Sorten solltest du wenn möglich aus Bioanbau kaufen. (Die in Klammern stehenden Herkunftsländer verwenden besonders viele Pestizide.)

- Gemüsepaprika (Türkei)
- Trauben (Türkei)
- Grünkohl
- Bananen (Costa Rica, Ecuador, Kolumbien, Panama)
- Kirschen
- Birnen (Türkei)
- Kopfsalat (Belgien, Italien, Niederlande)
- Erdbeeren
- Salatgurken
- Äpfel (Südamerika)
- Spinat
- Pfirsiche, Nektarinen

Die sauberen Fünfzehn

Unter den sauberen Fünfzehn findest du konventionell angebaute Obst- und Gemüsesorten, die mit nur geringen Mengen an Pestiziden gespritzt werden.

- Avocados
- Mais
- Ananas
- Mango
- Spargel
- Süßkartoffeln
- Grüne Erbsen
- Kiwis
- Kohl
- Auberginen
- Pilze
- Wassermelonen
- Brokkoli
- Grüne Bohnen
- Zwiebeln

Eine sehr detaillierte Übersicht, welche Obst- und Gemüsesorten aus welchem Herkunftsland wie stark belastet sind, bietet die Seite von Greenpeace: https://www.greenpeace.de/sites/www.greenpeace.de/files/Essen_ohne_Pestizide_01_0.pdf

Was für Obst und Gemüse gilt, gilt auch für tierische Produkte. Im besten Fall sollten Fleisch, Eier und Milchprodukte von Tieren stammen, die in einem möglichst natürlichen Umfeld gelebt haben und möglichst natürliches, also artgerechtes Futter bekommen haben. Konventionell angebotene tierische Lebensmittel sind aus verschiedenen Gründen der Gesundheit nicht so zuträglich wie die aus ökologischer Freilandhaltung. Die Tiere aus konventioneller Haltung bekommen kein natürliches Futter, sondern meist industriell hergestelltes, das häufig mit Pestiziden belastet ist. Das schadet ihnen genau wie uns. Essen wir ihr Fleisch, Produkte ihrer Milch oder ihre Eier, nehmen wir die Schadstoffe auf Umwegen auch auf, wie ich im Kapitel »Tierische Proteine« schon dargestellt habe. Biofleisch ist nährstoffreicher, weitestgehend unbelastet – und teuer. Ich esse Fleisch deshalb wirklich nur noch sehr selten, und wenn, dann aus natürlicher Haltung und bewusst. Ich möchte es auch an dieser Stelle noch einmal betonen: Auch wenn unsere Vorfahren Fleisch gegessen haben, war das sicherlich nicht an der Tagesordnung. Das muss es auch heute nicht sein. Wenn du Fleisch isst, beschränke deinen Konsum auf hochwertiges Fleisch aus artgerechter Haltung. Wichtiger, als Fleisch zu essen, ist es, eine Vielzahl verschiedenfarbiges frisches Gemüse und Obst in deinen Speiseplan einzubauen. Damit stellst du sicher, dass dein Körper die Nährstoffe bekommt, die er benötigt. Tierische Produkte aus konventioneller Haltung enthalten mehr Schadstoffe und weniger Nährstoffe.

SAISONAL UND REGIONAL

Eine gute Alternative zu teureren Bioprodukten ist Obst und Gemüse aus regionalem Anbau. Sie bieten viele Vorteile gegenüber Produkten, die erst einen langen Weg zurücklegen müssen, um auf unserem Tisch zu landen. Produkte, die in der Nähe deines Wohnortes geerntet oder produziert werden, sind oft sehr frisch. Sie können zum optimalen Reifezeitpunkt geerntet werden, das heißt, sie sind reifer, haben also auch mehr Zeit, Vitamine und Mineralstoffe zu bilden, und schmecken aromatischer. Da sie oft im Freilandanbau kultiviert werden, handelt es sich gleichzeitig meistens auch um saisonale Ware, denn der Bauer kann nur liefern, was aktuell auf seinen Äckern wächst. Achte dabei auf den Einsatz von Pestiziden, Düngemittel und anderem. Hierüber sollte dir dein

Bauer vor Ort Auskunft geben können, wenn du ihn darauf ansprichst.

Regionale Produkte sind damit oft frisch, reif, nährstoffreich und aromatisch. Sie zu kaufen bedeutet zudem, die ansässigen Erzeuger zu unterstützen und die Umwelt zu schonen. Wenn du Sorgen haben solltest, dass du dich einschränken musst, wenn du regional und damit saisonal kaufst, dann geh doch mal auf einen Wochenmarkt. Es wird dort Stände geben, die mit »Aus eigener Erzeugung« werben. An diesen Ständen findest du auch sicherlich Obst-, besonders aber Gemüsesorten, die du im Supermarkt gar nicht bekommst. Hast du schon einmal Steckrüben, Rübstiel oder Portulak probiert? Hier gibt es auch Freilandtomaten, bunte Möhren, Butterrüben, Quitten, Wildkräuter und Salatsorten wie aus Omas Garten. Ist das nicht eine Vielfalt gegenüber den ewig gleichen Treibhaustomaten, die wir das ganze Jahr über essen? Heimisches Gemüse und Obst enthält meist weniger Pestizidrückstände als solches aus fernen Ländern, und speziell Gemüse aus dem Freilandanbau enthält weniger Nitrit, da das Nitrit durch Sonnenlicht abgebaut wird.

Regionale Angebote bringen einen weiteren Vorteil mit sich. Sie weisen uns freundlich darauf hin, uns einmal damit zu beschäftigen, was unserem Körper zu den verschiedenen Jahreszeiten guttut. In der traditionellen chinesischen Medizin (TCM) unterteilt man Lebensmittel schon lange in wärmende und kühlende Lebensmittel. Gemüse wie Lauch und Zwiebeln, Kürbis und Rote Bete gelten als wärmend, ebenso rotes Fleisch und Meeresfisch, Hafer und Rosinen sowie scharfe Gewürze wie Chili, Ingwer, Anis, Koriander und Zimt. Gekochte Gerichte sind im Winter der Rohkost vorzuziehen. Andersherum sollte man laut TCM im Winter Lebensmittel meiden, die einen kühlenden Effekt haben, nämlich Rohkost, Südfrüchte wie Ananas und Kiwi, Milchprodukte und Erdbeeren. Fällt dir etwas auf? Die Liste, die in TCM-Publikationen noch länger und detaillierter ist, deckt sich gut mit dem, was wir intuitiv essen würden bzw. jahrhundertelang, zumindest vor der Erfindung der Kühltruhe, gegessen haben. Kohlgerichte, Lauch und Rote Bete, die als wärmend gelten, sind Wintergemüse. Auch warmer Haferbrei mit Zimt und Rosinen und Lebkuchen, der die leckeren und zum Teil scharfen Gewürze wie Ingwer und Anis enthält, wärmen uns eher im Winter den Bauch. Ich habe gerade im Winter auch häufig keine Lust auf Salat und freue mich viel mehr über einen warmen Eintopf. Im Sommer sieht das ganz anders aus. Die Natur gibt uns also auch hier eine gute Hilfestellung, zu jeder Jahreszeit das zu bekommen, was uns guttut. Wir müssen nur lernen, ihr wieder ein bisschen mehr Raum zu geben.

➤ Bitte schau in den Buchklappen bei den Saisonkalendern nach.

Es spricht viel für den Kauf regionaler Produkte. Das heißt aber nicht, dass du im Winter nie wieder Himbeeren essen darfst. Im Smoothie oder heiß auf einem Pfannkuchen sind sie einfach viel zu lecker. Man muss sie ja nicht aus Übersee kaufen. Wir kaufen sie einfach tiefgefroren. Im Supermarkt gibt es sie aus deutscher Ernte und auch in Bioqualität. Und du darfst natürlich auch im Winter Salat essen, wenn du Appetit darauf hast. Feldsalat zum Beispiel ist ein Wintersalat. Und auch wenn Salat generell als kühlend gilt – ein Stück Fisch, ein Teller Eintopf oder ein paar heiße Pellkartoffeln dazu heben die kühlende Wirkung wieder auf.

NOCH EINMAL ZUM THEMA »BIO IST TEURER«

Ja, das stimmt. Im direkten Vergleich kostet der Biosalat mehr als der Salat im Discounter. Es lohnt sich aber trotzdem, einmal genauer hinzuschauen, wie viel Geld man im Monat fürs Essen ausgibt und ob das Selberkochen mit Biogemüse wirklich so viel teurer ist. Ich habe diese Rechnung einem meiner Klienten aufgemacht. Dieser Mann, nennen wir ihn Martin, hatte in seinem bisherigen Leben nie für sich gekocht. Er aß Fertiggerichte, Sandwiches, mittags in der Kantine seiner Firma und abends gern eine Pizza mit Freunden. Natürlich auch mal Gemüse oder Salat, wie er mir sagte. Aber eben nicht selbst zubereitet. Ich möchte an dieser Stelle nicht weiter auf Martins Übergewicht und seine Rückenschmerzen eingehen, sondern mich nur einmal seiner Aussage widmen, Bioprodukte könne er sich nicht leisten. Im ersten Intervall unserer Zusammenarbeit habe ich Martin gebeten, einen Monat lang exakt aufzulisten, welche Nahrungsmittel er kauft, und die Quittungen von Einkäufen und Restaurant-,

Imbiss- oder Kantinenbesuchen aufzuheben. Am Ende des Monats war Martin relativ ernüchtert, als er sah, wie viel Geld er überhaupt für Essen ausgibt. Wie viele von uns hatte er sich darüber noch nie Gedanken gemacht. Da Martin noch nicht für sich selbst kochte, reichte uns dieser erste Einblick, um festzustellen, dass er mit selbstgekochtem Essen, einer guten Wochenplanung und sicherlich auch einigen Bioprodukten günstiger davonkäme. Mit diesem neuen Bewusstsein begann Martin sein Essverhalten umzukrempeln. Dass er ausschließlich von stark verarbeiteten Nahrungsmitteln wie Konserven, Tiefkühlgerichten, Wurst, Käse und Fruchtjoghurt lebte, gefiel ihm nun, da er es schwarz auf weiß vor sich sah, nicht mehr. Martin begann damit, täglich eine große Gemüseportion oder einen Salat selbst zuzubereiten. Für den Salat kaufte er Biosalat, Paprika, Gurken und Tomaten und aß ihn mit Thunfisch, Feta oder Ei. Martin stellte fest, dass dieser Salat pro Tag nicht mehr kostete als sein bisheriges Essen in der Kantine. Das und der gute Geschmack motivierten ihn weiterzumachen. Um es kurz zu machen: Heute kann Martin so einiges selbst kochen. Er ist sein Übergewicht los, spielt wieder Badminton, und seine Rückenschmerzen haben sich stark gebessert. Vor einiger Zeit sagte er mir, er würde durch das Selbstkochen einiges an Geld sparen, das gesparte Geld aber gern mal für ein Stück Biofleisch ausgeben. Da er aber auch weniger Fleisch isst, investiert er das, was er an dieser Stelle spart, in Biogemüse. Unterm Strich gibt Martin heute fast genauso viel Geld für Essen aus wie vor seiner Ernährungsumstellung, allerdings für eine wesentlich nährstoffreichere Ernährung. Natürlich kostet es mehr Zeit, das Essen selbst zuzubereiten, statt eine Lasagne aus dem Tiefkühlfach zu nehmen und in den Backofen zu schieben. Du wirst diese Zeit aber schätzen lernen, denn es ist Zeit, die du für dich und dein Wohlergehen investierst. Ich habe früher auch nicht so viel gekocht, denn auch ich musste es erst lernen. Heute genieße ich jede Minute, die ich mit meiner Frau und den Kids in der Küche verbringe. Wir schnippeln Gemüse, plaudern, lachen und hören Musik. Und dann essen wir gemeinsam. Ich liebe diese Momente. Sie sind superentspannend und bringen mir schon vor dem Essen neue Energie.

UND WAS IST MIT DER MILCH?

Milch von Kühen ist so eine Sache. Wir haben gelernt, dass Milch die wichtigste Kalziumquelle und unabdingbar für ein gesundes Wachstum und starke Knochen ist. Aber stimmt das? Natürlich brauchen unsere Knochen Kalzium, aber eine erhöhte Kalziumaufnahme allein schützt uns nicht vor Osteoporose, denn Kalzium ist nicht der einzige Stoff, der dafür sorgt, dass sie stabil sind und es auch bleiben. Das Kalzium wird nur dann vernünftig in die Knochen eingebaut, wenn gleichzeitig eine ausreichende Menge an Vitamin D und K vorhanden ist. Diese Vitamine sind fettlöslich. Eine fettarme Ernährung kann ihnen dazwischenfunken. Dann gibt es Faktoren, die der Aufnahme von Kalzium entgegenwirken: Stress, das Älterwerden generell und vor allem zu wenig Bewegung. Ausdauersport – spazieren gehen gehört auch dazu! – und Krafttraining sorgen dafür, dass deine Knochen stabil bleiben. Du musst dir keine Sorgen machen, dass du einen Kalziummangel erleidest, wenn du keine Milch trinkst oder keinen Käse isst. Milch ist nicht die Lösung.[7] Wenn du dich natürlich ernährst, beziehst du mehr Kalzium aus pflanzlichen Quellen, als du es durch Milch aufnehmen würdest. Grüne Blattgemüse wie Spinat und Grünkohl, Nüsse und Samen, Algen, Fleisch und Fisch enthalten ausreichend Kalzium und bringen gleichzeitig diejenigen Nährstoffe mit, die dein Körper braucht, um das Kalzium gut zu verwerten.

Genauso wie Gemüse aus konventionellem Anbau und Fleisch aus Massenproduktion enthält auch Milch von nicht artgerecht gehaltenen Kühen häufig Schadstoffe, die aus dem Futter der Tiere stammen. Neueste Studien weisen darauf hin, dass es zwischen dem Konsum pestizidbelasteter Milch und der Erkrankung an Parkinson signifikante Zusammenhänge gibt.[8] Bio- und Rohmilch enthält diese Belastungen nicht. In naturbelassenem Zustand enthält Milch eine hohe Nährstoffdichte und zum Beispiel wesentlich mehr gute Omega-3-Fettsäuren. Das ist aber nur der Fall, wenn das Tier (die Kuh, das Schaf oder die Ziege), das die Milch liefert, natürlich lebt und artgerechtes Futter erhält. Eine Kuh, die fröhlich auf einer Wiese weiden darf, gibt eine hochwertigere Milch als eine, die zusammengepfercht mit anderen Tieren in einem Stall steht und Kraftfutter bekommt. Dazu kommt, dass sich die Nährstoffe bei der Haltbarmachung der Milch verringern. Beim Pasteurisieren wird die Milch kurz stark erhitzt, um mögliche Keime abzutöten. Dabei gehen auch Nährstoffe verloren. Bei der Homogenisierung wird die Milch mit hohem Druck auf Metallplatten geschossen. Ziel dieses Verarbeitungsprozesses ist es, das Aufrahmen der Milch zu verhindern. Kein Fettfilm, Sahne also, wie man sie bei Biomilch in Flaschen schon einmal findet. Bei der Homogenisierung wird das Fett in der Milch in möglichst kleine Partikel aufgebrochen, und das kann gesundheitliche Nachteile haben. Die Fettpartikelchen sind so klein, dass sie einigen Forschern zufolge die Darmbarriere durchdringen und im Körper für Unruhe sorgen können. Für erwachsene Menschen ist Milch nicht überlebensnotwendig. Ich halte es so: Ich vertrage Milch, nehme Milchprodukte aber nur in Maßen zu mir. Ab und zu gönne ich mir auch mal ein Stück leckeren Käse oder etwas Joghurt, möglichst unbehandelte oder nur gering behandelte Milch oder auch Sahne im Müsli.

Wenn du nicht weißt, ob du Milch verträgst, lass sie für eine Weile komplett weg. Iss viel Grünes, beweg dich in der Sonne und guck, wie es dir in drei bis vier Wochen geht. Solange du es nicht testest, wirst du nicht wissen, ob ein Lebensmittel negative Auswirkungen auf dein Wohlbefinden oder deine Gesundheit hat. Wenn du es aber eine Weile ausschließt und nach einiger Zeit wieder probierst – und das bitte vorsichtig und in kleinen Mengen –, wirst du sofort spüren, ob es dir guttut oder negative Symptome verursacht. Das musst du selbst testen. Ein Arztbesuch kann dir genaue Aufklärung darüber geben, ob du eine Unverträglichkeit hast.

MILCHALTERNATIVEN

Wenn du keine Milch verträgst, keine Milch trinken möchtest oder testen möchtest, wie sich dein Körpergefühl verändert, wenn du einige Wochen auf Milch verzichtest, hast du eine große Auswahl an Milchersatzprodukten. Mittlerweile gibt es in fast jedem Supermarkt Milchalternativen wie Reis-, Hafer-, Dinkel- oder Mandelmilch. Sie schmecken lecker im Kaffee – okay, du wirst dich dran gewöhnen müssen, denn sie schmecken schon anders als Kuhmilch – und eignen sich für Rezepte, in denen Milch verwendet wird, wie z.B. Pfannkuchen. In fast allen Gerichten, die traditionell mit Sahne zubereitet werden, kannst du die Sahne durch Kokosmilch ersetzen. Wenn du den Dreh einmal raushast, schmeckt es auch gar nicht nach Kokos. Eine Bekannte von mir, die keine Milchprodukte verträgt, macht mit Kokosmilch sogar Carbonara. Ich habe es nicht gemerkt. Wenn du ein Gericht, das Milch enthält, zubereiten möchtest, aber nicht weißt, wie du es ohne Milch hinbekommst, lass dich im Internet von veganen Gerichten oder Paleo-Rezepten inspirieren. Es gibt viele Websites und noch mehr Blogs, auf denen du fündig wirst.

NATÜRLICHE ERNÄHRUNG AUF EINEN BLICK

Natürliche Ernährung ist ganz einfach. Iss, was die Natur dir gibt. Vermeide oder minimiere, was verarbeitet, verpackt, haltbar gemacht und mit dubiosen Zutaten aufgepeppt wurde. Und lass die Finger von Industriezucker. Natürliche Ernährung ist lebendig. Je frischer sie ist, desto mehr Nährstoffe schenkt sie dir. Das gilt für alle Arten von Lebensmitteln, nicht nur für Gemüse und Obst. Auch ein Stück Fisch aus der Frischetheke enthält mehr Leben als der Heringssalat mit Mayonnaise, und ein Stück Biorindfleisch ist gehaltvoller als die abgepackte Fleischwurst. Eine Handvoll Walnüsse liefern dir Eiweiß, Omega-3-Fettsäuren, Fett und wertvolle Nährstoffe. Das kann ein Schokoriegel nicht von sich behaupten.

Natürlich zu essen bedeutet,
- unverarbeitete, natürlich gewachsene, frische Nahrungsmittel zu dir zu nehmen;
- raffinierten Zucker, einfache Kohlenhydrate wie in Weißbrot und Nudeln sowie stark verarbeitete Lebensmittel nur sehr selten zu essen;
- keine Zusatzstoffe, Toxine oder Medikamentenrückstände mehr zu dir zu nehmen;
- dafür alle Nährstoffe aus deiner Ernährung zu erhalten, die dein Köper braucht;
- zufrieden und satt zu sein;
- dich um dich selbst zu kümmern und dir etwas Gutes zu tun;
- energiegeladen und frisch zu sein;
- gesund zu werden[*].

---

[*] Dass natürliches Essen nicht nur gesunden Menschen guttut, sondern auch zur Behandlung chronischer Erkrankungen geeignet ist, liest du im Kapitel »Ernährung und Gesundheit«

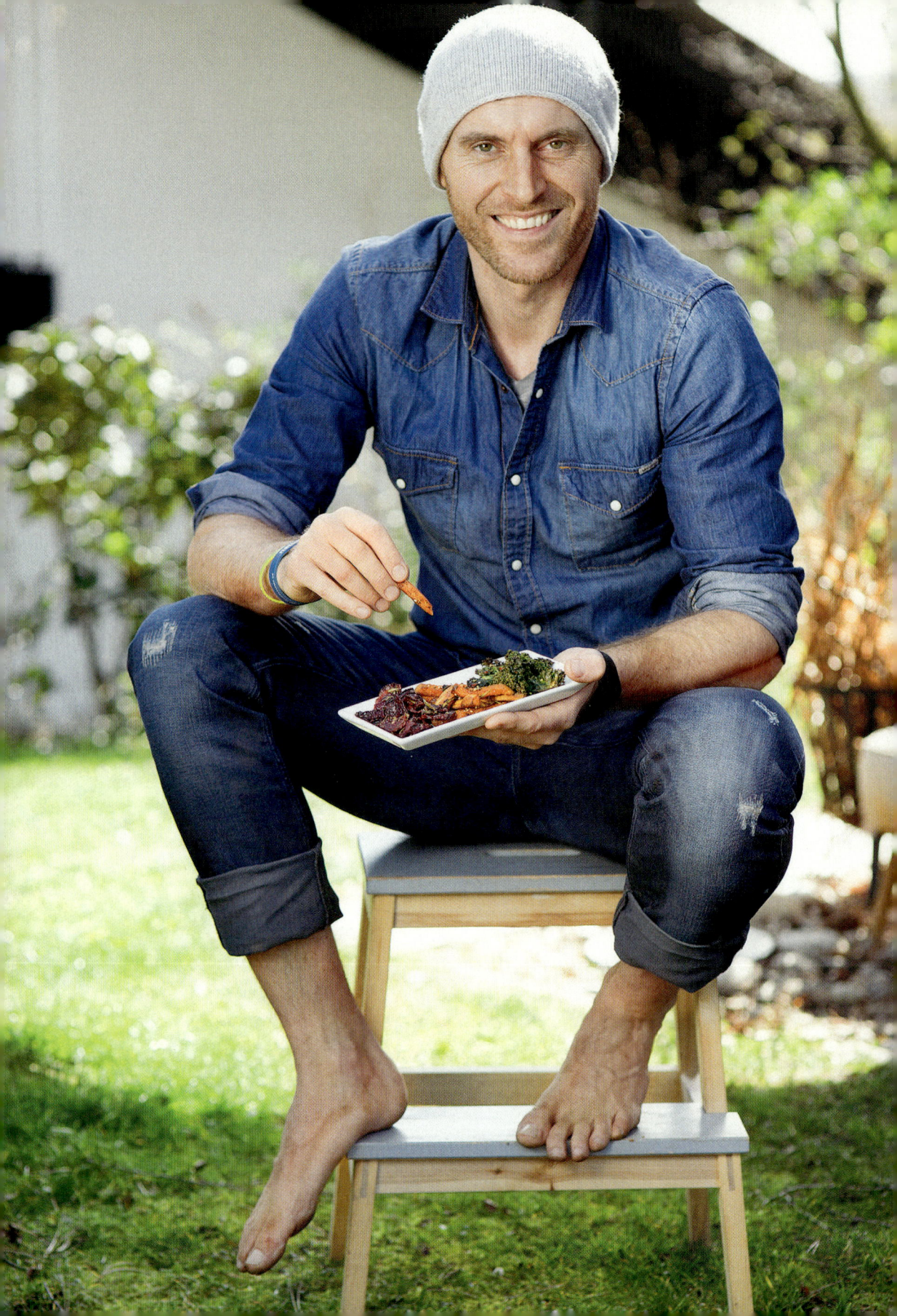

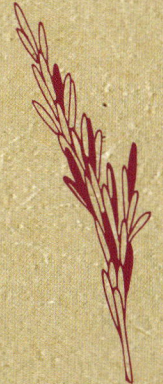

2

NATÜRLICHE ERNÄHRUNG UND GESUNDHEIT

Das richtige Essen macht gesund.
Das falsche Essen kann krank machen.

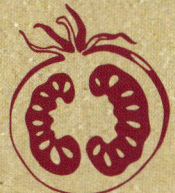

Natürliche Ernährung ist nicht nur gut, um Erkrankungen vorzubeugen. An den Fällen aus meiner Beratungspraxis kann man erkennen, dass natürliche Ernährung geeignet ist, bestehende Krankheiten zu lindern oder sogar zum Abklingen zu bringen. Ich möchte damit nicht behaupten, dass ich den Anspruch erhebe, jegliche Erkrankung durch mein Ernährungskonzept behandeln zu können. Du solltest immer zum Arzt gehen und ernsthafte Gesundheitsrisiken abklären lassen. Trotzdem denke daran, dass eine natürliche Ernährung auch jede konventionelle Behandlung unterstützt und dein Leben leichter macht. Denn unsere Ernährung spielt für unsere Gesundheit – oder eben das Fehlen von Gesundheit – eine große Rolle.

WIE HILFT NATÜRLICHE ERNÄHRUNG BEI KRANKHEITEN?

Ich möchte dir im Folgenden die Fälle einiger Klienten vorstellen. Diese Menschen kamen zu mir, weil in ihrem Leben etwas aus dem Ruder gelaufen war. Sie alle wiesen starke körperliche Symptome auf, litten unter Schmerzen und Bewegungseinschränkungen, Entzündungen und Unwohlsein bis hin zu Verhaltensauffälligkeiten. Nun ist es so: Jedes Krankheitsbild oder genauer gesagt jedes Symptom, das unser Körper uns zeigt, hat eine Geschichte und eine Ursache. Diese Ursache zu ermitteln ist im Genesungsprozess sehr wichtig. Durch die Umstellung verschiedener Gesundheitsfaktoren, unter anderem der Ernährung, verbesserte sich das diagnostizierte Krankheitsbild meiner Klienten oder löste sich sogar auf. Neben der Veränderung von Verhaltensweisen kann besonders eine Umstellung der Ernährung häufig zu einer deutlichen Verbesserung eines Leidensprozesses führen. Vorab möchte ich dir am Beispiel der Autoimmunerkrankungen kurz erklären, wie genau es im Körper durch Nahrungsmittel zu einer Irritation kommen kann.

AUTOIMMUNERKRANKUNGEN

Autoimmunerkrankungen sind Erkrankungen, bei denen sich das Immunsystem gegen das eigene Körpergewebe wendet. Es handelt sich quasi um eine Verwechslung. Das Immunsystem erkennt das eigene Gewebe als einen zu bekämpfenden, weil für die Gesundheit gefährlichen Eindringling und reagiert mit einer Entzündungsreaktion. Häufig resultiert diese Reaktion des Immunsystems aus einer Irritation durch Nahrungsmittel. Werden diese Verwirrungen bzw. Entzündungsauslöser aus der Nahrung weggelassen, führt dies automatisch dazu, dass das Immunsystem nicht mehr mit einer Entzündung reagiert. Die Folge ist eine natürliche Entzündungsverminderung ohne Kortison und ohne Medikamente.

Ein Mechanismus, an dem die Verwirrung des Immunsystems besonders gut deutlich wird, ist molekulare Mimikry.

Molekulare Mimikry

In der Biologie bezeichnet Mimikry die große Ähnlichkeit zwischen unterschiedlichen Arten. Es gibt zum Beispiel eine Orchideenart, deren Blütenblätter so aussehen und sich auch so anfühlen wie die Weibchen einer bestimmten Bienenart. Männliche Bienen fallen auf diese Täuschung herein. Sie werden angelockt, glauben ein Weibchen zu begatten und bestäuben dabei aber nur die Blüte. Diese Art der Täuschung gibt es auch bei Bakterien. Ähnelt ihre molekulare Oberfläche derjenigen eines körpereigenen Gewebes, spricht man von molekularer Mimikry. Molekulare Mimikry kann im menschlichen Körper Entzündungsreaktionen auslösen. Du kannst dir diesen Vorgang vorstellen wie eine Panne bei der Passkontrolle. In deinem Körper geht es ab wie in einem Fernsehkrimi: Die Polizei ist auf Verbrecherjagd. Sie ist dem Täter auf der Spur, denn sie weiß genau, wie er aussieht. Ihr liegt sogar ein Ausweis-Foto von ihm vor. Er ist wirklich ein übler Bursche, der häufig Einbrüche verübt und bereits mehrfach Körperverletzungen begangen hat. Dieser Kerl gehört ins Gefängnis, um niemandem mehr Schaden zuzufügen. Folgendes passiert nun: Polizisten entdecken den gesuchten Verbrecher auf offener Straße. Sie überprüfen seinen Personalausweis und erkennen: Er ist es wirklich! Das Foto beweist es. Er sieht aus wie auf dem der Polizei vorliegenden Bild und auf diversen Fotos, die bei seinen Straftaten gemacht wurden. Der Mann wird verhaftet, beteuert aber seine Unschuld. Er schwört, dass eine Verwechslung vorliegen müsse. Die Polizisten glauben ihm nicht, sondern sind sich sicher: Er ist der Mann, den sie gesucht haben. Die Beweisfotos geben ihnen recht. Der Mann wird verurteilt und eingesperrt. Die Polizisten sind erleichtert, einen so gefährlichen Verbrecher aus dem Verkehr gezogen zu haben. Doch sie irren sich. Was sie nicht wissen, ist, dass der Verbrecher einen eineiigen Zwillingsbruder hat. Die Brüder sehen absolut identisch aus. Ihr Charakter aber könnte nicht unterschiedlicher sein. Der eine der beiden ist ein friedvoller Geselle. Er arbeitet im sozialen Bereich und engagiert sich für Projekte, die anderen Menschen zu einem gesunden und glücklichen Leben verhelfen. Sein Zwilling ist der gesuchte Verbrecher. Im beschriebenen Fall wird hier also ein Unschuldiger von der Polizei gefasst und verurteilt.

Was hat das nun mit molekularer Mimikry zu tun? Auch dein Immunsystem erkennt Feinde, die deinen Körper angreifen, anhand ihres »Fotos«. Auf biologischer Ebene »zeigt« dieses Foto eine Zelle, besser gesagt ihre Oberflächenstruktur, die aus verschiedenen Aminosäuren besteht. Jede Oberflächenstruktur hat ihr typisches Erscheinungsbild, auch die von Viren oder Bakterien. Bist du in deiner Kindheit z.B. mit dem Varizella-Zoster-Virus in Kontakt gekommen, hast du wahrscheinlich Windpocken gehabt. Nach der Infektion haben deine Immunzellen (die Körperpolizei) das »Foto« dieses Virus gespeichert. Der Kerl kommt ihnen so schnell nicht mehr ins Haus. Beim nächstmöglichen »Einbruch« dieses Übeltäters kann dein Immunsystem jetzt schneller reagieren als beim ersten Mal und den Eindringling aufgrund einer zügigen Immunantwort sofort dingfest machen. Auch deine Körperpolizei ist somit sehr viel schneller und effektiver, wenn sie den Eindringling kennt und genau weiß, wen sie da sucht. Jetzt kommt der Haken an der Sache: Deine Körperpolizei (dein Immunsystem) und die Polizei aus dem vorigen Beispiel haben eine Gemeinsamkeit. Sie sind beide nicht in der Lage, exakt unterscheiden zu können, ob es WIRKLICH der gesuchte Eindringling/Täter ist. So kann es passieren, dass ein »Doppelgänger-Eindringling« in deinen Körper kommt, der eigentlich völlig harmlos ist und nichts Böses im Schilde führt. Dann wird auch der verhaftet bzw. von deinem Immunsystem in Form von Entzündungsreaktionen bekämpft.

AUTOIMMUNERKRANKUNGEN – MORBUS BECHTEREW UND MULTIPLE SKLEROSE UND ERNÄHRUNG

Vor einigen Jahren habe ich mit einem Mann zusammengearbeitet, der seit mehr als 20 Jahren regelmäßig Medikamente eingenommen hatte (davon 16 Jahre allein Betaferon, welches je nach Dosierungsform schnell mehr als 1000 EUR kostet), um gegen die chronischen Entzündungsprozesse in seinem Körper vorzugehen. Seine Diagnose waren die Autoimmunerkrankungen Morbus Bechterew und Multiple Sklerose. Viele Jahre lang hatte mein Klient durch den Morbus Bechterew heftige Schmerzen in den Gelenken, insbesondere in der gesamten Wirbelsäule, im fortgeschrittenen Stadium in der Brust- und Halswirbelsäule. Sein Schmerzempfinden lag auf einer Skala von 1 bis 10 bei bis zu 7, über lange Zeit jenseits der Stärke 5. Das Problem dieser Autoimmunerkrankung ist, dass das eigene Immunsystem körpereigenes Gewebe angreift, in diesem Falle insbesondere die Gelenke der Wirbelsäule und das zentrale Nervensystem. Über die Jahre hinweg hatte sich dadurch eine Verformung und Degeneration seiner Wirbelsäule ergeben, sodass er eine gebeugte Haltung entwickelte. Mein Klient war die ewigen Schmerzen und die vielen Medikamente und ihre Nebenwirkungen leid. Er wünschte sich ein selbstbestimmteres, schmerzfreies Leben. In welchem Zusammenhang Autoimmunerkrankungen wie Morbus Bechterew und Multiple Sklerose mit der Ernährung stehen, erkläre ich im folgenden Sachverhalt.

Auf stärkehaltigen Lebensmitteln, wie z.B. Getreide, befinden sich Klebsiella-Bakterien.[9, 10, 11] Im menschlichen Körper siedeln sich diese Erreger im Darm an, wo sie sich von Kohlenhydraten ernähren. Das Immunsystem versucht sich dieser Eindringlinge zu erwehren. Doch scheinbar ähnelt die Oberflächenstruktur der Klebsiella-Bakterien körpereigenen Zellen, denn es gibt Hinweise darauf, dass durch *molekulare Mimikry* Immunreaktionen entstehen, die sich nicht nur gegen Klebsiella-Bakterien, sondern auch gegen körpereigene Strukturen – hier die Wirbelgelenke – richten, was einen Morbus Bechterew beeinflussen bzw. intensivieren kann. Zudem ernähren sich die Klebsiellen von Stärke. Ich schlug meinem Klienten also vor, komplett auf stärkehaltige Nahrungsmittel zu verzichten, um zum einen keine neuen Klebsiellen aufzunehmen, die sein Immunsystem weiter verwirren würden, zum anderen die vorhandenen Bakterien auszuhungern. Milchprodukte wurden ebenfalls gestrichen. Studien weisen darauf hin, dass es durch das in der Milch enthaltene Butyrophilin (ein Protein in der Milch) zu Kreuzreaktionen kommen kann, die das Immunsystem reizen.[12] So kann es auch durch Milch zu einer Immunantwort (einer Entzündung) kommen. Also keine Kohlenhydrate und keine Milch.* Dieser Vorschlag traf anfangs nicht gerade auf Gegenliebe, denn auf Zucker, alle Getreidesorten, Mais, Kartoffeln und Reis zu verzichten bedeutete eine umfangreiche Ernährungsumstellung. Mein Klient wagte diesen Schritt trotzdem und ernährte sich in der folgenden Zeit nach meinem Ernährungsprinzip der natürlichen Ernährung. Auf seinem Speiseplan stand nun eine reiche Kost an frischem Gemüse, Obst und Wasser, Fleisch, Fisch, Eiern und Nüssen. Begleitend zu seiner Ernährungsumstellung habe ich ihm

empfohlen, seine Darmflora wieder aufzubauen. Durch die vielen Medikamente und häufigen Antibiotikabehandlungen wurden seine körpereigenen Darmbakterien zerstört oder zumindest deutlich reduziert, was zu einem Leaky-Gut-Syndrom, einem »leckenden Darm«, führte. Ist der Darm durchlässig, können potenzielle Erreger leichter in unsere Blutbahn gelangen und auch dadurch Immunreaktionen auslösen. Genau das passiert ja bei einer Autoimmunerkrankung. Der Körper wird »automatisch« aktiviert, eine Immunreaktion zu bewirken. On top gab es als Nahrungsergänzung Vitamin D, das bei Autoimmunerkrankungen sehr häufig reduziert ist. Vitamin D unterstützt das Immunsystem und reguliert es. Ebenso unterstützt es die Funktion der Darmbakterien, die wiederum das Immunsystem stärken.[13]

Neben der Ernährung erhielt mein Klient ein Coaching. Die Sensibilisierung des Bewusstseins für das eigene Verhalten ist immer Teil meiner Arbeit. Neben dem Erlenen von Entspannungstechniken war für meinen Klienten die Veränderung der täglichen

---

* Interessanterweise gibt es Hinweise darauf, dass wir auch durch den Verzehr von Fleisch aus Massentierhaltung Klebsiella-Bakterien aufnehmen können. Eigentlich logisch, denn diese Tiere werden vor allem mit Kraftfutter gefüttert, das größtenteils aus Getreide und vor allem Mais besteht. Über das Futter gelangen die Bakterien in den Stoffwechsel der Tiere und landen später auf unserem Teller, wenn wir deren Fleisch essen. Dies ist einer von vielen Gründen, warum ich kein Fleisch aus Massentierhaltung mehr esse.

Bewegung eine wichtige neue Aufgabe. Ab sofort hieß das: tägliche Bewegung in der Natur. Mein Klient entschied sich, spazieren zu gehen, was ihm anfangs wegen seiner Schmerzen weder leichtfiel noch Spaß machte. Aber er tat es. Er setzte sich selbst das Ziel, täglich mehrere Kilometer zu gehen. Das Ergebnis: Innerhalb von sechs Monaten ging es meinem Klienten wesentlich besser. Sein Schmerzempfinden sank von 7 auf 2, und er konnte die Menge der Medikamente drastisch senken. Nach einem Jahr war er sogar medikamentfrei. Sein Laufpensum konnte er hingegen steigern.

Zusammengefasst: Immunerkrankungen und das Wohlbefinden meiner Klienten verbessern sich meist signifikant durch eine Umstellung der Ernährung auf vorwiegend pflanzliche Kost, den Aufbau der Darmflora durch probiotische Bakterienkulturen und eine Nahrungsergänzung durch Vitamin D. Heilung entsteht durch das richtige Gleichgewicht im Körper. Ernährung kann einen großen Teil zu diesem Gleichgewicht beitragen.

NEUROBIOLOGIE / VERHALTENSSTÖRUNG – ADHS UND ERNÄHRUNG

In der Zusammenarbeit mit einer Mutter, die zu mir kam, weil sie an starkem Übergewicht litt, stellte sich heraus, dass ihre Tochter ein diagnostiziertes ADHS-Syndrom hatte. Fortan widmeten wir uns der Beziehung zwischen Mutter und Tochter. An dieser Stelle ist mir vorab eines wichtig und vor allem eine Herzensangelegenheit: Ernährung nimmt im Fall von ADHS auf jeden Fall Einfluss auf das Verhalten des Kindes. Die Ursache für die Entstehung eines ADHS beruht jedoch auf vielen Faktoren, die vor allem den Kontakt der Mutter zu sich selbst und zu ihrem Baby betreffen. Hierzu ist es wichtig, die Beschreibung des Krankheitsbildes genau zu betrachten. ADHS – ausformuliert das Aufmerksamkeits-Defizit-Hyperaktivitäts-Syndrom – ist ein Mangel an Aufmerksamkeit, der sich beim Kind bemerkbar macht. Die Frage, die es nun zu stellen gilt, ist: Wo hat es dem Kind in seiner bisherigen Lebenszeit an Aufmerksamkeit gefehlt? Die Antwort lautet: Die wichtigste Aufmerksamkeit erhält ein Kind normalerweise von der Mutter, und das bereits während der Schwangerschaft. Aufmerksamkeit kann fehlen, wenn die Mutter viel arbeitet, starken Stress hat, ein traumatisches Erlebnis während der Schwangerschaft oder intensive bzw. chronische Ängste erlebt. In diesen Situationen fehlt der Kontakt, genauer gesagt die natürliche Verbindung zum Baby sowie die Aufmerksamkeit der Mutter für das Baby. Wenn das Kind geboren ist, braucht es Nähe, Zuneigung und vor allem Zeit (Aufmerksamkeit) der Eltern, insbesondere der Mutter. Fehlt diese Zeit (Aufmerksamkeit), dann entsteht ein Defizit. Babys, die viel schreien, versuchen aktiv Aufmerksamkeit zu erlangen. Hier ist es wichtig zu überprüfen, warum das Kind in seinem Verhalten sehr aktiv (»hyperaktiv«) ist. Worauf möchte das Kind hinweisen? Was ist die Botschaft des Schreiens? Hat das Baby Hunger? Oder ist es Angst? Wenn Babys sehr früh aus dem Bett der Eltern in ein eigenes Bett gelegt werden oder sogar in ein »eigenes Zimmer« kommen, um dort zu schlafen, kann dies dazu führen, dass das Baby Angst empfindet. Diese Angst ist genetisch programmiert, da Babys auf den Schutz der Eltern angewiesen sind. Das ist auch ein Grund, warum Babys nachts wach werden. Sie überprüfen, ob Mama und / oder Papa noch in ihrer Nähe sind. Ist dies der Fall, ist alles »in Sicherheit«, und die richtige Aufmerksamkeit ist gewährleistet. Fehlen in diesem Moment die Eltern, fängt das Baby an zu schreien. Es kann Hunger sein, es kann aber auch Angst sein, die das Schreien ausgelöst hat. Auf dem Arm der Eltern wird das Kind meist schnell wieder ruhig. Insbesondere in seinen ersten Lebensmonaten braucht ein Baby nichts mehr als die Aufmerksamkeit und emotionale Nähe der Mutter.

Wenn Aufmerksamkeit fehlt, wird ein Mensch (auch im Erwachsenenalter) aktiv, um Aufmerksamkeit zu erlangen. Im erwachsenen Dasein haben wir unterschiedlichste Wege, um auf uns aufmerksam zu machen. Babys und Kinder werden vor allem (hyper-)aktiv, um zu zeigen: »HIER BIN ICH! Bitte schenke mir deine ungeteilte Aufmerksamkeit! Keine TV-Sendung, kein Computerspiel, kein Handy oder sonst irgendetwas kann mir diese entscheidende Aufmerksamkeit schenken wie ihr, Mama und Papa!«

Durch meine Analyse wurde Folgendes deutlich: Meine Klientin hatte eine stressige Schwangerschaft. Sie hatte große Sorgen, was ihre berufliche und private Situation anging. Die Geburt ihrer Tochter war kompliziert, und das Kind musste per Kaiserschnitt geholt werden, da es sonst zu schwerwiegenden Komplikationen gekommen wäre. Nach der Geburt gab es häufige und lange Krankenhausaufenthalte des Kindes, bei denen nicht die ganze Zeit ein Elternteil in seiner Nähe sein konnte. Wieder zu Hause, wurde das Baby in das eigene Kinderbettchen zum Schlafen gelegt. Das Kind war nachts sehr oft wach und hatte einen sehr unruhigen Schlaf. Zudem stellte sich heraus, dass das Kind meiner Klientin (drei Jahre alt) vor allem gern Süßigkeiten aß. Neben klassischem Frühstück (Brot oder Müsli) gab es über den Tag verteilt viele kleine Snacks in Form von Schokolade, Gummibärchen oder Kinderkeksen. Meist waren das Süßigkeiten, die »extra für Kinder« entwickelt wurden. Zumindest wird auf den Verpackungen der Hersteller dieser Eindruck erweckt. Meine Klientin dachte, sie tue ihrer Tochter etwas Gutes damit.

Wenn Kinder aber – insbesondere kleine Kinder – zu hohe Mengen an Zucker (das sind nicht nur Süßigkeiten, sondern auch Eistees, alle möglichen Formen von »gesunden« Säften wie Apfel-, Orangen-, Grapefruit- oder Bananensaft etc.) zu sich nehmen, muss die große Menge an Energie, die dadurch im kleinen Körper landet, verstoffwechselt werden. Ein Teil wird in der Leber verstoffwechselt und ein anderer Teil durch die aktive Bewegung der Muskeln verbrannt. Je aktiver sich das Kind bewegt, desto effektiver kann der Zucker in der Blutbahn verbraucht werden. Die (hyper-)aktive Muskelaktivität ist nach einer zuckerreichen Mahlzeit (oder zuckerhaltigen Getränken!) also die logische Konsequenz, den kleinen Körper vor einer Überzuckerung und damit einer Übersäuerung zu schützen. Ein hoher Bewegungsdrang ist übrigens bei allen Kindern zu beobachten, die große Mengen Zucker (insbesondere Industriezucker) zu sich genommen haben. Begleiterscheinungen sind Gereiztheit, Schreien, intensives Erzählen, erhöhtes Bedürfnis an Aufmerksamkeit oder im Anschluss abrupte Müdigkeit und Abgeschlagenheit. Dies sind automatische Abläufe, um das Zuviel an Energie loszuwerden und im Anschluss die körperlichen Anstrengungen durch Schlaf oder Erholung wieder zu kompensieren. Als meine Klientin verstanden hatte, wie sich der Mangel an Aufmerksamkeit und der hohe Zuckerkonsum auf ihre Tochter auswirkten, ergriffen wir gemeinsam folgende Maßnahmen: Die Ernährung meiner Klientin und ihrer Tochter wurde auf natürliche Nahrungsmittel umgestellt. Süßigkeiten wurden komplett gestrichen. Stattdessen gab es für Mutter und Kind als Snack geschnittenes frisches Obst.

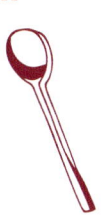

Umstellung von Süßem auf natürliche Nahrungsmittel

Meist funktioniert eine Umstellung mit Bananen, Äpfeln, Möhrensticks und einigen Beeren am besten, da die meisten Kinder diese Obstsorten gern essen. Je länger ein Kind keine natürlichen Nahrungsmittel gegessen hat, desto länger dauert die Gewöhnung an die neue, natürliche Ernährungsweise. Süßigkeiten haben im Vergleich zu Obst und Gemüse eine sehr viel intensivere Süße, und Kinder (Erwachsene übrigens auch) lieben Süßes! Zucker und alles, was sehr süß schmeckt, wirkt direkt auf unser Belohnungszentrum im Gehirn und gibt uns das Gefühl von »MEHR DAVON!«. Dieses Gefühl fällt bei Obst und Gemüse deutlich geringer aus. Zudem müssen sich die Geschmacksrezeptoren im Mund an die neuen Geschmackserlebnisse »gewöhnen«.

Obwohl die Tochter meiner Klientin bisher viele Süßigkeiten gegessen hatte, gewöhnte sie sich schnell an die neue Kost. Das lag auch daran, dass sie begriff, warum wir die Süßigkeiten wegnehmen. Wir erklärten ihr gemeinsam, dass ihre Mutter selbst auch zu viel Süßigkeiten gegessen hatte und sie nicht nur abnehmen, sondern vor allem gesünder werden wollte. Deshalb würde auch Mama ab sofort anders essen. Das beste Vorbild geht ja bekanntermaßen voran. Es mag auf diesem Wege etwas seltsam anmuten, das zu lesen, aber es ist maßgeblich entscheidend, dass die Eltern selbst auch WIRKLICH hinter einer Umstellung stehen und auch WIRKLICH glauben, dass diese Maßnahme das Richtige ist. Denn die Kinder werden sehr schnell erkennen, ob Mama und Papa ihnen nur etwas vorspielen oder ob sie selbst WIRKLICH ÜBERZEUGT davon sind, dass sie das Richtige tun und das Kind es jetzt »plötzlich« auch tun soll. Kinder haben sehr feine Antennen (Rezeptoren), die wahrnehmen, ob jemand hinter einer Sache steht oder nicht.

Neben der Ernährungsumstellung gab es mehr Bewegung für das Kind. Da das eigentliche Problem ein Mangel an Aufmerksamkeit (ein Aufmerksamkeitsdefizit) war, sorgten wir dafür, dass diese Bewegung immer gemeinsam mit einem Elternteil stattfand, um gleichzeitig die natürliche Verbindung zwischen Eltern und Kind zu stärken. Zusätzlich schliefen Mama und Tochter wieder gemeinsam in einem Bett. Meist waren sie dabei nackt, da bei direktem Haut- und Körperkontakt (auch beim Stillen) verstärkt das Bindungshormon Oxytocin ausgeschüttet wird. Oxytocin hemmt Stress und sorgt im Körper für Ruhe und Ausgeglichenheit. Genau das bestätigte mir die Mutter bereits nach der ersten gemeinsamen Nacht. Ihre Tochter war am nächsten Tag wesentlich ruhiger. Nachdem das Kind nach einer Woche im gemeinsamen Bett wieder eine Nacht allein schlief, war sie am darauffolgenden Tag wieder deutlich zappeliger und unausgeglichener. Nach mittlerweile einem knappen Jahr schläft das Kind wieder häufiger im eigenen Bett und ist deutlich ausgeglichener geworden. Auch meine Klientin ist wesentlich entspannter – und leichter. Sie fühlt sich wohl in ihrer Haut und hat mehr Energie, auf die Bedürfnisse ihrer Tochter einzugehen.

Zusammengefasst: Meine Klientin konnte ihr eigenes Gewicht sowie das Aufmerksamkeitsdefizit ihrer Tochter durch natürliche Ernährung und körperliche Nähe und Geborgenheit ohne Medikamente und auf einfache und sehr natürliche Art und Weise reduzieren.

STOFFWECHSEL – DIABETES UND ERNÄHRUNG

In Deutschland gibt es rund sechs Millionen Diabetiker. Das wäre nicht nötig, denn der Diabetes Typ 2 ist durch eine Umstellung der Ernährung und regelmäßige Bewegung rückführbar, sofern die Bauchspeicheldrüse noch in der Lage ist, Insulin zu produzieren. Diabetes Typ 2, auch Altersdiabetes genannt, entwickelt sich durch einen zu hohen Zuckerkonsum und einen sitzenden, also inaktiven Lebensstil. Neben vielen Klienten in meinem Berufsalltag habe ich auch im Rahmen meiner TV-Reihe »Extrem schwer – Mein

Weg in ein neues Leben« mit stark übergewichtigen Menschen gearbeitet, welche die Diagnose Diabetes Typ 2 hatten. Einer von diesen Menschen war der 30-jährige Daniel, der 238 kg wog, als ich ihn kennenlernte. Zu diesem Zeitpunkt hatte er deutlich erhöhte Blutzuckerwerte und einen manifestierten Diabetes Typ 2. Ein gesunder Langzeitblutzuckerwert liegt zwischen 4,8 und 5,9 %. Ab einem Wert von 6,5 % wird gemäß WHO ein Diabetes Typ 2 diagnostiziert. Daniel hatte einen Wert von 12,8 %. Neben dem Diabetes hatte er ein metabolisches Syndrom, auch »tödliches Quartett« genannt, das durch vier Faktoren bestimmt wird:

1. Bauchumfang über 102 cm
2. erhöhter Blutdruck
3. erhöhter Blutzucker
4. erhöhte Blutfette

Die Gefahren bei diesem Krankheitsbild sind vielfältig. Durch die hohe Anzahl an Adipozyten (Fettzellen) werden im Körper Entzündungen produziert, und die Gefahr von Arteriosklerose erhöht sich. Durch eine Insulinresistenz beginnt der Körper aufgrund von Fettstoffwechselstörungen sich selbst zu mästen. Dadurch wiederum steigt die Gefahr eines Herzinfarkts oder anderer Gefäßverschlüsse.

Normalerweise empfehle ich meinen Klienten neben einer Ernährungsumstellung immer auch mehr Bewegung. Das Fatale an Daniels Situation war, dass er keine Sportfreigabe vom Arzt bekam, weil die Gefahr zu groß war, durch eine sportliche Belastung einen Herzinfarkt zu riskieren. Somit gab ich ihm zu Beginn unserer Zusammenarbeit ausschließlich eine Ernährungsumstellung vor. Für Daniel bedeutete das maximal drei Mahlzeiten pro Tag, bei denen er sich fürs Essen Zeit nehmen und sich satt essen sollte. Industriezucker und Zuckerersatzstoffe wurden komplett vom Speiseplan gestrichen, ebenso süße Getränke. Es gab fortan nur noch natürliche pflanzliche Nahrungsmittel wie Gemüse, Obst, Samen und Nüsse sowie Eier, Fisch, Meeresfrüchte und Fleisch. Als Getränke waren Wasser, ungesüßte Teesorten und schwarzer Kaffee erlaubt. Wenn es ihm möglich war, sollte er versuchen, an einigen Tagen nur zwei Mahlzeiten zu sich zu nehmen. Der Grund dafür ist, dass der Körper dann eine kurze Fastenzeit durchläuft, wodurch viele Organe entlastet werden. Insbesondere profitierten davon Daniels Darm und vor allem seine Bauchspeicheldrüse, die aufgrund des hohen Zuckerkonsums während der letzten Jahre extremen Belastungen ausgesetzt gewesen war.

Zu Beginn unserer Zusammenarbeit nahm Daniel drei unterschiedliche Medikamente ein, welche die Symptome des Diabetes beeinflussen sollten. Innerhalb der dreimonatigen Ernährungsumstellung erreichte Daniel einen Blutzuckerwert von 5,5 und war damit im Normbereich. Alle Blutwerte verbesserten sich enorm, ebenso sank der Blutdruck, und zwei von drei Medikamenten konnte er nach dieser Zeit komplett absetzen. Die Sportfreigabe folgte bereits nach nur drei Wochen, da sich durch die Ernährungsumstellung und tägliches Spazierengehen ebenfalls eine deutliche Verbesserung der Risikofaktoren entwickelt hatte. Innerhalb von 300 Tagen gelang es Daniel durch Ernährungsumstellung, Training in der Natur und einer Bewusstseinsände-

rung, insgesamt 98 kg abzunehmen. Knapp ein Jahr nach Beginn unserer Zusammenarbeit kam die ärztliche Bestätigung: »Es besteht keine diabetische Stoffwechsellage mehr. Die Behandlung hier ist damit beendet.« Im Zuge dessen wurde auch das letzte Medikament abgesetzt.

Zusammengefasst: Die beste, effektivste und vor allem natürlichste Therapie eines Diabetes ist eine Ernährungsumstellung auf natürliche Nahrungsmittel in der Kombination mit regelmäßiger Bewegung – im Optimalfall draußen in der Natur, um den Nutzen und die Vorteile der natürlichen Umgebung auf Psyche und Immunsystem zu nutzen. Medikamente heilen eine Krankheit nicht, sondern verstärken oder unterdrücken bestimmte Wirkmechanismen im Körper. Heilung erfolgt durch selbständiges Handeln in Ernährung, Bewegung, Bewusstsein und im Natural Network.

CHRONISCHE ENTZÜNDUNGEN UND ERNÄHRUNG

Neben Menschen mit Übergewicht, Autoimmunerkrankungen oder anderen gesundheitlichen Einschränkungen arbeite ich auch mit Leistungssportlern. Ich erinnere mich an einen engagierten Triathleten, der immer wiederkehrende Muskelentzündungen, meist an der Achillessehne oder rund um das Kniegelenk, hatte und unter anhaltenden Erkältungen litt, deren volle Genesung sehr lange dauerte. Er suchte mich ursprünglich auf, um einen Trainingsplan zu erhalten und um seine Zielzeit zu verbessern. Im Zuge dessen sprachen wir auch über seine Muskelprobleme und seine Ernährung. Es wurde schnell deutlich, dass er sich sehr kohlenhydratreich ernährte und insbesondere viele Vollkornprodukte in Form von Nudeln und Getreide zu sich nahm. Seine Eiweißquellen bestanden zum größten Teil aus konventionellem Hühner- und Putenbrustfleisch.

Ich schlug meinem Klienten vor, eine Blutanalyse machen zu lassen. Dazu nutze ich die Hilfe eines Kooperationspartners für Blutdiagnostik. Ein Präventivmediziner kann dir auch dabei helfen, diese Werte zu untersuchen.

Das Ergebnis der Blutuntersuchung meines Klienten war eindeutig. Das optimale Verhältnis von Omega-6- zu Omega-3-Fettsäuren liegt bei etwa 3:1. Dieses Verhältnis ermöglicht damit dem Körper eine gute Balance in der Fähigkeit, Entzündungen zu reduzieren und Zellen zu reparieren. Im Ergebnis meines Klienten zeigte sich ein Verhältnis von 30:1. Wie kam das zustande?

Getreideprodukte enthalten relativ viel Omega-6-Fettsäuren. Das Gleiche trifft auf Fleisch aus Massentierhaltung zu, wo die Tiere mit Getreide wie Mais gefüttert werden. Auch Mais enthält relativ hohe Mengen an Omega-6-Fettsäuren, die beim Verzehr des Fleisches von uns mit aufgenommen werden. Hinzu kam, dass mein Klient immer Sonnenblumenöl zum Braten benutzte, welches das höchste Verhältnis von Omega-6- zu Omega-3-Fettsäuren aufweist. Das Resultat war ein konstant entzündeter Körper, der an unterschiedlichen Stellen Probleme zeigte.

Neben einem Trainingsplan erhielt mein Klient die Ernährungsempfehlung, seinen Getreidekonsum deutlich zu reduzieren und die Kohlenhydratquellen zu verschieben. Fortan gab es zum Frühstück statt Vollkornbrot frisches Obst mit Samen und Nüssen (siehe Rezept *Dein Obst-Frühstück-Bausatz*). Dazu bevorzugt Kokosöl, das ebenfalls ein hervorragender Energielieferant ist. Anstelle des konventionellen Fleischs gab es hochwertige Fleischprodukte von grasgefütterten und frei lebenden Tieren, die er bei einem neuen Metzger fand, der seine Produkte in einem kleinen Bioladen verkaufte. Zusätzlich gab es Fisch oder Meeresfrüchte, die hervorragende Omega-3-Lieferanten sind. Das Ergebnis der Ernährungsumstellung: Die immer wiederkehrenden Entzündungen meines Klienten waren nach drei Monaten wie weggeblasen. Seine Trainingszeiten wurden immer besser, und seine Wettkampfzeit hatte er ebenfalls deutlich gesteigert.

In eine Trainingsplanung gehört für mich immer auch die Ernährung. Vor allem dann, wenn ich sehr viel Sport oder sogar leistungsorientiert Sport treibe. Bis heute wird der Fokus immer noch viel zu häufig auf das Training gelegt, ohne dabei der Ernährung den gleichen Stellenwert beizumessen. Seltsam, denn mit leerem Tank würde doch niemand mit dem Auto losfahren, oder?

✒→ Was wir essen, nimmt nicht nur Einfluss auf unser Energieniveau und unsere Versorgung mit Nährstoffen, sondern vor allem auch auf unsere Fähigkeit, Entzündungen zu produzieren, zu regulieren oder zu reduzieren. Entscheidend dabei ist das Verhältnis von bestimmten Fettsäuren. Omega-6-Fettsäuren produzieren Entzündungen und Omega-3-Fettsäuren können Entzündungen reduzieren. Das optimale Verhältnis von Omega-6-Fettsäuren und Omega-3-Fettsäuren liegt bei 3:1.

ENTZÜNDUNGEN

Entzündliche Prozesse sind an nahezu jeder Krankheit beteiligt. Auch chronische Erkrankungen haben immer eine entzündliche Komponente. Im Endeffekt sind Entzündungen etwas Positives, nämlich ein natürlicher Abwehrmechanismus deines Körpers gegen eine Störung, die deine Gesundheit gefährdet. Wenn du dir einen Holzsplitter in den Fuß getreten hast, reagiert dein Körper mit einer Entzündung. Dein Immunsystem schickt weiße Blutkörperchen und andere Zellen zur Gefahrenstelle, um den Eindringling aus dem Körper zu befördern. Rötung, Wärme, Schmerz und eine Gewebestörung sind die typischen Anzeichen einer Entzündung. Dieser Prozess geschieht in ähnlicher Art und Weise beim Eindringen von Viren oder auch Bakterien. Bei einem grippalen Infekt erzeugt dein Körper Fieber, denn durch die erhöhte Körpertemperatur können die Immunzellen effektiv gegen Eindringlinge vorgehen. Im Optimalfall gelingt es deinem Körper innerhalb einiger Tage, die Gefahr eigenständig zu eliminieren, und innerhalb weniger Wochen ist deine volle Leistungsfähigkeit wiederhergestellt. Damit dein Körper optimal gewappnet ist, benötigt er bestimmte Nährstoffe, die ihn im Heilungsprozess unterstützen. Die bekommt er aus natürlicher Ernährung. Das Tolle daran ist, dass wir in diesem Fall durch unsere Nahrung tatsächlich direkten Einfluss auf unsere Heilung nehmen können. Und das betrifft nicht nur den Holzsplitter oder eine Grippe, sondern auch Allergien, chronische Entzündungskrankheiten und Autoimmunerkrankungen.

Was Entzündungsprozesse angeht, fallen zwei Nährstoffe sehr ins Gewicht: Fette und Zucker. Bei Fetten sind es insbesondere Omega-6-Fettsäuren und Transfettsäuren, die maßgeblich an Entzündungsprozessen beteiligt sind und diese provozieren oder erhöhen. Bei hohem Zuckerkonsum wandelt die Leber Zucker in Fette um, die – was eine Studie an übergewichtigen Frauen und Männern aus dem Jahr 2005 eindrucksvoll beweisen konnte – ebenfalls die Entzündungswerte erhöhen.[14] Omega-3-Fettsäuren wirken hingegen, wie eben schon beschrieben, entzündungshemmend. Damit ihre Wirkung aber eintreten kann, ist es notwendig, den Zuckerkonsum zu reduzieren. Eine Studie an Mäusen, denen Omega-3-Fettsäuren gegeben wurden, die aber parallel stärkehaltige Nahrung und Haushaltszucker gefressen hatten, zeigte, dass die Fette ihre positiven Effekte bei gleichzeitiger Zuckergabe nicht entfalten konnten.[15]

Deshalb ist es immer wichtig, nicht nur an einem »Stellrädchen« etwas zu verändern, sondern eine grundlegende natürliche Ernährungsweise zu führen. Denn nur dann können die positiven Eigenschaften gesunder Nahrungsmittel ihre volle Bandbreite an heilungsfördernden Prozessen entfalten. Es macht also Sinn, entzündungshemmende Nahrungsmittel in den Speiseplan aufzunehmen und entzündungsfördernde Nahrungsmittel zu reduzieren.

Die größten Verursacher von Entzündungsprozessen

Die meisten chronischen Erkrankungen stehen mit Entzündungen in direktem Zusammenhang. Entzündungen wiederum werden stark durch die Art und Weise der Ernährung beeinflusst. Diese Nahrungsmittel solltest du deshalb meiden:

1. Stark verarbeitetes, verpacktes Fertigessen. An erster Stelle steht hier Fast Food, das voller gehärteter Fette, Zucker, Geschmacks-, Konservierungs- und Farbstoffe steckt.
2. Gehärtete Fette. Enthalten in Margarine und Backfett und vielen Fertigprodukten wie Keksen, Kuchen und anderen Gebäckstücken, Chips, Nachos, Pommes u.a.
3. Industriezucker. Er steckt in allem, was offensichtlich süß schmeckt wie Süßigkeiten, Limo, Fruchtsaftgetränken, Keksen, Kuchen, aber auch in vielen Fertiggerichten. Zucker feuert neben vielen anderen negativen Dingen Entzündungen an und schädigt die Darmflora.
4. Süßstoffe. Süßstoffe sind im Labor entstanden und alles andere als natürlich. Sie sparen zwar vermeintlich Kalorien, können aber dennoch zu Übergewicht führen, da unser Körper auch dann Insulin ausschüttet, wenn es nur süß schmeckt. Insulin sorgt dafür, dass der Fettstoffwechsel ruht. Neuesten Studien zufolge verändern Süßstoffe zudem die Darmflora und stehen unter Verdacht, Krebs zu erregen.[16]

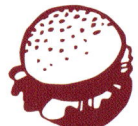

5. Zusatzstoffe. Farb-, Konservierungs- und Geschmacksstoffe, Stabilisatoren, Geschmacksverstärker.

6. Milch und Fleisch aus konventioneller Produktion. Wie bereits erwähnt, enthalten tierische Produkte aus konventioneller Produktion meist Hormone, Medikamentenrückstände und Pestizide. Das in Milchprodukten häufig enthaltene und umstrittene Verdickungsmittel Carrageen (E407) steht unter Verdacht, Entzündungen zu begünstigen und Brustkrebs zu fördern.

7. Weizenprodukte. Der größte Teil des heute erhältlichen Weizens ist stark verarbeitet und genmanipuliert. Die in Getreide enthaltenen Antinährstoffe wie Lektine und Phytinsäure können dem Darm Schaden zufügen und Entzündungen auslösen.

WICHTIGE NÄHRSTOFFE BEI CHRONISCHEN ENTZÜNDUNGEN

Einzelne Nahrungsmittel können keine Wunder vollbringen. Kein Superfood dieser Welt ist in der Lage, dir Gesundheit zu garantieren, wenn der Großteil deiner Ernährung aus industriell verarbeiteten Nahrungsmitteln mit viel Zucker, Zuckerersatzstoffen, Pestiziden und verarbeitetem Fleisch aus Massentierhaltung besteht. Das kann nur eine grundlegend natürliche Ernährungsweise, die vielfältig, abwechslungsreich und genussvoll ist. An dieser Stelle ist mir wichtig, noch einmal darauf hinzuweisen, dass der Schlüssel zur Gesundheit nicht allein die Ernährung ist, sondern eine regelmäßige natürliche Bewegung und ein gesundes Natural Network einen ebenso wichtigen Teil eines gesunden Lebens darstellen. Dennoch gibt es Nahrungsmittel, die besondere Wirkungen auf Entzündungsprozesse im Körper haben und als natürliche Medizin eingesetzt werden können.

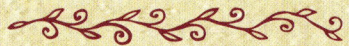

Folgende Nahrungsmittel wirken entzündungshemmend. Sie sind umso wirkungsvoller, wenn sie biologisch (also möglichst natürlich) gewachsen sind.

- Granatapfel
- Salbei
- Kurkuma
- Ingwer
- Knoblauch
- Zwiebeln
- Beeren
- Walnüsse (Walnussöl)
- Mariendistel
- Schwarzkümmel
- Rosmarin

- Thymian
- Zimt
- Brokkoli
- Äpfel
- Chia-Samen*
- Leinsamen (Leinöl)*
- Hanfsamen (Hanföl)*
- Oliven (Olivenöl, extra vergine)*
- Fisch*
- Meeresfrüchte*

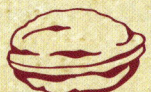

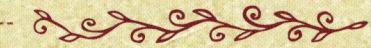

Der Anti-Entzündungs-Booster

Es gibt eine leckere Gewürzmischung, die eine antientzündliche Wirkung hat und die du schnell zusammenrühren und über viele deiner Gerichte geben kannst:

2 EL Olivenöl, extra vergine

1 TL Kurkuma

schwarzer Pfeffer

Die Zutaten einfach in einer Tasse vermischen und nach Geschmack über Suppen, Chilis oder auch Salat geben. Wenn du magst, kannst du auch noch geriebenen Ingwer oder frischen Knoblauch dazugeben.

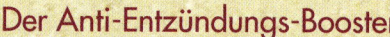

* Gute Omega-3-Quellen, von denen Leinöl am meisten liefert.

DER PH-WERT

Der pH-Wert zeigt das Verhältnis von Säuren und Basen in deinem Körper an. Das Kürzel »pH« steht für das lateinische »potentia hydrogenii« und bedeutet so viel wie »die Kraft des Wasserstoffs«. Der pH-Wert ist der Messwert für die Konzentration der in einer wässrigen Lösung enthaltenen Wasserstoffionen. Wasserstoffionen sind in der Lage, andere chemische Bestandteile, mit denen sie in Kontakt treten, stark zu verändern. Genau genommen sind sie ätzend. Je saurer eine Flüssigkeit, desto aggressiver ist ihre Wirkung. Das kannst du dir leicht vorstellen, wenn du an die Reinigung eines Wasserkochers denkst. Ist er verkalkt, nimmst du Essig oder Zitronensäure, um die Verkalkungen wieder loszuwerden. Säuregrade werden auf einer pH-Skala angezeigt, die von null bis 14 reicht. Null zeigt den stärksten Säuregrad an, sieben ist neutral und 14 ist die höchste basische Reaktion.

Der pH-Wert von Blut liegt bei 7,35 bis 7,45 und ist damit leicht basisch. Nur in diesem Bereich kann dein Organismus optimal funktionieren. Werden zu viele Säuren ins Blut abgegeben – sollte es also zu »sauer« werden –, hilft sich dein Körper mit sogenannten Puffersubstanzen. Sie neutralisieren die Säuren und halten den pH-Wert konstant. Muss dein Körper aber ständig gegen zu hohe Säuren ankämpfen, wird es teuer. Dein Körper benötigt Mineralien und Spurenelemente, um den Säureausgleichsjob zu machen. Pflanzliche Nahrungsmittel liefern eine Menge davon (und tragen damit zu einem basischen Milieu in deinem Körper bei), während eine Ernährung mit Zucker, Transfetten, raffiniertem Mehl und zu vielen Fleischprodukten Säuren bildet,

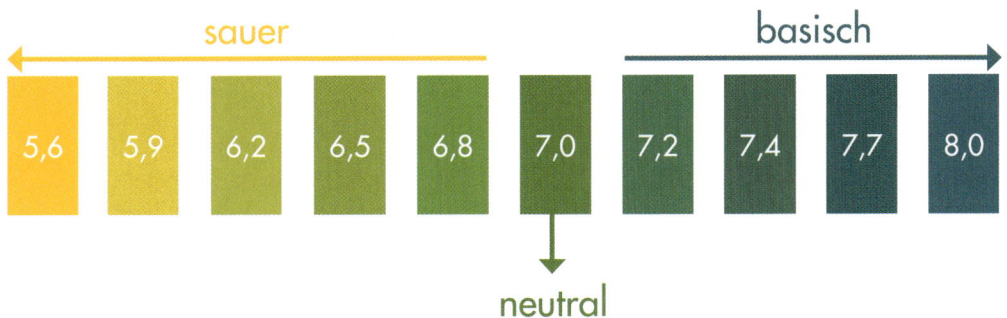

aber kaum Mineralien liefert. Bekommt dein Körper diese Mineralien nicht aus der Nahrung, wird er zu »sauer« und muss seine eigenen Reserven anzapfen, um das Blut basisch zu halten. Diese Reserven befinden sich in deinen Geweben, Organen und in deinen Knochen. Verlierst du zu viele körpereigene Mineralien, hat das schwerwiegende Auswirkungen. Eine dauerhaft »zu saure« Lebensweise kann zu einer Verringerung deiner Knochendichte, zu Osteoporose führen. Lebst du eine lange Zeit in einem zu »sauren Bereich«, lagert dein Körper die Säuren in seinem Gewebe ein. Durch diese Belastung und den Mangel an Mineralstoffen kann es wiederum zu Erkrankungen wie Allergien, Infekten, Migräne, Magenproblemen und Entzündungen kommen. Zudem schützt sich dein Körper gegen

Säuren, indem er Fett einlagert. Bleibt dein Körper über lange Zeit »sauer«, ist eine angestrebte Gewichtsreduktion schwierig. Wenn du viele natürliche pflanzliche Nahrungsmittel isst, deinen Zuckerkonsum einschränkst, morgens ein Glas Zitronenwasser trinkst (siehe Zitronenwasser-Infusion), dich regelmäßig an der frischen Luft bewegst und Entspannung in deinen Alltag integrierst (denn auch Stresshormone wie Adrenalin und Cortisol erzeugen im Körper Säuren), bringst du deinen Körper in ein gesundes (Säure-Basen-) Gleichgewicht.

✎→ Der pH-Wert deines Blutes sollte leicht basisch sein. Das erreichst du, indem du dich natürlich ernährst, dich regelmäßig bewegst (spazieren gehen reicht!) und versuchst, deinen Stress herunterzufahren.

DIE GESUNDHEIT BEGINNT IM DARM

Die Art und Weise, wie wir uns in den »entwickelten« Ländern ernähren, also mit industriell hergestellter Nahrung, die viele Kohlenhydrate, Zusatzstoffe, zu viel Fleisch und Milch enthält, beeinflusst die Zusammensetzung unserer Darmflora. Dein Darm ist das größte innere Organ deines Körpers und der wichtigste Teil deines Immunsystems, denn im Darm befindet sich der Großteil der Immunzellen. Ohne einen funktionierenden Darm ist es unmöglich, aus der Nahrung Nährstoffe aufzunehmen, die du für die Funktionen deines gesamten Körpers und aller Organe benötigst. Wenn im Darm etwas aus dem Gleichgewicht kommt, läufst du Gefahr, krank zu werden. Das kann ein einfacher Infekt sein, eine Allergie, Unter- oder auch Übergewicht, eine emotionale Verstimmung bis hin zu einer Depression, einer Autoimmunerkrankung oder Krebs. Deshalb solltest du deinem Darm das geben, was er braucht, um seine Arbeit zu tun. Natürliche Nahrungsmittel.

Dein Darm ist eine wichtige Barriere, die dich davor schützt, dass Viren, Pilze, Bakterien oder Parasiten in deinen Körper gelangen. Gleichzeitig soll diese Barriere Nährstoffe passieren lassen. Ein wichtiger Teil der Barriere sind die sogenannten »Tight Junctions«, kleine Schranken zwischen den einzelnen Darmzellen. Damit diese Barriere optimal funktioniert, benötigen ihre Bakterien und Immunzellen bestimmte Bedingungen, um ihre Arbeit zu tun. Faserstoffreiche Nahrungsmittel sowie einige Vitamine wie Vitamin B12 unterstützen die Funktionalität der Bakterien, die durch ihre eigenen Stoffwechselprodukte wiederum einen wichtigen Beitrag für die Versorgung unseres Körpers mit Nährstoffen leisten. Alkohol, Zucker, Medikamente, Antibiotika und Stress verringern die Anzahl der Darmbakterien und können die Schranken bzw. Barrieren zur Blutbahn aufbrechen. Sind zu viele dieser kleinen Schranken dauerhaft geöffnet, entsteht ein Leaky-Gut-Syndrom. Der Darm wird durchlässig, und Eindringlingen werden im wahrsten Sinne Türen und Tore geöffnet, um in den Körper zu gelangen und dort Schaden anzurichten. Ein *Leaky Gut* hat viele Auswirkungen auf unsere Gesundheit und fördert nicht nur die Anfälligkeit für Erkältungen, sondern erhöht im Körper auch Entzündungsprozesse bis hin zu Autoimmunerkrankungen wie u.a. Morbus Crohn. Aufgrund eines dabei entstehenden Serotoninmangels begünstigt ein *Leaky Gut* auch Depressionen.

DEN DARM GESUND HALTEN

Einer der wichtigsten Aspekte für ein gut funktionierendes Immunsystem ist eine intakte Darmflora. Mehrere hundert unterschiedliche Bakterienstämme mit einer Gesamtanzahl an Kleinstlebewesen, die die Zahl deiner Körperzellen mehrfach übersteigt, leben verträglich miteinander als deine »Mitarbeiter« in deinem Darm und bilden eine lebendige Schicht an deiner Darmwand. Sie bilden Vitamine und Fettsäuren, die dein Körper braucht, und bereiten die Nährstoffe, die du zu dir nimmst, für die Aufnahme in deinen Körper vor. Die Darmbakterien spielen eine entscheidende Rolle dafür, wie gesund wir sind und inwieweit wir in der Lage sind, Nährstoffe aus der Nahrung überhaupt aufzunehmen. Die gute Nachricht: Du kannst deine Darmgesundheit auch wieder verbessern! Je nachdem, wie lange der Zustand angedauert hat, in dem sich deine

Darmflora heute befindet, und wie stark die Bakterienbesiedlung durch z. B. Medikamente geschädigt wurde, dauert das seine Zeit. Eine genaue Zeitangabe ist hier nicht machbar. Du wirst die Veränderungen körperlich bemerken: Dein Immunsystem wird besser, du wirst energiegeladener und leistungsfähiger, und du wirst Nährstoffe besser aufnehmen können. Auch dein Stuhlgang wird sich wahrscheinlich in Farbe, Konsistenz und Geruch ändern.

DIE DARMFLORA AUFBAUEN

Du kannst deine Darmflora aufbauen, indem du pre- und probiotische Nahrungsmittel isst. Ebenso unterstützt dich eine natürliche Ernährung vor allem aus faserstoffreichen Pflanzen darin, deinem Darm alles zu geben, was er für eine optimale Funktion benötigt. Vitamin B12 ist ein wichtiger Faktor für deine Darmbakterien. Dieses wichtige Vitamin bekommst du vor allem durch verschiedene Algenarten oder auch durch Meerestiere, die sich von diesen Pflanzen ernähren. Auch andere tierische Lebensmittel liefern uns Vitamin B12. Um den Aufbau deiner Darmflora zu gestalten, ist es wichtig, dass du auf bestimmte Nahrungsmittel und Produkte verzichtest und deinen

Lebenswandel änderst. Hinweise findest du in folgender Übersicht:

Die Gründe für eine Dysbalance der Darmflora sind:
- hoher Zuckerkonsum
- raffiniertes Getreide
- Giftstoffe, Pestizide
- Alkohol
- Antibiotika
- Medikamente
- einseitige, nährstoffarme Ernährung
- künstliche Süßungsmittel
- chronischer Stress

PROBIOTIKA UND PREBIOTIKA

Probiotisch (pro bios = für das Leben) nennt man Nahrungsmittel, die lebende Bakterienkulturen enthalten. Joghurt, rohes Sauerkraut, Kefir, fermentiertes Gemüse – all diese Zubereitungen enthalten zum Beispiel Milchsäurebakterien. Im Körper siedeln sich diese Bakterien im Darm an und unterstützen dort die Arbeit der vielen anderen Bakterienstämme. Probiotika kannst du auch in Kapsel- oder Pulverform zu dir nehmen. Pre- oder Präbiotika nennt man diejenigen unverdaulichen Lebensmittelbestandteile, die den Mikroorganismen im Darm quasi als Futter dienen. Meist handelt es sich hierbei um unverdauliche Ballaststoffe, die den Dünndarm weitestgehend unverdaut passieren und den nützlichen kleinen Kollegen im Dickdarm als Nahrung dienen und sie somit unterstützen. Diese unverdaulichen Ballaststoffe sind also kein Ballast, wie ihr Name suggeriert. Sie versorgen deine nützlichen Darmbakterien und regen zudem deine Verdauung an.

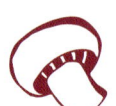

Prebiotische Lebensmittel

Zu den Prebiotika gehören unter anderem Ballaststoffe wie Oligosaccharide und Inulin. Sie kommen in pflanzlichen Lebensmitteln wie Lauch, Zwiebeln, Pilzen, Artischocken, Chicorée, Spargel, Roter Bete, Knoblauch, Flohsamen sowie Hülsenfrüchten vor. Besonders ballaststoffreich und ein guter Lieferant für Vitamine und Mineralien sind Süßkartoffeln. Neben den oben genannten pflanzlichen Ballaststoffen enthalten kalter gekochter Reis und kalte gekochte Kartoffeln resistente Stärke, die unverdaut im Dickdarm ankommt und dort die »guten« Darmbakterien ernährt.

NAHRUNGSERGÄNZUNGSMITTEL

Wie im ersten Kapitel bereits beschrieben, liefert dir eine natürliche Ernährung alle Nährstoffe, die du brauchst. Es gibt aber immer wieder Momente im Leben, in denen eine Unterstützung einer ansonsten gesunden, natürlichen Lebensweise notwendig ist. Ich sage hier bewusst Unterstützung, denn Nahrungsergänzungsmittel können eine natürliche Ernährung nicht ersetzen. Sie funktionieren in isolierter Form einfach nicht so gut wie ihre natürlichen Kollegen, die im Team mit anderen Phytonährstoffen und Enzymen arbeiten. Dennoch kannst du einzelne Nährstoffe bei einer akuten Unterversorgung über ein Nahrungsergänzungsmittel substituieren. In manchen Fällen macht das Sinn, um ein Defizit schnell auszugleichen. Dazu solltest du aber auf jeden Fall wissen, was genau dir fehlt.

➣ Nutze Nahrungsergänzungsmittel, wie ihr Name schon sagt, zur Ergänzung deiner natürlichen Ernährung. Sie können eine ausgewogene, nährstoffreiche Kost allerdings NICHT ersetzen!

ABNEHMEN UND ZUNEHMEN

»Natürlich essen« ist keine Diät. Du zählst keine Kalorien und wirst auf nichts verzichten. »Natürlich essen« ist eine Ernährungsform für alle, die gesund sein, bleiben oder werden wollen. Wenn du dich natürlich ernährst, wirst du, wenn du ein paar Pfund zu viel mit dir herumträgst, automatisch Gewicht verlieren. Da sich dein Darm erholt und dein Stoffwechsel in Gang kommt, wirst du dein Wohlfühlgewicht auch halten. Diejenigen, die zunehmen möchten, werden genauso von natürlichem Essen profitieren. Ihr Körper bekommt die wertvollen Nährstoffe, die er zum Muskelaufbau benötigt. Manche Menschen haben das Problem, dass sie zu viel Körperfett haben. Andere haben das gegensätzliche Problem, dass sie entweder zu wenig Körperfett oder zu wenig Muskelmasse haben und dadurch einfach »zu dünn« sind. Dies kann unterschiedliche Ursachen haben. Möglicherweise fehlen bestimmte Enzyme, um Nährstoffe aufzuspalten. Das können Fette, Kohlenhydrate, Eiweiße oder auch Mikronährstoffe sein, die der Körper nicht aufspalten und somit auch nicht nutzen kann. Entscheidend für die Aufspaltung und Verdauung ist unser größtes inneres Organ, der Dünndarm. Es gibt, wie du eben gelesen hast, verschiedene Faktoren, die dazu führen können, dass die Balance im Darm kippt und für eine optimale Nutzung der Nahrung Darmbakterien fehlen. Isst du natürliche Lebensmittel und gibst damit deinen Darmbakterien das Futter, das sie benötigen, ist der erste Schritt zu einem ausgeglichenen Körpergewicht bereits getan. Hast du in der Vergangenheit Antibiotika genommen, solltest du darüber nachdenken, deinem Mikrobiom mit probiotischen Bakterienkulturen auf die Sprünge zu helfen, und deine Darmflora aufbauen (s.o.). Nur wenn dein Darm gesund ist, kannst du alle Nährstoffe aufnehmen, die dein Körper benötigt, um Muskelmasse aufzubauen.

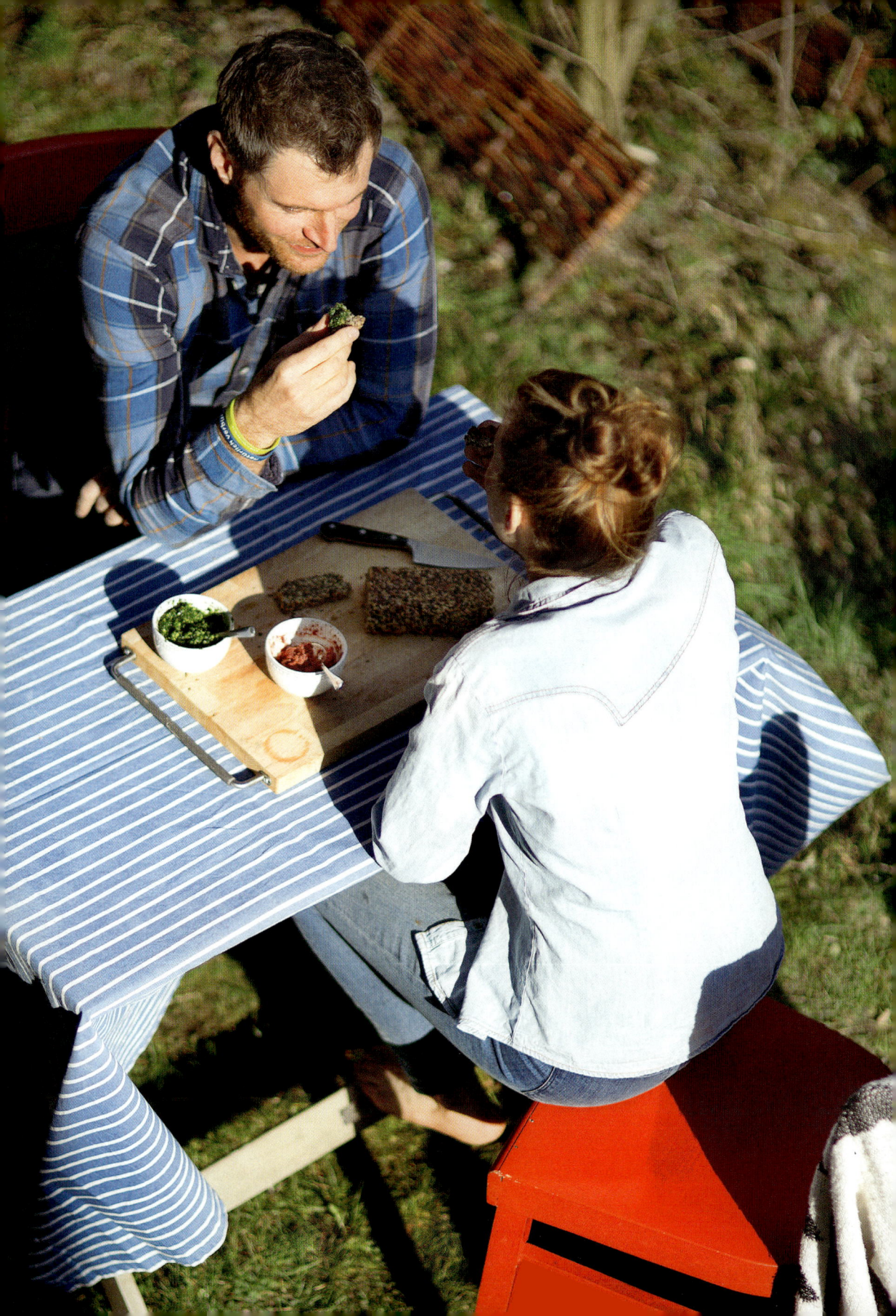

3

NATÜRLICHE ERNÄHRUNG IM ALLTAG

Natürlich zu essen bedeutet, nicht zu zählen.
Weder Punkte noch Kalorien.
Das macht es so einfach.

Unser Alltag hat uns fest im Griff – Arbeit, Familie, Sport, Freizeitaktivitäten der Kinder und soziale Kontakte füllen unsere Tage. Du meinst, da bleibt nicht mehr viel Zeit, gesund einzukaufen und zu kochen? Ich meine, das geht. Wenn du deine Ernährung grundlegend umstellst, werden dir zu Anfang neue Zubereitungswege (oder überhaupt für dich selbst zu kochen) möglicherweise nicht so leicht von der Hand gehen wie die vorherige Organisation deines Essens. Jede Umstellung braucht ihre Zeit, das ist normal. Aber mit ein paar Tricks und Kniffen und vor allem mit guter Planung ist es möglich, jederzeit eine gesunde Mahlzeit auf den Tisch und in deine Lunchbox zu zaubern. Bevor es mit der Zubereitung losgeht, machen wir aber erst einmal eine Bestandsaufnahme.

DER VORRATSSCHRANK

Um jederzeit ein wirklich leckeres Essen zubereiten zu können, solltest du einige Zutaten griffbereit haben. Schauen wir uns also einmal deinen Schrank, deine Speisekammer oder dein Vorratsregal an. Was ist da drin? Wie ich im ersten Kapitel schon kurz beschrieben habe, finden sich in vielen Haushalten, die ich besuche, unendlich viele Fertigprodukte in Kühl- und Küchenschränken. Dazu Vorräte an Süßigkeiten und Knabberkram, die ganze Hamsterpopulationen vor dem Wintertod bewahren könnten. Bevor du also deinen Schrank mit nährstoffreichen, natürlichen Zutaten füllst, muss der andere Kram raus.

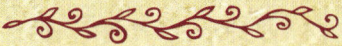

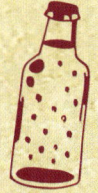

Raus damit!

- Fertiggerichte + Tütensuppen
- »Delikatess«-Salate mit Mayo, Frischkäseaufstriche mit »Geschmack«
- Zuckerhaltiges Essen (Süßigkeiten, Fertigkuchen, Müsliriegel und Fertigmüsli – guck auf die Zutatenliste!) und zuckerhaltige Getränke (auch light!)
- Produkte aus verarbeitetem Fleisch (abgepackte Wurst)
- Produkte aus raffiniertem Getreide (Weißbrot, lange haltbares Brot, Wraps etc.)
- süße Getränke: Cola, Limo, Eistee und die unterschiedlichsten Formen von »Saft« (Banane, Mango, Pfirsich, Multivitamin), gerade Fruchtsaftgetränke haben meist viel Zucker
- Knabbereien wie Chips, Erdnüsse, Flips u.a.
- »Dosenfutter« wie Ravioli, Suppen o.Ä.

Ob du diese Zutaten selbst noch verbrauchst, verschenkst oder spendest, ist deine Sache. Entscheidend ist, dass du deinen neuen Vorrat mit natürlichen Grundnahrungsmitteln auffüllst. Eine Ernährungsumstellung ist immer auch eine Umstellung deiner Einstellung und deiner Gewohnheiten. Das braucht seine Zeit. Wenn du abends nach Hause kommst und Hunger hast, dann aber etwas Neues kochen willst, sollte das so einfach wie möglich sein. Ohne lange Einkaufsliste, exotische Zutaten, kunstgerechte Schnitttechniken und stundenlanges Kochen. Deshalb ist es hilfreich, die wichtigsten natürlichen Grundnahrungsmittel zu Hause zu haben. Welche das sind, siehst du auf der ausführlichen Vorratsliste im Anhang. Wenn du die dort aufgeführten Grundzutaten im Haus hast, brauchst du nur noch frisches Gemüse und Obst und ab und zu Eier zu kaufen. Frischen Fisch oder Biofleisch kaufst du nach Bedarf.

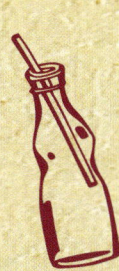

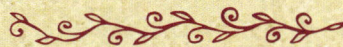

SO PLANST DU DEINE WOCHE

Am Freitag schon zu planen, was in der kommenden Woche auf den Tisch kommt, kann dein Leben entspannen. Vor allem bewahrt es dich vor spontanem Pizzakauf und Fertigessen aus der Mikrowelle. Gut geplant brauchst du für die Zubereitung eines gesunden Essens nicht viel länger, als auf dem Heimweg aus dem Büro noch einkaufen zu gehen. Schreibe dir einen Wochenplan* und notiere dir, welche Zutaten du dafür noch einkaufen musst. Den Wochenplan hängst du gut sichtbar an deinen Kühlschrank, die Einkaufsliste nimmst du mit in den Supermarkt und kaufst wirklich nur, was darauf steht!

EINKAUFEN

Wenn du beginnst, dich natürlich zu ernähren, wird sich dein Einkaufsverhalten verändern. Du wirst plötzlich viel mehr Zeit in der Gemüseabteilung oder auf dem Markt verbringen und die Gänge mit Fertigprodukten links liegenlassen. Es gibt allerdings einige Produkte, die leicht verarbeitet sind und die du trotzdem kaufen wirst. Achte deshalb immer auf die Zutatenliste. Auch Naturjoghurt oder Mandelmilch sind verarbeitet. Achte beim Kauf darauf, dass sie keinen Zucker und keine chemischen Zusatzstoffe enthalten. Produkte mit Zutatenlisten, die Begriffe enthalten, die du nicht verstehst, lässt du am besten im Regal. Du wirst schnell wissen, welche Produkte du kaufen möchtest und welche du besser meidest. Die besten Produkte sind immer die, die aus nur einer Zutat bestehen. Ein Kürbis ist ein Kürbis. Fertig. Du kannst mit wenigen weiteren Zutaten eine phantastische Kürbiscremesuppe (siehe Alternative zu *Würzige Möhrensuppe mit Kokosnuss*) zaubern, die viel Kürbis und etliche Nährstoffe enthält. Im Vergleich dazu enthält eine Kürbiscremesuppe aus der Tüte wenig Kürbis, dafür einen Haufen an Zusatzstoffen wie Palmöl, Weizenmehl, Zucker, jodiertes Speisesalz, Glukosesirup (Zucker!), Hefeextrakt, Milcheiweiß, Speisesalz, Gewürze (Knoblauch, Paprika, Kümmel), Maltodextrin (Zucker!), Petersilie, Fruktose (Zucker!), Sojasauce (Sojabohnen, Weizen), Zitronensaftpulver und Aromen.

---

* Im Anhang findest du einen exemplarischen Wochenplan. Lass dich dort für deine eigene Planung inspirieren!

Einkaufstipps

1. Plane deine Woche und überlege, was du essen möchtest. Lege eine Einkaufsliste an.
2. Gehe immer mit Einkaufszettel einkaufen und kaufe nur, was darauf steht.
3. Gehe nie hungrig einkaufen. Das Risiko, dass eine »schnelle« Sünde in deinem Einkaufskorb landet, ist sonst viel größer.
4. Meide die »Verführungsgänge« voller Süßigkeiten und Knabberkram.
5. Lies die Zutatenlisten. Was du nicht kennst, kaufst du nicht. Je länger die Liste, desto ungesünder.

ZUBEREITEN UND KOCHEN

Wenn du dir einen Wochenplan gemacht hast, kannst du am Wochenende oder an einem Abend auch bereits das Gemüse für die kommende Woche vorschneiden und in luftdichten Vorratsbehältern im Kühlschrank aufbewahren. Du hast es dann sofort griffbereit, wenn du abends schnell etwas kochen möchtest. Es ist manchmal wirklich eine Erleichterung, wenn man das Gemüse für die Gemüsepfanne nur noch in den Wok geben muss, statt lange zu schnippeln.

NÜTZLICHE KÜCHENHELFER

Zu Hause bereiten wir unsere Mahlzeiten täglich frisch zu. Das geht recht flott, auch ohne spezielle Ausrüstung. Außer unserem Power-Mixer für Smoothies (du kannst sie auch mit dem Pürierstab machen!) haben wir nur Standardwerkzeuge: ein paar Töpfe und Pfannen, eine Salatschüssel. Ein bis zwei scharfe Messer müssen für mich immer vorhanden sein. Dann macht das Schneiden gleich noch mehr Spaß. Zugegeben, so ein Spiralschneider ist eine coole Erfindung – ein Sparschäler tut es aber auch.

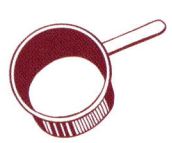

Wenn du noch kein geübter Koch oder eine versierte Köchin bist, schau doch mal auf die Liste der Haushaltsgeräte und Gegenstände, die uns das Leben erleichtern.

Töpfe, Pfannen, Ofenformen / Auflaufformen / Bräter, Messer, Sparschäler, Spiralschneider, große Salatschüssel, Teigschaber, Pfannenwender, Knoblauchpresse, Schneidebrett, Frischhaltedosen, Holzlöffel, Suppenkelle, Schneebesen, Messbecher, Waage, Eiswürfelform, Eis-am-Stiel-Formen, Eisportionierer, Einmachgläser, luftdicht verschließbare Gläser / Flaschen, Backblech, Backpapier, Mörser. (Wir benutzen den Mörser gern für Gewürze. Frisch zerriebene Gewürze duften so herrlich. Wenn du keinen Mörser hast, kannst du die Gewürze mit der flachen Seite eines Messers zerdrücken.)

Elektrogeräte: Pürierstab, Blitzhacker (oder Blitzhacker-Aufsatz für den Pürierstab), Küchenmaschine oder Mixer (für Teig etc.), evtl. Entsafter.

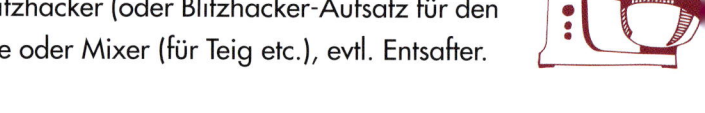

GEMÜSE WASCHEN

Die Unterschiede in der Belastung von Bio-, regionalem und konventionellem Obst und Gemüse haben wir im ersten Kapitel bereits besprochen. Ich empfehle, Obst und Gemüse vor dem Verzehr immer zu reinigen. Gründliches Waschen ist eine Möglichkeit, Schmutz, Rückstände von Reinigungsmitteln, die der Produzent verwendet hat, Würmer, kleine Tierchen, Viren oder Bakterien zu entfernen. Das Schälen eine andere. Auch Biogemüse solltest du waschen, es sei denn, du stehst auf eine kleine Schmirgeleinlage beim Kauen. Sand, grobe Verunreinigungen oder die Fingerabdrücke der netten Marktverkäuferin sollten, so gut es geht, abgespült werden. Das reicht dann aber auch. Ich beiße auch gern schon mal auf dem Heimweg in einen Apfel oder eine Möhre, ohne sie vorher zu waschen. Ich reibe sie an der Hose ab und beiße rein. Die Erdbeeren, die wir als Kinder direkt aus dem Nachbargarten naschten, haben uns auch nicht umgebracht.

Wenn du vermutest, dass dein Gemüse gespritzt wurde, solltest du es auch vor dem Schälen waschen, denn sonst kann es passieren, dass dein Messer Giftstoffe ins Innere der Frucht befördert. Von Kohl und Salaten kannst du die äußeren Blätter entfernen, das Gemüse dann zerteilen, ein paar Minuten in kaltes Wasser legen und dann abspülen. Kopfsalat solltest du nicht zu lange schwimmen lassen. Er verliert sonst seine Nährstoffe ans Wasser.

LAGERUNG ETC.

Frisches Gemüse bleibt im Gemüsefach deines Kühlschranks am längsten frisch, denn dort ist es dunkel, kühl und nicht zu trocken. Blattgemüse und -salate kannst du gut in Frischhaltebeuteln oder Kunststoffdosen mit Deckel aufbewahren. Auch geschnittene Kräuter wie Petersilie oder Schnittlauch bleiben in einem aufgeblasenen und mit einem Gummi verschlossenen Beutel besser frisch als im Wasserglas auf der Fensterbank. Obst und Gemüse solltest du immer getrennt aufbewahren, da Obst Äthylen abgibt, das das Gemüse schneller reifen lässt.

NATÜRLICH ZUBEREITEN – PRAKTISCHE TIPPS

Es gibt Studien, die darauf hinweisen, dass die Zubereitungsart mindestens genauso wichtig ist wie das, was auf deinem Teller liegt. Als gesichert gilt mittlerweile, dass rohe und gedämpfte Nahrung die wenigsten Nährstoffe verliert. Sowohl beim Grillen als auch beim scharfen Anbraten – generell bei allen Zubereitungsarten mit hohen Temperaturen – entstehen sogenannte Advanced Glycation Endproducts (AGE). Diesen Stoffen wird eine Beteiligung an chronischen Entzündungsreaktionen, Diabetes und Plaquebildung bei Herz-Kreislauf-Erkrankungen zugeschrieben.[17] Solltest du unter entzündlichen Prozessen leiden, solltest du gedämpften oder gekochten Gerichten den Vorzug vor scharf Angebratenem oder Gegrilltem geben oder Gebratenes meiden. Im Folgenden möchte ich dir einen kurzen Überblick über nährstoffschonende Zubereitungsarten geben.

Kochen

Kochen nennt man alles, was in (eben kochender, also sich am Siedepunkt befindender) Flüssigkeit wie Wasser oder Brühe gegart wird. Das Kochen eignet sich gut für die Zubereitung von Getreiden wie Vollkornreis, Hirse oder Quinoa, Vollkornnudeln oder Suppen aller Art. Lang gekochte Brühen wie Knochenbrühe (siehe *Grundrezept für selbstgemachte Brühe*) enthalten die Nährstoffe, Aromen und Fette ihrer Zutaten und eignen sich gut als Basis für andere Gerichte. Die Getreidearten kannst du alternativ nach der Quellmethode garen. Dazu später mehr im Rezeptteil (siehe *KOCHTIPP Getreide & Co.*). Gemüse solltest du nur kurz entweder kochen oder dünsten, damit es knackig bleibt und seine Nährstoffe behält.

Dünsten

Dünsten ist die wohl nährstoffschonendste Zubereitungsart – und eine der schnellsten. Du kannst jedes Gemüse dünsten. Schneide dein Gemüse in gleich große Stücke. Gib es mit ein bisschen Öl in einen großen Topf und rühre es ein bis zwei Minuten auf mittlerer Hitze. Jetzt gib etwas Wasser dazu. Für einen Kopf Brokkoli reicht z. B. eine halbe Tasse. Jetzt schnell den Deckel drauf, damit das Wasser nicht verdampft. Brokkoli braucht nur ein paar Minuten, bis er gar, aber noch bissfest ist. Ist er dir noch zu knackig, lass ihn noch eine Minute im Topf. Aber koch ihn nicht zu weich, denn dann gehen die Nährstoffe verloren. Festere Gemüsesorten brauchen etwas länger, weichere wie Zucchini oder Paprika etwas weniger Zeit. Gerade Gemüse für eine asiatische Gemüsepfanne zum Beispiel kannst du, statt es in Öl anzubraten, sehr gut auch in Brühe garen. Zuerst gibst du einen Esslöffel Brühe in eine beschichtete Pfanne. Sobald die Brühe kocht, kommen Zwiebeln dazu. Etwa fünf Minuten dünsten. Dann Ingwer und Knoblauch dazugeben und eine Minute mitgaren. Jetzt kannst du jedes Gemüse, das dir schmeckt, dazugeben und so lange dünsten, bis die Konsistenz für dich stimmt. So bekommst du herrlich aromatisches Gemüse, ohne Öl benutzen zu müssen. Das Gleiche gilt für Fleisch. Gedünstet schmecken auch Fisch oder Hühnchen gut, und du vermeidest die beim scharfen Braten entstehenden AGEs (s. o.). Gib lieber zum Schluss nach Geschmack etwas Kokos- oder Sesamöl dazu.

Gesund braten

Wenn du ein Stück Fleisch in der Pfanne braten möchtest, benötigst du ein bisschen Fett, denn sonst brennt es dir leicht an. Aber nicht jedes Öl eignet sich gleich gut zum Braten. (Öle unterscheiden sich vor allem in ihrem Fettsäureprofil.) Zum Braten bei hohen Temperaturen eignen sich am besten gesättigte Fettsäuren, wie sie in Ghee (geklärter Butter), Kokosöl, Schweineschmalz oder Rinderfett enthalten sind. Wie in Kapitel »Natürliche Ernährung« beschrieben, lagern sich im Fett von konventionell gehaltenen Tieren etliche Schadstoffe ab, so dass du, wenn du mit Schmalz braten möchtest, darauf achten solltest, welches von grasgefütterten oder Bio-Tieren zu bekommen. Das Lieblingsöl der Deutschen, das Sonnenblumenöl, ist keine gute Wahl. Zum einen ist es oft stark raffiniert und damit seiner Nährstoffe beraubt, zum anderen enthält es fast ausschließlich Omega-6-Fettsäuren, die Entzündungen begünstigen. Außerdem wandeln sich ungesättigte Fettsäuren (auch gute wie von Olivenöl) beim Braten in Transfettsäuren um, und ebendiese sind nicht gut für unsere Gesundheit. Wir braten wenig, und wenn, mit Kokosöl, das einen sehr hohen Anteil an gesättigten Fettsäuren aufweist und hoch erhitzt werden kann, mit Brat-Olivenöl aus dem Bio-Supermarkt oder mit Ghee. Brat-Olivenöl ist ein raffiniertes Olivenöl, das sehr gut erhitzbar ist, aber den Nachteil mitbringt, dass es nicht so reich an Nährstoffen ist. Leinöl, Walnussöl, Sesam- und Kürbiskernöl sind gesunde Öle, die sich aber nicht zum Braten eignen, dafür aber umso mehr nachträglich aufs Gemüse gegeben werden können oder über den Salat oder *Obstsalat*.

➜ Nicht jedes Öl ist dafür geeignet, stark erhitzt zu werden. Gut zum Braten eignen sich Kokosöl oder Ghee. Mein persönlicher Tipp: Fleisch o.a. immer nur kurz anbraten. Das Bratgut kurz nach dem Fett in die Pfanne geben, um ein Anbrennen des Fetts zu verhindern. Nach dem Anbraten die Temperatur sofort reduzieren und zu Ende garen.

Schnelle Zubereitung im Backofen

Besonders Fisch lässt sich auf diese Art und Weise schnell sowie spritzfrei zubereiten. Ein netter Nebeneffekt ist, dass die Küche nicht so sehr nach Fisch riecht wie beim Braten auf dem Herd.

Du benötigst eine ofenfeste Pfanne (ohne Kunststoffgriff!) oder eine Auflaufform. Heize Backofen sowie Pfanne oder Form auf die gewünschte Temperatur vor. Nachdem du den Fisch vorbereitet hast, hole die Pfanne aus dem Ofen, lege den Fisch hinein und schiebe das Ganze zurück in den Backofen. Jetzt geht es ziemlich schnell. Meist reichen zehn Minuten, es sei denn, der Fisch ist sehr dick geschnitten.

Schmoren

Schmoren ist eine relativ schonende Zubereitungsmethode. Traditionell werden die entsprechenden Zutaten kurz angebraten und dann mit ein wenig Flüssigkeit in einer ofenfesten Form mit Deckel relativ lange im Ofen weitergegart. Du kannst so mehrere Zutaten gleichzeitig kochen, so dass sich ihre verschiedenen Aromen wunderbar vermischen können. Trotz der langen Garzeit bleiben die Nährstoffe gut erhalten. Normalerweise schmort man wie gesagt im Ofen. Meine Oma hat göttlichen Schmorbraten gemacht, der in einem Bett aus Zwiebeln, Knoblauch, Bohnen und Tomaten lag. Das dauerte ewig, und das Fleisch wurde herrlich zart. Schneller geht es auf dem Herd. Du benötigst nur einen großen Topf, und los geht's. Gare deine Zutaten bei niedriger Temperatur, gerade so, dass es leicht köchelt. Wir bereiten unsere Currys (siehe *Linsen-Süßkartoffel-Curry*) auf diese Art zu. Probier es mal aus, es ist wirklich einfach und extrem lecker.

Tiefgekühltes und Konserviertes

Ich finde die meisten Gemüsesorten frisch leckerer als aus der Tiefkühltruhe. Die Konsistenz von aufgetautem Brokkoli oder Rosenkohl ist einfach nicht die gleiche wie von frischem. Manche tiefgekühlten Gemüsesorten sind aber durchaus lecker und praktikabel. Wir haben oft tiefgekühlte Erbsen und Bio-Blattspinat im Haus. Der Spinat ist lecker im Curry und landet auch schon mal im grünen Smoothie (siehe *Smoothie mit Orange*), wo sich auch tiefgekühlter Grünkohl gut macht. Der Vorteil von tiefgekühltem Gemüse ist, dass es erntefrisch eingefroren wird und so seine Nährstoffe weitestgehend behält. Das Gleiche gilt für Beeren und Kräuter. Frische Himbeeren, Brombeeren oder Blaubeeren aus regionalem Anbau gibt es im Jahr leider nur kurz. Tiefgekühlt liefern sie uns auch im Winter noch ihre wertvollen Nährstoffe. So isst man zwar nicht hundertprozentig saisonal, aber mal ehrlich, unsere Großeltern haben Äpfel, Birnen, Pflaumen und Kirschen früher auch eingekocht, um sie im Winter essen zu können. Gekocht und mit Zucker konserviert, lieferten sie aber nicht die gleichen Nährstoffe wie tiefgekühlt. Auch konserviertes Obst, das du heute im Supermarkt kaufen kannst, ist meist voller Zucker. Aus der Dose oder dem Glas gibt es bei uns zu Hause nur Tomaten und Hülsenfrüchte wie rote oder weiße Bohnen oder Kichererbsen. Sie sind gut vertretbar und sparen viel Zeit, da sie vorgeweicht werden müssten, wenn sie selbst gekocht werden. Linsen müssen nicht vorgeweicht werden und kochen nicht lange, weshalb wir sie getrocknet kaufen und selbst zubereiten. Wie das am besten gelingt, liest du weiter hinten.

Einfrieren und sparen

Bio-Obst und -Gemüse gibt es am günstigsten, reifsten und leckersten in der jeweiligen Saison. Du kannst die Erdbeer- oder Heidelbeersaison nutzen, um dir einen Vorrat für den Winter zu schaffen. Frier die leckeren Beeren frisch geerntet ein! Tipp: Am besten in mehreren kleinen Portionen, damit du immer nur die Menge entnehmen kannst, die du auch wirklich essen möchtest. Dann kannst du im Winter Smoothies damit aufpeppen oder sie zu Marmelade ohne Gelierzucker verarbeiten (siehe *Himbeermarmelade*). Das funktioniert übrigens auch mit Gemüse und Kräutern. Und bevor du Obst wegwirfst – wir frieren Bananen (ohne Schale) ein, bevor sie zu reif werden. Du kannst sie auch gefroren gut in Stücke schneiden und in den Smoothie geben oder aufgetaut zum Backen verwenden (siehe *Haferkekse*).

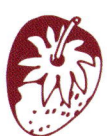

NATÜRLICH ESSEN – JEDEN TAG

Natürlich zu essen bedeutet, nicht zu zählen. Weder Punkte noch Kalorien. Das macht es so einfach. Iss, was dir schmeckt, die Auswahl ist riesig. Die Nährstoffe sind immer dabei. Versuch es einfach und starte mit einem Rezept, das dich wirklich anspricht. Vielleicht lernst du dein neues Lieblingsgericht kennen oder eine nährstoffreiche Frühstücksvariante, die dir viel besser schmeckt als Toast mit Schmelzkäse.

FRÜHSTÜCK

Wer sagt, dass Frühstück immer süß sein muss? Klar, unser Natural Network lebt es uns so vor. Die meisten von uns haben gelernt, dass es zum Frühstück Marmeladenbrot oder Müsli gibt. Dagegen ist auch gar nichts einzuwenden, wären konventionelle Marmeladen oder Müslimischungen nicht völlig überzuckert. In anderen Kulturen kennt man die süße Art unseres Frühstücks gar nicht. Dort unterscheidet sich das Frühstück nicht sonderlich von den anderen Mahlzeiten des Tages. In Südostasien isst man Suppe oder Reis mit etwas Gemüse, in vielen kälteren Ländern wie Russland oder Schweden gibt es – genau wie früher in Deutschland – warmen Brei aus Hafer oder anderen Getreiden und im Iran zum Beispiel kalte Joghurtsuppe. In Japan frühstückt man Fisch, eingelegtes Gemüse und Misosuppe oder die Reste vom Abendessen. Ich weiß, viele Menschen finden das eigenartig, aber ich esse auch gern schon einmal den Rest Salat oder Eintopf vom Vortag. Wenn noch ein Stück Quiche da ist, ist auch das ein willkommenes Frühstück, das bei mir gern auch später stattfindet. Wenn ich morgens noch keinen Hunger habe, esse ich erst im Büro.

Das Frühstück ist, egal ob du es direkt nach dem Aufstehen verzehrst oder erst, wenn sich der Hunger meldet, eine hervorragende Energiegrundlage für den Tag. Am liebsten mag ich es, meine ersten »grünen Rationen« direkt mit dem Frühstück abzudecken. Dann habe ich bereits morgens einen Haufen Nährstoffe zu mir genommen. Ich starte also mit Obst oder Gemüse, ein bisschen Eiweiß und gebe ein gutes Öl oder zum Beispiel Avocado dazu. Das Fett ist wichtig, weil es dafür sorgt, dass fettlösliche Vitamine vom Körper aufgenommen werden können. Wie so ein

Frühstück aussehen kann, siehst du bei den Rezepten (siehe *Obstfrühstück*). Besonders im Herbst und im Winter essen wir unser Frühstück auch gern warm. Warmes Frühstück macht herrlich zufrieden, ist leichter verdaulich und spart Energie, da der Körper das Essen nicht erst erwärmen muss. Im Winter habe ich oft keine Lust auf kaltes Obst — wie schlau von meinem Körper, denn im Winter wächst bei uns auch kaum Obst! Ich esse dann gern einen warmen Haferbrei (siehe *Porridge*) oder ein Omelett mit Gemüse (siehe *Frittata mit (Reste-) Gemüse und kross gebratenem Salbei*). Ich mache gern eine doppelte Portion und nehme sie mit für ein schnelles Mittagessen. Oder ich stelle sie in einer Kunststoffdose in den Kühlschrank und nehme sie am nächsten Tag mit. Schon hast du einen Arbeitsgang gespart.

HAUPTGERICHTE

Hauptgerichte sind das, was wir üblicherweise mittags oder abends essen. Meist sind diese Gerichte warm. Aber auch das Frühstück gehört zu den Hauptgerichten, weil es eine Grundlage für den ganzen Tag schafft. Du kannst selbst entscheiden, wann du deine Hauptmahlzeit zu dir nimmst. Du kannst auch morgens warm essen,

wenn dir das guttut. Du kannst das Mittagessen durch einen Snack austauschen, wenn du lieber abends warm isst. Achte nur darauf, zwei bis drei Stunden vor dem Schlafen nichts mehr zu essen. Ist dein Körper nachts zu sehr mit der Verdauung beschäftigt, kann das deinen Schlaf beeinträchtigen.

SNACKS

Es sind meist die Snacks, die eine gesunde Ernährung sabotieren. Ein Schokoriegel hier, ein paar Bonbons da, ein Trinkjoghurt zwischendurch und abends Chips vor dem Fernseher. Diese Art von Snacks sind keine »Zwischen«-Mahlzeiten im eigentlichen Sinne, sondern meist dazu da, ein Zuckertief zu kompensieren oder die Langeweile zu vertreiben. Wenn dich das nächste Mal »der kleine Hunger« packt, spüre gut in deinen Körper hinein. Bist du wirklich hungrig? Mehr dazu findest du am Ende dieses Kapitels unter dem Punkt »Achtsam essen«.

Bekommst du zwischen den großen Mahlzeiten wirklich Hunger, ist es gut, eine Kleinigkeit zu essen, um deinen Blutzuckerspiegel stabil zu halten und keinen Heißhunger zu entwickeln. Nur iss jetzt keinen Zucker. Snacks müssen nicht ungesund sein. Es gibt viele natürliche Alternativen, die gut schmecken und dir Energie und Nährstoffe liefern, statt dein Insulin Achterbahn fahren zu lassen. Gut geeignet für eine natürliche Zwischenmahlzeit sind Nüsse, die komplexe Kohlenhydrate, Fette und Proteine enthalten, ein Stückchen Obst (nicht zu viel auf einmal, denn auch Obst enthält Zucker), ein Naturjoghurt mit Beeren oder ein Stück Omelett.

Natürlich snacken

Gerade wenn du viel unterwegs bist, ist es praktisch, dich mit natürlichen Snacks zu bevorraten. So kommst du nicht in die missliche Lage, an der Tankstelle Not-Schokoriegel kaufen zu müssen.

- Naturjoghurt oder Kokosmilch mit Beeren. Wenn du gefrorene Beeren in den Joghurt gibst, bleibt er länger kühl.
- Eine halbe Avocado. Das Fett in der Avocado ist gesund und macht satt.
- Geröstete Nüsse. Bereite am Wochenende ein ganzes Backblech vor und verpacke die knusprigen Nüsse portionsweise in Papiertütchen (siehe *Die würzige Nussmischung*).
- Nussbrot mit *Himbeermarmelade*. Proteine treffen Vitamine.
- Apfelsandwich. Einen Apfel in Scheiben schneiden und mit Mandelmus oder *Mousse au Chocolat* bestreichen.
- Gemüsesticks mit Dip. Knackig und cremig ergänzen sich hervorragend.
- Smoothies. Morgens vorbereitet, kann man sie in Smoothieflaschen aus Glas (aus der Supermarkt-Kühltheke, den Smoothie einfach austrinken) gut transportieren.
- hart gekochte Eier

Schau mal im Rezeptteil nach, dort findest du einige Snackrezepte. Auch eine kleine Portion Couscous-Salat vom Vortag (siehe *Tabouleh*) oder ein bisschen Gemüse-Omelette eignen sich gut als Zwischenmahlzeit.

WIE WICHTIG IST ROHKOST?

Es ist wichtig, auch einmal etwas Rohes zu essen. Rohes Obst und Gemüse liefern dir ohne Abzug Vitamine, Mineralien, sekundäre Pflanzenstoffe und Ballaststoffe. Manche pflanzlichen Nahrungsmittel sind allerdings roh nicht gesund. Kartoffeln, Hülsenfrüchte, grüne Bohnen und Auberginen zum Beispiel enthalten Stoffe, die in rohem Zustand giftig, in gekochtem Zustand aber gut verträglich sind. Natürlich ist es gut, Rohes zu essen, aber höre auf deinen Körper. Ich zum Beispiel habe im Winter weniger Lust auf Salat. Ich möchte dann oft lieber ein wärmendes Curry oder einen Eintopf essen. Mein Körper braucht das kalte Essen dann nicht zu erwärmen und spart Energie. Ich merke, dass das Frühjahr naht, wenn ich wieder richtig Appetit auf Salat bekomme. So oder so — wenn du Obst, Salat und Nüsse isst und bei der Zubereitung deines Essens ab und zu ein Stückchen Möhre, Kohlrabi oder Blumenkohl naschst und dein Gemüse nicht zerkochen lässt, sondern darauf achtest, dass der Brokkoli knackig bleibt, bekommst du die Nährstoffe, die du brauchst.

VORKOCHEN UND RESTE ESSEN

Wir sind zu Hause große Reste-Esser. Von der Gemüsepfanne (siehe *Süßes Ofengemüse*) ist etwas übrig? Super. Ich nutze es am nächsten Morgen als Grundlage für mein Gemüse-Omelett. Da spare ich Zeit und habe direkt eine große Portion Grünes verspeist. Noch ein schöner Nebeneffekt: Wir werfen kaum Essen weg. Übrig gebliebenes Gemüse vom Vortag kann auch prima in einer Suppe oder Pastasauce verwendet werden. Es ist nur wichtig, es erst zum Schluss hinzuzufügen, da es ja bereits gekocht ist und sonst schneller zerfällt.

Wenn du deine Woche im Voraus planst, entscheidest du dich vielleicht dafür, die Zeit am Wochenende zu nutzen und vorzukochen. Brühe, die lange vor sich hin köchelt, kannst du am besten in großen Mengen vorkochen und dann in Portionen einfrieren. So hast du immer eine wichtige Grundzutat zur Verfügung. Brühe auftauen, Gemüse dazugeben und fertig ist der Eintopf. Den fertigen Eintopf wiederum kannst du in so großer Menge zubereiten, dass du ihn für dein Mittagessen am nächsten Tag (oder einen anderen Abend) aufbewahren kannst. Eintopf schmeckt aufgewärmt meist sogar noch besser. Egal was vom Essen übrig bleibt oder vorgekocht wird, wir achten immer darauf, es schnell abkühlen zu lassen und im Kühlschrank zu verstauen. So bewahrt es seinen Geschmack und bleibt länger frisch. Das gilt besonders für Gerichte, die wir für die Woche vorkochen. Hier ist es besonders wichtig, das Essen schnell abzukühlen, um zu verhindern, dass sich Bakterien bilden, die uns die Wochenplanung gleich wieder ruinieren. Wenn wir einen ganzen Topf Curry oder Suppe runterkühlen wollen, stellen wir ihn in ein mit kaltem Wasser gefülltes Waschbecken oder im Winter auf die Terrasse. Das geht auf jeden Fall schneller als bei Raumtemperatur. Danach kommt das Essen direkt portionsweise verpackt (zum Beispiel in großen Einmachgläsern) in den Kühlschrank.

NATÜRLICH ESSEN UNTERWEGS ODER IN DER KANTINE

Wenn du dich natürlich ernährst, steht einem Restaurantbesuch nichts im Wege. Beim Italiener gibt es meist tolle Salate, Gemüse und guten Fisch. Die asiatische Küche bietet viele frische vegetarische Gerichte. Wenn du abnehmen möchtest, bestell dir anstelle von Reis eine extra Portion Gemüse. Und wenn es dich nach einer Pizza gelüstet, iss sie. Wähle eine kleine Pizza mit Spinat und Zwiebeln statt der großen, fettigen Salami-doppelt-Käse-Variante und iss dazu einen kleinen Salat. Auch in Imbissen gibt es Alternativen. Falafel mit Salat und Joghurtsauce ist echt lecker, und wenn du kein Brot essen möchtest, bekommst du sie auf dem Teller mit mehr Salat und Tomaten. Von Pommes und Currywurst lässt du wegen der Transfette besser die Finger. Auf Fast Food zu verzichten ist kein Muss, sondern immer deine Wahl. Ich persönlich esse auch mal Pommes. Das kommt allerdings wirklich selten vor und ist die Ausnahme, nicht die Regel. ABER: Die Dosis macht das Gift. Wenn du ein bis zwei Mal im Monat bewusst sündigst, bringt dich das nicht um. Bestrafe dich nur nicht durch ein schlechtes Gewissen, sondern sorge dafür, dass es bei diesen wenigen Gelegenheiten bleibt. Wenn du jetzt denkst: »Mist, nie wieder leckere Sachen«, dann lass uns in zwei Monaten noch mal reden. Fast alle Menschen, die ich beraten habe, berichten, dass die Lust auf Fettiges und Süßes sehr schnell nachlässt und ihnen nährstoffreiche Speisen heute viel besser schmecken, als sie jemals dachten. Das natürliche Hungergefühl kehrt nämlich zurück. Dein Körper wird dir sehr schnell signalisieren, dass er sich freut, gute Nährstoffe zu bekommen, und dir mitteilen, worauf er Lust hat.

Wenn du mittags in der Kantine isst, kannst du dich auch dort weitestgehend natürlich ernähren. Die meisten Kantinen haben heute eine Salatbar. Fülle deinen Teller zu mehr als der Hälfte mit Salat, Gemüsebeilagen wie Brokkoli oder grünen Bohnen und den verbleibenden Platz mit dem, was dich anlacht. Ein Stück Fisch oder Hühnchen, ein paar Pellkartoffeln mit Dip oder ruhig auch mal ein paar Nudeln. Es ist nur wichtig, dass du die Gewichtung änderst. Nicht einen Berg Nudeln mit ein paar Stückchen Tomate, sondern andersherum. So stellst du sicher, dass du viele Nährstoffe aufnimmst und trotzdem satt bist. Wenn die Kantine in deiner Firma nur aufgewärmtes Fertigessen bietet, bring dir dein warmes Essen von zu Hause mit und hol dir nur einen Salat dazu. Alternativ kannst du auch auswärts essen gehen.

Auch wenn du während der Arbeitszeit nicht viel Ruhe hast, entspannt zu essen, lass dich nicht verführen, dir einfach nur einen Schokoriegel und einen Kaffee aus dem Automaten oder ein abgepacktes Sandwich aus dem Supermarkt um die Ecke zu holen und das richtige Essen ausfallen zu lassen. Nach so einem zuckergeladenen und nährstoffbefreiten Mahl werden weder deine Konzentration noch die Effektivität deiner Arbeit steigen. Ganz im Gegenteil. Der viele Zucker drückt dein Immunsystem in die Knie, und du fühlst dich müde und schlapp.

DAS ESSEN MITNEHMEN

Glaub mir, es geht schneller, dein gesundes Essen zu Hause vorzubereiten und mitzunehmen, als in der Mittagspause ins Auto zu steigen und in ein Drive-in zu fahren. Alles, was du benötigst, ist Planung und ein bisschen Kreativität. Überlege dir zu Beginn deiner Umstellungs- und Gewöhnungsphase bereits am Wochenende, was du in der kommenden Woche abends kochen möchtest. Dann plane eine Extraportion für die Mittagspause am nächsten Tag ein. Wenn du zum Beispiel abends eine Gemüsepfanne mit Quinoa machst und gleich mehr Quinoa kochst, kannst du am nächsten Tag ein Quinoa-Tabouleh (siehe *Qui-*

noa-Sommer-Salat) mitnehmen oder das restliche Gemüse mit dem Quinoa mischen, eine »grüne Sauce« (siehe *Das grüne Avocado-Dressing*) machen, und fertig ist ein gesundes, sättigendes Mittagessen, das sich gut mitnehmen lässt. Wenn du mittags gern warm isst, aber in der Arbeit keine Möglichkeit hast, dein Essen zu erwärmen, gibt es eine Menge praktischer Warmhalteboxen, in denen du dein Curry oder deinen Eintopf bis zum Essen warm halten kannst. Du musst mittags übrigens nicht warm essen. Dinge wie Haferflocken mit Blaubeeren (siehe *Overnight Oats*) oder ein Obstsalat mit Chiapudding (siehe *Chia-Vanille-Pudding*) lassen sich in einem Schraubdeckelglas hervorragend transportieren.

Noch ein Tipp: Iss nicht am Schreibtisch. Und schon gar nicht nebenher, den Blick auf den Bildschirm gerichtet. Such dir einen schönen ruhigen Platz, um dein Essen zu genießen. Setz dich auf eine Parkbank oder das Mäuerchen im Hof oder geh mit einer netten Kollegin in die Kantine. Wenn du dein Essen bewusst genießt, merkst du viel schneller, wann du satt bist. Und vor allem lässt du den Arbeitsstress für einige Momente hinter dir.

NATÜRLICH TRINKEN

Wenn wir in die Vergangenheit blicken, in der Getränkemärkte und Brauereien noch nicht existierten, wird schnell klar, dass Wasser schon immer das war, was die Natur uns lieferte. Auch wenn wir das Wasser heute nicht mehr aus frischen Bächen oder Quellen schöpfen, ist es das Getränk unserer Wahl. Dein Körper besteht zu einem Großteil aus Wasser und benötigt Wasser für alle Stoffwechselvorgänge. Ohne zu essen, überlebt ein Mensch recht lange, da er von seinen Fettreserven zehren kann. Ohne zu trinken, wird es nach zwei, drei Tagen kritisch. Ohne Flüssigkeitszufuhr können die Nieren Giftstoffe nicht mehr richtig entsorgen, und die Schadstoffkonzentration im Körper steigt an. Trinkst du gar nichts, steigt die Kaliumkonzentration im Körper stark an, was letztendlich zu Herzversagen führen kann. Wir leben nicht in der Wüste und haben immer die Möglichkeit, etwas zu trinken. Aber auch zu wenig oder das Falsche zu trinken ist der Gesundheit abträglich. Schon bei einem geringeren Flüssigkeitsmangel geht es dir nicht gut. Er ruft eine verminderte Giftstoffausscheidung, Kopfschmerzen, Blutdruckschwankungen, eine träge Verdauung und andere Symptome hervor. Du merkst, dass du zu wenig getrunken hast, wenn dein Urin dunkel ist und streng riecht. Wenn du Durst hast, trink am besten Wasser. Limos oder Fruchtsaft enthalten eine Menge Zucker. Diät-Limo ist auch keine Alternative. Die Auswirkungen von künstlichen Süßstoffen beschreibe ich im Kapitel *Künstliche Süßungsmittel*. Wenn du gern Fruchtsaft trinkst, gönne dir ab und zu ein Glas. Lies aber vorher auf der Packung nach, wie viel Zucker enthalten ist, und behandle den Saft eher wie eine kleine Mahlzeit. Besonders wenn du abnehmen möchtest. Kaffee und Tee in Maßen (und ohne Zucker) sind völlig in Ordnung. Achte darauf, wie du dich nach einer Tasse Kaffee fühlst. Bei mir ist das nicht immer gleich. An hektischen Tagen fühle ich mich nach Kaffee noch rastloser. Dann trinke ich morgens lieber ein Glas Wasser mit Zitrone. Das macht mich auch wach und wesentlich frischer.

Es gibt keine pauschale Regel, wie viel du trinken MUSST. Jeder Mensch hat einen anderen Flüssigkeitsbedarf, und auch Obst und Gemüse liefern Flüssigkeit. Als Faustregel gilt: etwa 300 Milliliter Wasser pro 10 Kilogramm Körpergewicht. Ein 70 Kilogramm schwerer gesunder Mensch sollte also bei normaler körperlicher Aktivität etwa 2,1 Liter Wasser trinken.

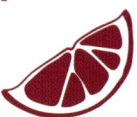

Zitronenwasser-Infusion

Das tägliche Glas Zitronenwasser hat viele wohltuende Eigenschaften. Zitronenwasser liefert dir eine erste Portion Flüssigkeit, macht munter, enthält Vitamin C, regt den Stoffwechsel an, wirkt entzündungshemmend und stärkt das Immunsystem. Es reinigt die Nieren und fördert die Verdauung. Na, noch einen Grund für einen sauren Schluck am Morgen? Zitronenwasser entsäuert deinen Körper, denn obwohl die Zitrone sauer schmeckt, ist ihre Wirkung basisch.

So einfach geht es: Trink jeden Morgen als Erstes ein Glas (300 ml) warmes Wasser mit dem Saft einer halben oder ganzen Zitrone* (je nach Geschmack).

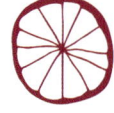

* Wenn du Bio-Zitronen kaufst, kannst du vor dem Pressen die Schale abreiben, trocknen und später zum Backen oder Kochen verwenden.

VON ALLEM ETWAS

Wenn du deine natürliche Ernährung vielseitig gestaltest, verschiedene Obst- und Gemüsesorten in deinen Speiseplan einbaust, vielleicht auch nach dem Regenbogenprinzip – immer viele verschiedene Farben auf dem Teller –, dann bekommst du die größtmögliche Breite an Nährstoffen. Gerade am Anfang einer Ernährungsumstellung ist das aber manchmal gar nicht so leicht. Immerhin musst du vielleicht erst einmal neue Lieblingsgemüsesorten entdecken oder Zubereitungsarten finden, die dich wirklich begeistern. Das braucht etwas Zeit. Im Rezeptteil dieses Buches findest du ein paar wirklich leckere Rezepte. Wenn du dabei dein neues Lieblingsgericht entdeckst, das dir so gut schmeckt, dass du es am liebsten jeden Tag essen würdest (beispielsweise das im Ofen geröstete Gemüse mit einem leckeren Dip, siehe *Hummus oder Linsendip*), dann mach das doch.

Genieße jeden Bissen und achte darauf, was sich an deinem täglichen Befinden verändert. Wie verändert sich dein Schlaf? Schläfst du besser? Benötigst du weniger Schlaf? Kommst du morgens besser aus dem Bett? Verschwindet das bisher gewohnte Mittagstief? Verändert sich dein Stuhlgang in Geruch, Konsistenz, Häufigkeit? Fühlst du dich energiegeladener, wacher, positiver, leichter, und gehst du möglicherweise mit stressigen Situationen besser um? Wenn du vorher schon Sport getrieben hast, erkennst du möglicherweise eine Leistungssteigerung, indem du schneller, stärker oder ausdauernder wirst? Verschwinden chronische Schmerzen in Gelenken, Muskeln oder Bändern? Das alles passiert nicht einfach so. Es geschieht durch die natürliche Nahrung, die du zu dir nimmst. Sie wirkt in dir quasi wie Medizin.

SO KLAPPT ES MIT DER UMSTELLUNG

Jetzt weißt du eigentlich alles über natürliche Ernährung, was es zu wissen gibt. Ernähre dich mit natürlichen Nahrungsmitteln – du weißt, warum. Bereite sie selbst zu – du weißt, wie. In den Rezepten findest du weitere Tipps, Tricks und Hilfen, die dir den Alltag erleichtern. Auch wenn es eigentlich ganz einfach ist, braucht eine Verhaltensänderung doch immer ihre Zeit. Und manchmal gibt es auch Stolpersteine.

ZUCKERENTZUG UND HEISSHUNGER

Ein Stolperstein der gemeinen Sorte ist der Zuckerentzug. Gerade wenn du dich bisher von Fertiggerichten und viel Süßem ernährt hast, ist die Wahrscheinlichkeit hoch, dass dein Körper mit einer Unterzuckerung reagiert. Es ist gut, das vorher zu wissen, denn dann kannst du dich darauf einstellen und gegensteuern. Eines kann ich dir versichern: Es geht vorbei, und es lohnt sich, neue Wege zu gehen. Belohnt wirst du mit mehr Energie, einem klaren Geist und einem guten Körpergefühl – und mit ein paar Pfund weniger auf der Waage, solltest du Gewicht loswerden wollen.

Zuckerentzug

Zucker macht süchtig, und deshalb gibt es echte Entzugssymptome, wenn du aufhörst, raffinierten Zucker zu essen. Nachdem er jahrelang (oder dein ganzes Leben lang) zu deinem Speiseplan gehört hat, wird dein Körper erst einmal protestieren. Zuallererst wird er Zucker von dir verlangen, viel Zucker. Sofort! Dein Körper ist es gewohnt, dass er Energie bekommt, sobald er sich meldet, und muss erst wieder lernen, dass er diese Energie aus den eigenen Reserven beziehen kann. Aber noch kann er das nicht optimal, und deshalb reagiert er unwirsch. Vielleicht bekommst du Kopfschmerzen, ziemlich wahrscheinlich schlechte Laune. Wenn du weißt, dass das ein Symptom des Zuckerentzugs ist, wird es dir leichter fallen, nachsichtig mit dir zu sein. Zucker löst in deinem Gehirn eine Belohnungsreaktion aus, er macht quasi für einen kurzen Moment glücklich. Wenn du schlechte Laune bekommst, weil deine gewohnte Belohnung ausbleibt, tu etwas, das dir Spaß macht. Ein guter Song kann wirklich guttun, ein Gespräch mit einem netten Menschen auch. Und sei dir sicher, der Zuckerentzug hört nach ein paar Tagen wieder auf. Taucht die Zuckerlust immer um die gleiche Zeit auf? Vielleicht weil du bisher jeden Nachmittag um 16 Uhr etwas Süßes gegessen hast? Versuche dieses Muster zu durchbrechen, indem du eine neue Gewohnheit schaffst. Du könntest um diese Zeit zum Briefkasten gehen, Wäsche sortieren oder den Kollegen in der Etage über dir besuchen. Nachdem du wieder zurück bist, kochst du dir einen leckeren Tee.

Erste Hilfe bei Heißhunger

Trotzdem kann es gerade in der ersten Zeit zu Heißhunger kommen. Plötzlich ist er da. Bleib ruhig, trink ein Glas Wasser und bewege dich. Nimm dir Zeit zu überprüfen, ob du wirklich hungrig bist. Wenn ja, iss einen gesunden Snack. Am besten etwas Sättigendes wie ein Ei, eine Avocado oder ein paar Nüsse. Zur Anfangszeit deiner Umstellung kannst du auch gern Obst essen. Du kommst immer noch nicht von dem Gedanken an etwas Süßes los? Iss ein Stück sehr dunkle Schokolade und lass sie dir langsam auf der Zunge zergehen. Danach einen Tee oder ein Glas Mandelmilch. Oder hast du noch einen vorbereiteten grünen Smoothie (siehe *Smoothies*)? Trink ihn. Wenn du danach die Zähne putzt, signalisierst du deinem Gehirn, dass das Essen vorbei ist. Die Lust auf Süßes verschwindet. Lass keine Mahlzeiten ausfallen. Wenn du dich natürlich und nährstoffreich ernährst, sind Heißhungerattacken bald Geschichte.

NATÜRLICH ESSEN MIT KINDERN

Die Werbung zeigt es uns immer wieder, wie wichtig eine ausgewogene Ernährung besonders für Kinder ist. In den beworbenen Produkten steckt »Nur das Beste aus der frischen Milch«, man findet »Vitamine zum Naschen« und Versprechungen, dass man die alltäglichen Hürden sicherlich besser mit der ein oder anderen Schokolade meistert. Aber seien wir mal ehrlich: In Süßigkeiten, industriell gefertigten Backwaren, Tiefkühl-Fertiggerichten oder irgendwelchen speziell für Kinder gefertigten Produkten wie Babygläschen steckt kein einziger Nährstoff, der nicht auch in natürlichen Nahrungsmitteln steckt. Ganz im Gegenteil. Hier lauern eine Menge versteckte Zucker, Zusatz- und manchmal auch Konservierungsstoffe. Die Nährstoffe in ihrer natürlichen Kombination fehlen dafür. Es ist eigentlich ganz einfach: Ein Apfel ist ein Apfel. Ein Apfelpüree, das man aus einer Tube saugt, ist keiner mehr.

Wir achten zu Hause sehr darauf, dass unsere beiden Töchter natürliche Nahrung als etwas ganz Normales erleben. Deshalb gibt es bei uns keine Knusperflakes zum Frühstück und keinen Teller mit bunten Weingummis oder Kaubonbons am Nachmittag. Natürlich mögen alle Kinder gern Süßes, auch unsere. Aber sie nehmen sich eine Banane, naschen Erdbeeren, Selbstgebackenes (siehe *Haferkekse oder Waffeln*) und dazu unsere Lieblingsmarmelade (siehe *Himbeermarmelade*). Im Kindergarten oder bei Freunden essen sie auch schon einmal die »normalen« Süßigkeiten. Da kommt man auch nicht drum herum. Diese Dinge kategorisch zu verbieten macht den Kids das Leben nur schwer. Unterwegs ist unterwegs, sagen wir immer und haben das Zeug einfach nicht im Haus. Unseren Kindern, die an die natürliche Süße von Obst, Grieß oder Mandelmilch gewöhnt sind, sind herkömmliche Naschereien oft viel zu süß. Was mich daran immer wieder erfreut, ist, dass meine Töchter ein sensibles Verhältnis zu zuckerreichen Nahrungsmitteln haben. Das sehe ich immer dann, wenn sie von sich aus nicht viel Süßes essen. An Ostern wird nicht der ganze Schoko-Osterhase verdrückt, und das Stück

Kuchen auf dem Kindergeburtstag wird nicht ganz aufgegessen, weil es schlicht irgendwann genug ist mit dem ganzen »Süß«. Dass sie nicht einfach aufhören, weil sie satt sind, erkennen wir daran, dass sie nach dem Süßen noch etwas anderes essen. Äpfel, Orangen, Mandarinen, Birnen und alle Sorten von Beeren lieben die Mädels.

»Die anderen dürfen aber auch alle Gummidrops!« Ja, dürfen sie. Bei anderen gelten andere Regeln. Bei uns gelten unsere. Ich überspitze das in meinen Vorträgen gern mal: »Die anderen Kinder dürfen auch rauchen!« Ich denke, hier musst du nicht lange überlegen, warum du nein sagst. Auch Zucker ist in der falschen Dosierung gefährlich. Wenn deine Kinder bisher richtige Süßschnäbel waren, biete ihnen ab jetzt natürliche Alternativen an. Stell immer mal wieder geschnittene Äpfel, ein Schälchen mit Nüssen und Rosinen, Gurkenstreifen mit einem Dip auf den Tisch. Du wirst dich wundern, wie schnell diese Leckereien verschwinden.

Um deinen Kindern natürliche Nahrungsmittel näherzubringen, könnt ihr im Frühsommer gemeinsam Erdbeeren pflücken gehen oder im Internet nach Biohöfen schauen, die Erntehelfer bei der Apfel- oder Pflaumenernte suchen. So ein Erntetag macht allen Spaß, und direkt vom Baum schmeckt Obst doch am besten. Lass deine Kinder auch zu Hause an der Essenszubereitung teilhaben. So sehen sie, wie selbstgemachtes Essen entsteht, können probieren und helfen. Lass deine Kinder doch mal eine Avocado zerdrücken, wenn du eine leckere Avocadocreme machst (siehe *Guacamole*). Jede Wette, dass sie sich zwischendurch die Finger ablecken und die grüne Frucht alles andere als eklig finden. Manchmal kreieren die Kleinen auch die spannendsten Rezepte. Unsere Tochter wollte kürzlich beim Omelettmachen helfen. Sie hat Granatapfelkerne in die Pfanne getan. Rührei mit Granatapfel? Egal, wir haben sie gewähren lassen. Das Resultat war zwar ganz anders als jedes Omelett zuvor – aber sehr lecker!

----

§→ Habt Spaß! Belohne dein Kind nicht mit Essen. Eine Kissenschlacht, eine gemeinsame Bilderbuchzeit oder eine Runde Toben auf dem Spielplatz geben deinem Kind viel mehr Liebe und Geborgenheit, als eine Tüte Weingummi das jemals könnte.

DIE EINSTELLUNG MACHT'S

Du entscheidest, was du isst. Niemand sonst. Wenn du im Supermarkt einkaufst, hast du mehrere Möglichkeiten. Du kannst den Weg durch die Regale mit den süßen Verführungen nehmen und dich verleiten lassen, etwas davon zu kaufen. Du kannst auch selbstbewusst durch die Regale der »Verführung« hindurchgehen, ohne etwas in den Einkaufswagen zu legen. Oder du gehst erst gar nicht durch diesen Gang und nimmst einen anderen Weg zur Kasse. Egal welchen Weg du wählst, die Entscheidung triffst immer nur du allein. Mit allen Konsequenzen.

EIN ZIEL SETZEN

Ziele sind wichtig. Setz dir konkrete Ziele, die erreichbar und kontrollierbar sind. Wenn du sagst: »Ich will abnehmen«, ist dieses Vorhaben von Beginn an mit hoher Wahrscheinlichkeit zum Scheitern verurteilt, denn wie willst du das kontrollieren? Bis wann willst du wie viel Gewicht verloren haben? Was möchtest du mit deinem Zielgewicht können, was du jetzt nicht kannst? Ziele sollten immer zwei Komponenten haben:

1. rational: »Bis zum 15. Mai werde ich 15 kg abgenommen haben.«
2. emotional: »Am 15. Mai werde ich 15 km am Stück laufen können.«

Mit einem klar formulierten Ziel hast du eine klare und konkrete Kontrollmöglichkeit sowie beim Erreichen des Ziels etwas, das dir ein tolles Gefühl geben kann und das du im Idealfall noch mit anderen Menschen teilen kannst.

Bevor du deine Ernährungsgewohnheiten änderst, mach dir also klar, warum du das tun möchtest. »Weil es besser ist«, ist nicht konkret genug, um wirklich durchzuhalten. Möchtest du acht Kilo abnehmen? Möchtest du Medikamente absetzen? Möchtest du deinen Cholesterinspiegel senken oder etwas gegen Entzündungen in deinem Körper tun? Je konkreter du deinen Wunsch formulierst, desto leichter wird es dir fallen, ihn als Motivation immer greifbar zu behalten. »Ich möchte nächsten Sommer in die coolen Badeshorts passen«, ist dabei genauso hilfreich wie »Ich möchte mich wieder mit weniger Schmerzen bewegen können«. Schreibe deinen Wunsch auf und denke viel an ihn.

POSITIVE FORMULIERUNGEN

Sei dir deiner Worte stets bewusst. Deine Worte prägen deine täglichen Gedanken. Das, was du denkst, wird dein Handeln beeinflussen. Dein Handeln ist also der Ausdruck dessen, wer, was und wie du bist. Das Gewicht auf der Waage beispielsweise ist das Resultat deines Handelns.

Deine Einstellung beeinflusst nicht nur dein Gewicht, sondern viele andere Bereiche deines Lebens. Weißt du noch, wie es sich angefühlt hat, als du einmal verliebt warst? Oder vielleicht bist du es gerade? Wie viel Energie hattest du in dieser Zeit? Was konntest du alles leisten, umsetzen, erreichen? Wie sehr konnten dich in dieser Zeit andere Menschen stressen? Wie viele negative Gedanken gingen dir da durch deinen Kopf? Vermutlich nicht viele. Du musst nicht jeden Tag verliebt sein, aber deine positiven Gedanken und Formulierungen nehmen riesigen Einfluss darauf, was du tust. Dein Denken ist dein Handeln und manifestiert sich in dem, was du bist. Deshalb formuliere deine Ziele so konkret wie möglich. »Ich werde am 15. Mai 75 kg wiegen!« ist ein anderes Signal deines Gehirns an deinen Körper, als würdest du sagen:

»Es wäre schön, irgendwann 75 kg zu wiegen.« Die Art, wie du Dinge formulierst, ist kein Hokuspokus – du beeinflusst damit TÄGLICH dein Handeln!

UNTERSTÜTZUNG SUCHEN

Du kannst deine Ziele erreichen, die du dir steckst, egal ob alleine, zu zweit oder in der Gruppe. Oft geht es aber einfacher mit jemandem, der dich unterstützt. Das sehe ich immer wieder an den Menschen, die meine Gruppentrainings nutzen. Sie haben ähnliche Ziele, finden Gemeinsamkeiten und unterstützen sich durch ihren Erfahrungsaustausch. Am besten ist es, wenn dich dein persönliches Umfeld unterstützt.

Eine Erfolgsformel, wie der Weg zum Ziel am besten funktioniert, gibt es nicht. Aus meiner Erfahrung kenne ich alle möglichen Wege, die Menschen zu ihrem Ziel gegangen sind. Die einen informieren ihr Umfeld darüber, was sie vorhaben und erreichen wollen, die anderen sagen bewusst nichts darüber, weil sie sich voll und ganz auf sich selbst konzentrieren wollen. Egal wofür du dich entscheidest – ich möchte dir ein Rezept mit auf den Weg geben, welches du nicht einkaufen, zubereiten und kochen kannst. Die Zutaten dafür sind deine persönliche Einstellung zu dir selbst, der Glaube daran, dass du alles erreichen kannst, was du erreichen willst, und dich mit Menschen zu umgeben, die ebenso positiv durchs Leben gehen wie du. Dazu ist es notwendig, dir konkrete, emotionale und kleine Ziele zu setzen, die du erreichen kannst. Viele kleine erfolgreiche Schritte machen auf der Gesamtstrecke einen Marathon. Es bringt wenig, zu schnell Riesenschritte zu machen, wenn dir innerhalb kürzester Zeit die Kraft ausgeht, weiterzulaufen.

Möglicherweise wirst du dich auf dem Weg deiner Veränderung von dem einen oder anderen Menschen trennen, weil du erkennst, dass dieser Mensch dir nicht guttut, dich blockiert oder eingrenzt. Ich selbst habe diese Erfahrung auch gemacht. Jeder Mensch hat sein eigenes Tempo. Manche trödeln, einige gehen, andere rasen und wieder andere sind irgendwann stehen geblieben. Wähle ein Tempo, das zu dir passt, mit dem du konstant in Bewegung bleibst. Dazu fällt mir ein Satz ein, den ich immer wieder gern benutze: »Wer sich nicht bewegt, bewegt nichts.« Dabei gibt es so vieles, was wir in unserem Leben bewegen können. Für uns persönlich und für andere Menschen. Da ist es doch ein Leichtes, mit gutem Essen zu beginnen.

BEWUSST ESSEN

Gehörst du zu denjenigen, die erst merken, was sie gegessen haben, wenn die Keksschachtel leer ist, und sie dann das schlechte Gewissen packt? Achte darauf, wann sich dein Hunger bei dir meldet. Dabei gibt es einen Unterschied zwischen Hunger, der dir signalisiert, dass dein Körper Nahrung benötigt, oder Heißhunger, der entsteht, wenn dein Körper unterzuckert ist. Unterzuckerung entsteht, wenn du lange nichts gegessen hast (z.B. beim Fasten), durch intensive sportliche Belastung oder weil dein Körper möglicherweise seit langer Zeit daran gewöhnt ist, seinen Energiehaushalt durch Nahrungsaufnahme von zuckerreichen Nahrungsmitteln zu regulieren. Wenn du dich einseitig ernährst, wird dir dein Körper häufig ein Hungersignal senden, damit du auf Nahrungssuche gehst, um Nährstoffe zu finden, die dir fehlen. Deshalb lerne, deine Körpersignale zu deuten, und finde heraus, wann dir dein Körper das Signal gibt, Hunger zu haben oder satt zu sein.

Wenn du vielfältig und abwechslungsreich isst, geben natürliche Nahrungsmittel deinem Körper alles, was du benötigst. Stellst du deine Ernährung auf Nahrungsmittel mit mehr Nährstoffen um, benötigen deine Zellen, Organe und dein Gehirn Zeit, sich an den neuen Input zu gewöhnen. Sie müssen neue Geschmäcker und Informationen erst einmal kennenlernen. Dabei helfen ihnen die Rezeptoren, die du dir wie die »Antennen« deines Körpers vorstellen kannst. Sie nehmen alle möglichen Informationen auf und leiten sie weiter. Diese Rezeptoren erneuern sich, Geschmacksrezeptoren beispielsweise innerhalb von etwa 14 Tagen.[18] Da sich nicht alle Rezeptoren auf einmal erneuern, sondern dieser Prozess in unterschiedlichen Abständen stattfindet, wirst du innerhalb von ein bis zwei Monaten komplett neue Rezeptoren im Mund gebildet und ein neues Geschmacksempfinden entwickelt haben. Innerhalb dieser Zeit bist du in der Lage, dich an ein neues Geschmackserlebnis zu gewöhnen. Viele meiner Klienten berichteten nach der Ernährungsumstellung, dass sich ihr Geschmack in Bezug auf Süßes deutlich verändert hat und sie heute sensibler auf Schokolade und Co. reagieren.

Die Gewöhnung an ein neues Geschmackserlebnis durch die Erneuerung der Geschmacksnerven ist die körperliche Seite. Dein Bewusstsein ist die andere. Genauso wichtig ist auch die Wertschätzung des Essens, das du zu dir nimmst. In einem Satz: Nahrung nährt dich. Ohne Nährstoffe fehlt deinem Körper der wichtigste Faktor für deine Gesundheit. Wähle also bewusst gesunde, nährstoffreiche Nahrungsmittel für dich aus, und vor allem: Verspeise deine Mahlzeiten bewusst. Während du fernsiehst, E-Mails beantwortest, im Netz surfst oder am Handy spielst, arbeiten deine Rezeptoren und deine Aufmerksamkeit mit anderen Dingen als mit deiner aktuellen Nahrungsaufnahme. Handelt es sich dabei sogar um Tätigkeiten, die dich stressen, ist dein Körper nicht auf Nahrungsaufnahme eingestellt, sondern eher auf Flucht oder Kampf. Deine Verdauungsorgane sind in diesen Momenten nicht optimal durchblutet und bereit für die Verdauung. Abgelenktes Essen durch Stress kann daher Verstopfungen, Blähungen, Völlegefühl, Müdigkeit oder auch verringerte Nährstoffaufnahme zur Folge haben. Das Gleiche passiert, wenn du schnell zwischen zwei Terminen etwas isst. Stress bedeutet physiologisch immer, dass der Verdauungsapparat herunterreguliert wird, weil das Blut in denjenigen Orga- nen benötigt wird, die zur Flucht oder zum Kampf benötigt werden – in deinen Muskeln.

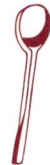

Achtsam essen

Achtsam zu essen hilft dir, deine Mahlzeiten mit allen Sinnen zu genießen. Wer in Ruhe und mit Genuss isst, ermöglicht dem Körper eine höhere Verwertbarkeit von Nährstoffen und isst nebenbei weniger.

- Genieße schon die Zubereitung. Lass dich nicht hetzen und freu dich auf dein leckeres Essen.
- Das Auge isst mit. Das sagt man nicht nur, das stimmt, denn bereits beim Anblick von leckerem Essen beginnt dein Körper sich auf den Verdauungsprozess vorzubereiten. Wenn deine Mahlzeit ansprechend aussieht und köstlich riecht, läuft dir das Wasser im Mund zusammen.
- Chille. Unter Stress essen heißt, dass dein Körper nicht alle Nährstoffe aus dem Essen aufnehmen kann. Iss also nur, wenn du wirklich Ruhe hast.
- Deine Mailbox ist dein Freund: Beim Essen ist das Handy aus, in dieser Zeit bist du einfach nicht erreichbar. Das ist wie ein Kurzurlaub – nur für dich.
- Wer länger kaut, ist schneller satt und sorgt nebenbei dafür, dass Magen und Darm weniger zu tun haben und Nährstoffe besser aufspalten können.
- Wer leicht satt ist, bleibt länger leicht. Wenn du bei leichter Sättigung aufhörst zu essen, wird sich danach ein Sättigungsgefühl einstellen. Gib dir ein paar Minuten Zeit, damit deine Antennen im Körper Zeit haben, das »Satt-Signal« ans Gehirn zu funken.

AUF SCHLAF UND BEWEGUNG ACHTEN

Wer zu wenig trinkt, bekommt Durst, und wer zu wenig schläft, ist am nächsten Tag müde. Das ist nun wirklich nichts Neues. Aber wusstest du, dass Schlafmangel dick machen kann? Wer zu wenig schläft, produziert mehr Ghrelin. Das ist das Hormon, das uns Hunger signalisiert. Wenn du übermüdet bist, ist etwa 30 Prozent mehr Ghrelin in deinem Körper unterwegs.[19] Und das führt zu größerem Hunger. Eine Studie in Kanada zeigte, dass die Testschläfer mit Schlafmangel allein beim Frühstück etwa 300 Kalorien mehr zu sich nahmen als ihre ausgeschlafenen Kollegen. Dazu kommt, dass sich müde Menschen weniger bewegen und die angefutterten Kalorien auch nicht so schnell wieder loswerden. Unausgeschlafene Menschen produzieren zu allem Übel auch noch weniger Insulin. In Kombination mit einer zuckerreichen Ernährung sind sie also gefährdeter, an Diabetes zu erkranken, als Menschen mit einem gesunden Schlaf. Wenn du einmal zu wenig geschlafen hast und sich der Hunger meldet, greif statt zum Schokoriegel lieber nach den Sternen, indem du ein paar Streckübungen an deinem Schreibtisch machst. Bewegung bringt deinen Stoffwechsel in Schwung, flutet dich mit Sauerstoff, und das Blut transportiert wieder Energie ins Gehirn, wo du es benötigst. Wer sich regelmäßig draußen bewegt, tankt nicht nur Sauerstoff, sondern auch Licht. Und je mehr du dich bewegst, desto besser kannst du schlafen. Bewegung hilft nicht nur zum besseren Einschlafen, sondern unterstützt auch deine Verdauung. Ein kleiner Verdauungsspaziergang kann wahre Wunder bewirken.

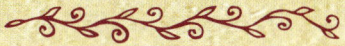

Natürliche Ernährung im Alltag auf einen Blick

- Plane deine Woche und lege eine Einkaufsliste an. Denk auch an die Zutaten für deine Snacks!
- Setze deinen Ernährungsschwerpunkt auf frisches Gemüse. Es liefert dir alle Nährstoffe, die du brauchst, und jede Menge gesunder Kohlenhydrate, Eiweiße und Fette.
- Iss Obst und Gemüse in allen Farben.
- Reduziere Brot, Reis und Kartoffeln, wenn du Gewicht reduzieren möchtest.
- Vermeide Fertigprodukte, stark Verarbeitetes und Fast Food.
- Vermeide raffinierten Zucker.
- Bereite für dich und deine Kinder gesunde Snacks vor.
- »Was der Bauer kennt, das isst er auch.« Bereite dein Essen selbst zu. So weißt du immer, was du isst.
- Wenn du Durst hast, trink das, was den Durst löscht: Wasser.
- Pflanzen sind sehr gute Eiweißquellen.
- Reduziere deinen Fleischkonsum. Freie und natürlich gehaltene Tiere sind gesünder als Tiere aus Massentierfabriken.
- Herr Gehtnicht ist der Nachbar von Herrn Kannnicht. Geht nicht gibt's nicht! Fang einfach an und freu dich auf die Verbesserung deines Wohlbefindens durch eine natürliche Ernährung.
- Flugmodus beim Essen. Beim Essen bist du für niemanden erreichbar – außer für deinen Magen und deinen Darm.
- Genussmenschen sind glücklicher. Cool, wie einfach Glücklichsein sein kann, oder?

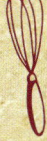

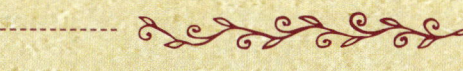

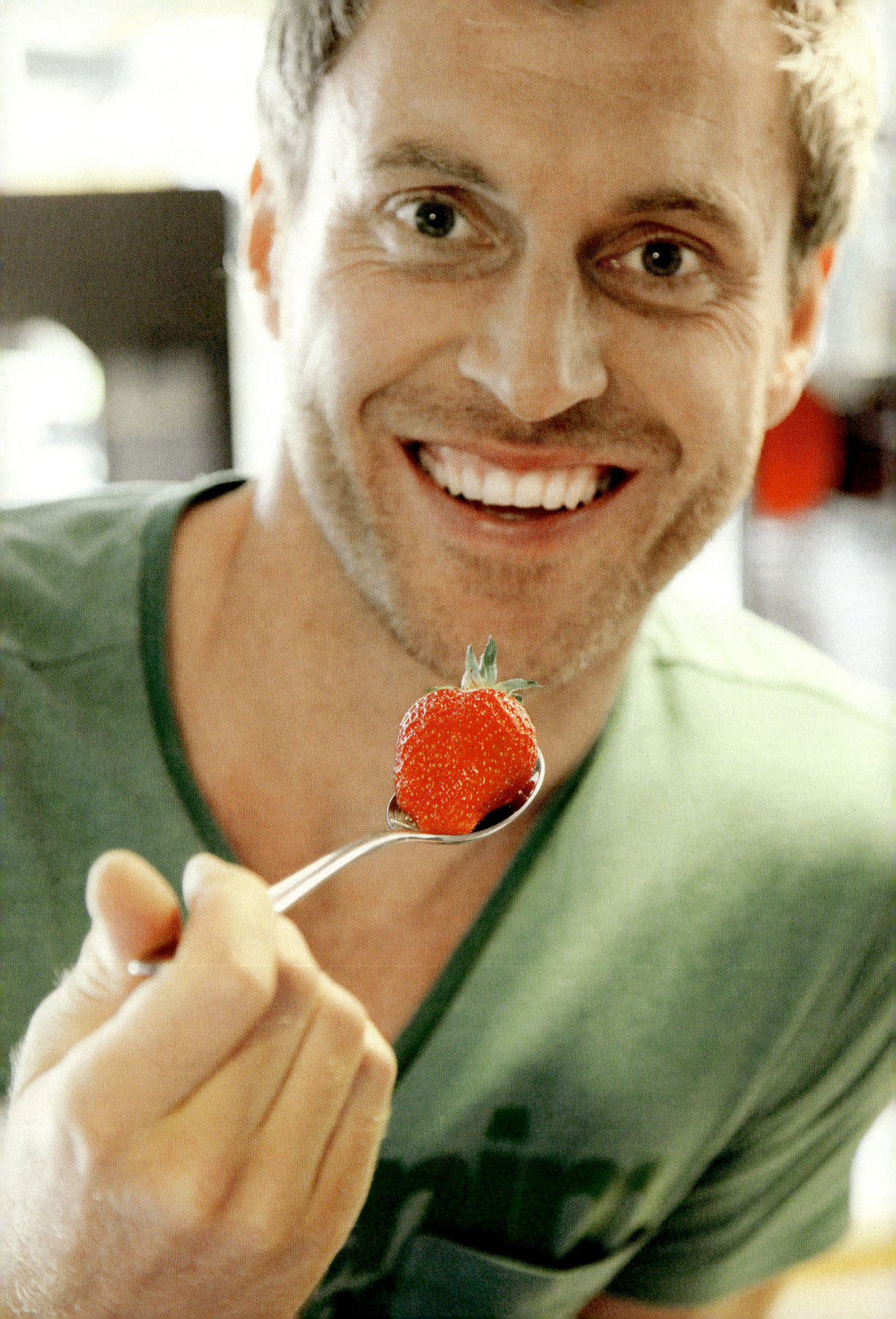

4

REZEPTE

Wenn du hier dein neues Lieblingsgericht
entdeckst, das dir so gut schmeckt, dass du
es am liebsten jeden Tag essen würdest –
dann mach das doch!

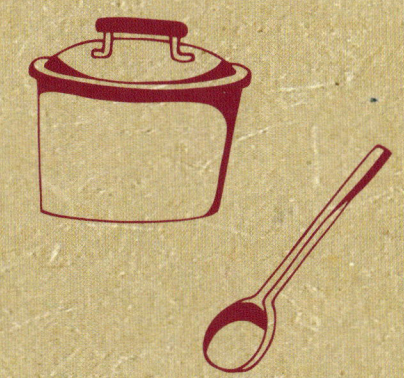

FRÜHSTÜCK

Du wusstest vermutlich schon, dass das Frühstück eine wichtige Mahlzeit ist, um energiegeladen in den Tag zu starten. Aber wusstest du auch, dass frühstücken so vielseitig sein kann? Wie wäre es zum Beispiel mit einem scharfen Orangensalat mit ein wenig Chili, frischem Pfeffer und etwas Olivenöl? Du denkst, Basilikum gehört nur ins Pesto oder in die Tomatensauce zu deinen Nudeln? Versuch doch stattdessen auch mal Basilikum zu frischen Beeren! Ein Porridge oder Grießbrei muss auch nicht einfarbig und geschmacksneutral sein. Gib ihm einen Platz auf deinem Obstteller oder lade ein paar geröstete Nüsse und frische Beeren dazu ein. Spiel mit deiner Phantasie, nutze deine Sinne und schmecke die Vielfalt und den Unterschied zu dem, was du bisher zum Frühstück gegessen hast. Hab Spaß daran, etwas Neues auszuprobieren. Ganz nebenbei sammelst du so über den Tag hinweg unbewusst, komplett stressfrei und unkompliziert viele wichtige kleine und große Bausteine für deine persönliche Gesundheit.

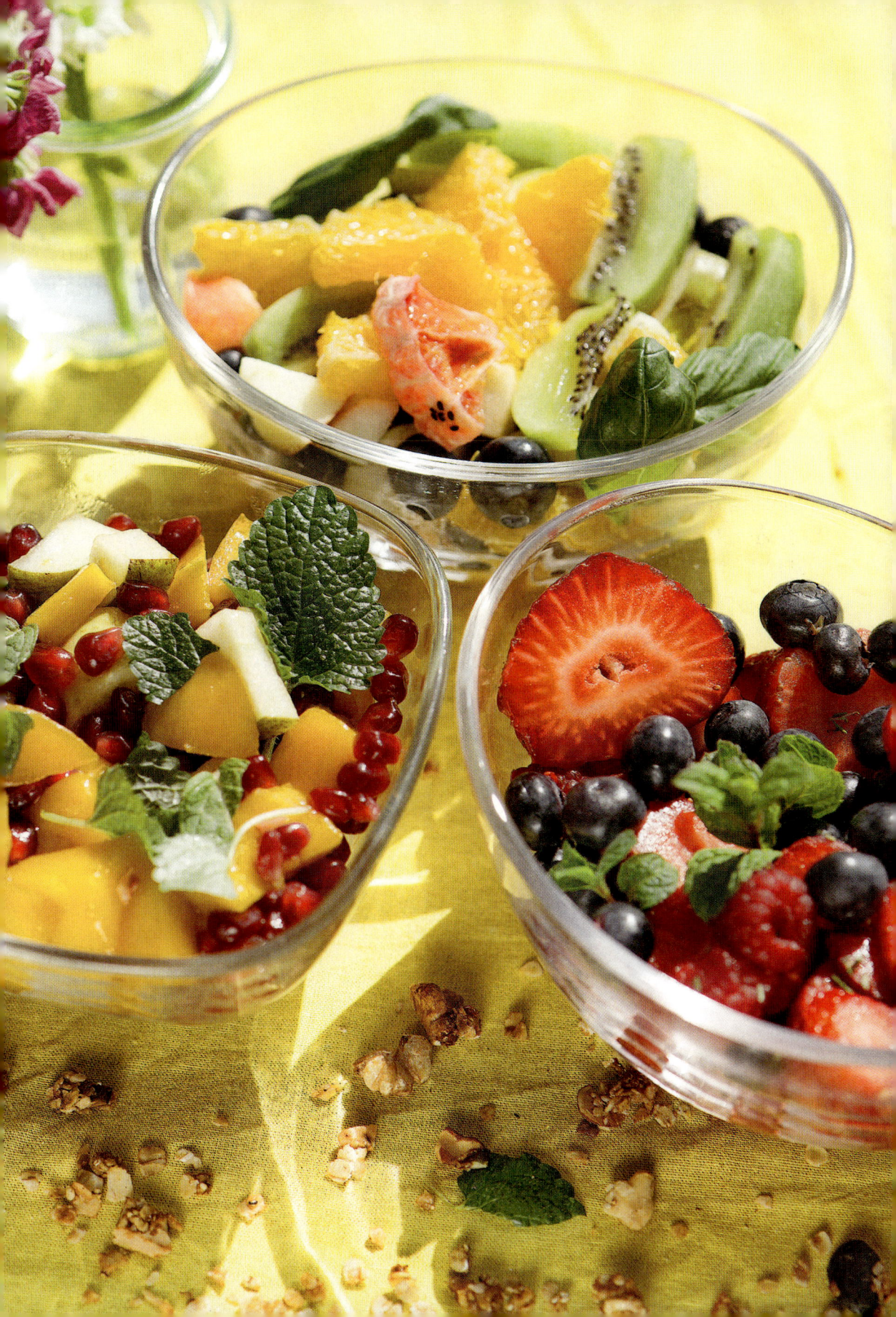

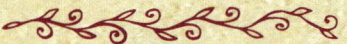

Dein Obst-Frühstück-Bausatz

Stell dir dein Obstgericht zum Beispiel anhand des folgenden Bausatzprinzips zusammen, indem du dir pro Mahlzeit jeweils 2–4 Kategorien aussuchst.

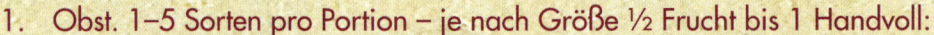

Pro Person:

1. **Obst. 1–5 Sorten pro Portion – je nach Größe ½ Frucht bis 1 Handvoll:**
   - Erdbeeren, Himbeeren, Brombeeren, Stachel- oder Johannisbeeren, Kirschen, Apfel, Birne, Pflaumen, Trauben, Banane, Feigen, Granatapfel, Kiwi, Mango, Pfirsich, Nektarine, Aprikosen, Avocado, Orange, Grapefruit, Melone, Ananas, Kokosnuss
   - Wenn möglich – und idealerweise – kaufst du saisonal und regional ein. Ein Exot oder im Winter Tiefkühlbeeren dürfen aber auch gerne mal dabei sein.
   - Vor dem Verzehr waschen, nach Bedarf schälen und je nach Wunsch grob oder fein zerkleinern, in Scheiben schneiden, vierteln, würfeln oder pürieren.

2. **Frische Kräuter nach Geschmack – ½–1 Handvoll:**
   - Basilikum, Zitronenmelisse, Minze, Kresse, Zitronenthymian, Thymian, Koriander, Dill, Petersilie u. a.
   - waschen, zupfen, zerreißen, hacken, häckseln, z. B. mit Nüssen und etwas Öl zu einem Mus pürieren

3. **Gewürze nach Geschmack, frisch oder gemahlen – 1 Msp.–1 TL:**
   - Zimt, Vanille, Gewürznelken, Pfeffer, Chili, Kurkuma, Ingwer, Anis, Kümmel, Muskatnuss, Pfeffer, Wacholderbeeren

4. **Nüsse nach Wahl und Geschmack – 1–2 EL:**
   - frisch und ganz, gehackt oder gemahlen
   - Mandeln, Cashewnüsse, Walnüsse, Pekannüsse, Paranüsse, Haselnüsse

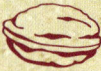

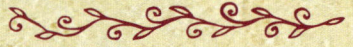

5. **Kerne / Samen – 1–2 EL:**
   - Kürbiskerne, Sonnenblumenkerne, Pinienkerne, Sesam, Leinsamen, Chia-Samen, Flohsamenschalen, Mohn
   - Mit Chia- und Flohsamenschalen wird dein Obst mehr zu einem Brei, Mus oder Pudding, je nachdem wie lange du sie mit dem Obstsaft – und gegebenenfalls mit Joghurt, Milch, Wasser oder dergleichen – quellen lässt, bevor du dein Obstgericht servierst oder isst.

6. **Olivenöl, extra vergine, Kokosöl, Würzöle oder andere Fettquellen – 1–2 EL**
   - Früchte und Olivenöl passen wunderbar zusammen. Das Fett unterstreicht und kräftigt den Geschmack und die Aromen, es überdeckt sie nicht. Dafür eignet sich jedoch nur wirklich gutes Bio-Olivenöl extra vergine. Eine günstige Alternative schmeckt dagegen scharf und kratzig und wirkt störend. Kokosöl gibt dem Ganzen eine weiche, sanfte und süßliche Note. Oder probiere anstelle eines reinen Olivenöls ein Würzöl*.

7. **Müsli, Chia-Pudding, Grieß- / Haferbrei, Overnight Oats, Porridge – 2–4 EL:**
   - Wenn du dich für eine Zutat aus dieser Kategorie entscheidest, empfehle ich, deine Portion Obst und / oder Nüsse zu verkleinern. Sonst stellt deine Kombination weniger eine frische und kräftigende, sondern eher eine recht schwere und dann auch für deine Körperleistung ermüdende Mahlzeit dar.

8. **Joghurt, Quark, Milch – 2–4 EL:**
   - Demeter / Bio-Kuhmilch, Mandel-, Hafer-, Kokos-, Dinkelmilch, Sahne

9. **Trockenfrüchte – 1–2 EL:**
   - Rosinen, Korinthen, Aprikosen, Mangostreifen, Bananenchips, Feigen, Datteln, Pflaumen, Cranberrys, Apfelringe u. a., eventuell klein schneiden.
   - Falls du noch nicht genug Süßes vor dir hast oder dir im Winter etwas fehlt:

10. **Sonstiges – 1–2 EL Honig oder Ahornsirup**

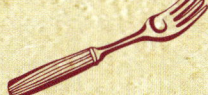

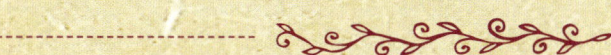

* Ein Würzöl ist ein Pflanzenöl, welches durch Zugabe von Kräutern und / oder Gewürzen deren Aromastoffe erhält. Beispiele: Minz-, Ingwer-, Basilikum- oder Vanille-Öl.

OBST

Ein Obst-Frühstück macht frisch, gute Laune – und kann immer wieder anders aussehen. Auch bei der Zusammenstellung einer Obstmahlzeit kannst du deinen Vorlieben, deinem Geschmack und deinem Appetit freien Lauf lassen.

REZEPTIDEEN

Zur Unterstützung deiner Phantasie findest du hier ein paar bewährte Zusammenstellungen. Die Obstsorten einfach klein schneiden, mischen und genießen. Wenn du magst oder großen Hunger hast, kannst du das Ganze natürlich noch mit einem Klecks Joghurt, Quark, etwas Mandel- oder Hafermilch, einer kleinen Portion Grieß, Chia-Pudding, Porridge vom Vortag oder ein paar Nüssen toppen.

ROT-GELB-GRÜN
Für 2–4 Personen

1 Granatapfel
1 Mango
2 Orangen
1 Birne
1 Apfel
1–2 EL Olivenöl, extra vergine

Zu Mango nehmen wir am liebsten Zitronenmelisse oder Basilikum. Diese Kräuter unterstützen die Süße der Mango wunderbar. Probier das mal!

BEEREN-HUNGER
Für 2–3 Personen

100 g Erdbeeren
75 g Himbeeren
75 g Heidelbeeren
50 g Stachel- oder Johannisbeeren
2 Kiwis oder 1 Handvoll Trauben

Minze, Zitronenmelisse, Basilikum oder der gelbe Zitronenthymian sind gute Gefährten für die Beeren.

BUNTE WINTER-FREUDE

Für 2–3 Personen

200 g Heidelbeeren, frisch oder aufgetaut

1 Blutorange

1 Orange

2 Kiwis

2 Äpfel (außerhalb der Erntezeit lieber eingelagerte statt eingeflogene)

Die Kombination aus Basilikum und Zitronenmelisse funktioniert hier ganz toll, dazu noch Kürbiskerne, Sesam und ein Spritzer Olivenöl und du hast ein vollmundiges, farbenfrohes Gericht. Im Winter eine Wonne.

SOMMERLUST

Für 2–3 Personen

2 (Wild-)Pfirsiche

2 Feigen

2 Pflaumen

4 EL Walnüsse

2 EL Cashewnüsse

½ TL Vanille

2 EL Olivenöl, extra vergine

8–10 Basilikumblätter

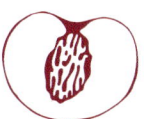

HERBSTWIND

Für 2–3 Personen

2 Äpfel, frische Ernte, oder halte doch mal Ausschau nach Obst von Streuobstwiesen

2 Birnen, frische Ernte

2–3 Pflaumen / Zwetschgen

½ TL Zimt

HAFER & CO.

Wenn du morgens nicht viel Zeit, Ruhe und Muße hast, dir ein energiegeladenes, nährstoffreiches, ausgewogenes Frühstück zu zaubern, fang doch einfach am Abend zuvor mit der Zubereitung an. Das bedeutet nicht, dass du abends noch lange in der Küche stehen musst. Es sind nur ein, zwei kleine Schritte, die dir jedoch den Start in den Tag um einiges erleichtern können.

Porridge, Overnight Oats oder ein einfacher Chia-Vanille-Pudding bieten sich hierfür sehr gut an. Haferflocken, ein warmer Grießbrei mit Vanille, Apfel und Kokosraspeln oder eine warme Grießkugel mit Granatapfelkernen sind auch morgens superschnell zubereitet. Und auch hier gilt: Pack noch rein oder obendrauf, wonach dir der Sinn steht.

PORRIDGE

Porridge essen wir gerade im Winter besonders gerne. Er ist so schön cremig und wärmt den Bauch. Da er ziemlich neutral ist, schmeckt wirklich JEDES Topping dazu. Je nach Lust und Laune essen wir ihn nicht nur zum Frühstück, sondern auch gerne mal nachmittags. Wer braucht da Kuchen?

Für 2 Personen
160 g Haferflocken
100 ml Wasser
400 ml Demeter-Kuhmilch, Hafer- oder Mandelmilch – wenn du den Porridge ohne Milch kochen möchtest, nimmst du stattdessen den gleichen Anteil mehr Wasser

1 TL Vanillepulver
½ TL Kardamom
1 Prise Meersalz

Zubereitung:
Gib die Zutaten zusammen in einen mittelgroßen Topf und bring alles kurz zum Kochen. Nimm dann den Topf direkt wieder vom Herd und lass den Porridge weitere 5 Minuten ziehen.
Wenn du deinen warmen Haferbrei noch ein wenig kreativer gestalten möchtest, findest du hier ein paar Ideen für Toppings. Die Zubereitung bleibt dieselbe, außer dass du die frischen Zutaten (wie Obst und Kräuter) erst am Ende zu deinem Porridge gibst, anstatt sie mitzukochen.

TOPPINGS – ISS DEINEN WARMEN PORRIDGE MIT

Banane, Heidelbeeren und frischen Kräutern

- 1 Banane, schälen und in Scheiben schneiden
- 50 g Heidelbeeren
- 1 Handvoll Minze, Zitronenmelisse oder Basilikum

Pfirsich, Cranberrys und Zimt

- 2 Wild- oder Plattpfirsiche, in Würfel schneiden
- 30 g Cranberrys
- ½ TL Zimt

Erdbeeren, Zitrone und Kokos – für die warme Jahreszeit

- 75 g Erdbeeren, vierteln oder würfeln
- 1 TL Vanille, gemahlen
- 1 Zitrone, Schalenabrieb
- 2 EL Zitronensaft
- 2 EL Kokosraspel

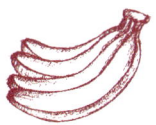

(OVERNIGHT) CHIA-VANILLE-PUDDING

Für 2 Personen

75 g Cashewnüsse, für etwa 3–5 Stunden in Wasser quellen lassen
2 Datteln ohne Stein, klein schneiden
1 Prise Meersalz
1 Msp. Zimt, gemahlen
1 EL Kokosöl
1 TL Vanille, gemahlen
2–3 EL Chia-Samen
1 Vanilleschote, ganz oder halbieren

Zubereitung:

Du mixt alle Zutaten bis auf die Chia-Samen und die Vanille in einem Mixer (ein Pürierstab tut es auch), bis eine cremige Konsistenz entsteht.

Die Chia-Samen gibst du zusammen mit der Vanilleschote in eine Schüssel, gießt die pürierte Masse darüber und rührst alles gut durch. Lass das Ganze für 10–15 Minuten stehen und quellen und rühre zwischendurch mit einem Löffel um.

Danach stellst du deinen Chia-Vanille-

Pudding entweder für etwa 2 Stunden oder über Nacht in den Kühlschrank, je nachdem für wann du ihn vorbereitest. Vor dem Verzehr entfernst du die Vanilleschote aus deinem Pudding. Innerhalb der nächsten 5 Tage solltest du ihn aufbrauchen.

Probier dazu doch einmal:

- frische Beeren
- saftige Pfirsiche und Pflaumen
- selbstgemachte *Himbeermarmelade*
- selbstgemachtes *Apfel-Birnen-Mus*
- oder einen *Haferkeks*

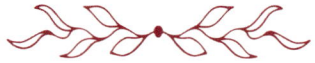

OVERNIGHT OATS ODER VORGEWEICHTE HAFERFLOCKEN MIT LEINSAMEN UND FRISCHEN BEEREN

Für 2 Personen

150 g Haferflocken
450–500 ml Demeter-Kuhmilch, Mandel- oder Hafermilch
2–3 EL Leinsamen
¼ TL Zimt, gemahlen
frische Beeren wie Himbeeren, Heidelbeeren, Erdbeeren etc.
Optional zusätzlich: mehr Milch

Zubereitung:

Du gibst alle Zutaten – frische Beeren oder andere Früchte kannst du auch erst kurz vor dem Servieren hinzufügen – nacheinander in eine Schüssel, vermengst alles gut miteinander und hast dann zwei Möglichkeiten:
Wenn es darum geht, im nächsten Augenblick als Snack oder eiliges Frühstück eine Portion Haferflocken zu essen, lässt du sie lediglich 20–30 Minuten stehen und quellen.

Hast du mehr Zeit oder bereitest abends dein nächstes Frühstück vor, stellst du deine Schüssel für etwa 8–12 Stunden in den Kühlschrank. Du kannst Overnight Oats auch für die ganze Woche vorbereiten, denn im Kühlschrank halten sie noch etwa weitere 4 Tage.

GRIESSBREI

GRIESSBREI MIT VANILLE, APFEL UND KOKOS-RASPELN

Für 2 Personen

50 g Dinkelgrieß (als glutenfreie Alternative: Buchweizen- oder Hirsegrieß)
250–300 ml Hafer- oder Mandelmilch
½ TL Vanille, gemahlen
1 Apfel, in Würfel schneiden
2–3 TL Kokosraspel
Optional: ½ TL Zimt

Zubereitung:

Bring die Milch in einem mittelgroßen Topf zum Kochen, gib sofort und unter ständigem Rühren (mit einem Löffel oder Schneebesen) den Grieß dazu und reduziere die Hitze etwas, damit der Brei nicht anbrennt. Wenn die Masse zu zähflüssig wird, gieße noch etwas Milch nach und vermenge alles gut miteinander.

Rühre die Vanille unter.

Lege für das spätere Garnieren ein paar Apfelwürfel beiseite und arbeite den Rest des Apfels und die Kokosraspel in den Grieß ein.

Nimm dann den Topf vom Herd und benutze zum Rühren jetzt einen Teigschaber, um eventuell festsitzenden Brei vom Boden des Topfes zu lösen. Verteile den Apfel-Grießbrei in zwei Schalen oder mittelgroße Schüsseln und garniere ihn mit den restlichen Apfelwürfeln und ein paar Kokosraspeln.

VARIANTEN

Pflaumen-Grieß mit Kardamom

2–4 Pflaumen / Zwetschgen
½ Kardamom

Zubereitung:

Die Zubereitung ist dieselbe, nur nimmst du anstelle des Apfels Pflaumen und statt der Vanille Kardamom. Die Kokosraspel lässt du weg.

Ein Grieß-Traum in Violett

6 EL Waldbeeren, tiefgefroren
½ TL Vanille, gemahlen
4–6 Minzblätter zum Garnieren

Die Zubereitung ist dieselbe, nur nimmst du diesmal Waldbeeren statt des Apfels, die Kokosraspel lässt du weg. Lass den Grießbrei ein paar Minuten länger auf dem Herd, damit die Beeren vollständig auftauen und der Brei nicht am Ende kalt bis lauwarm ist.

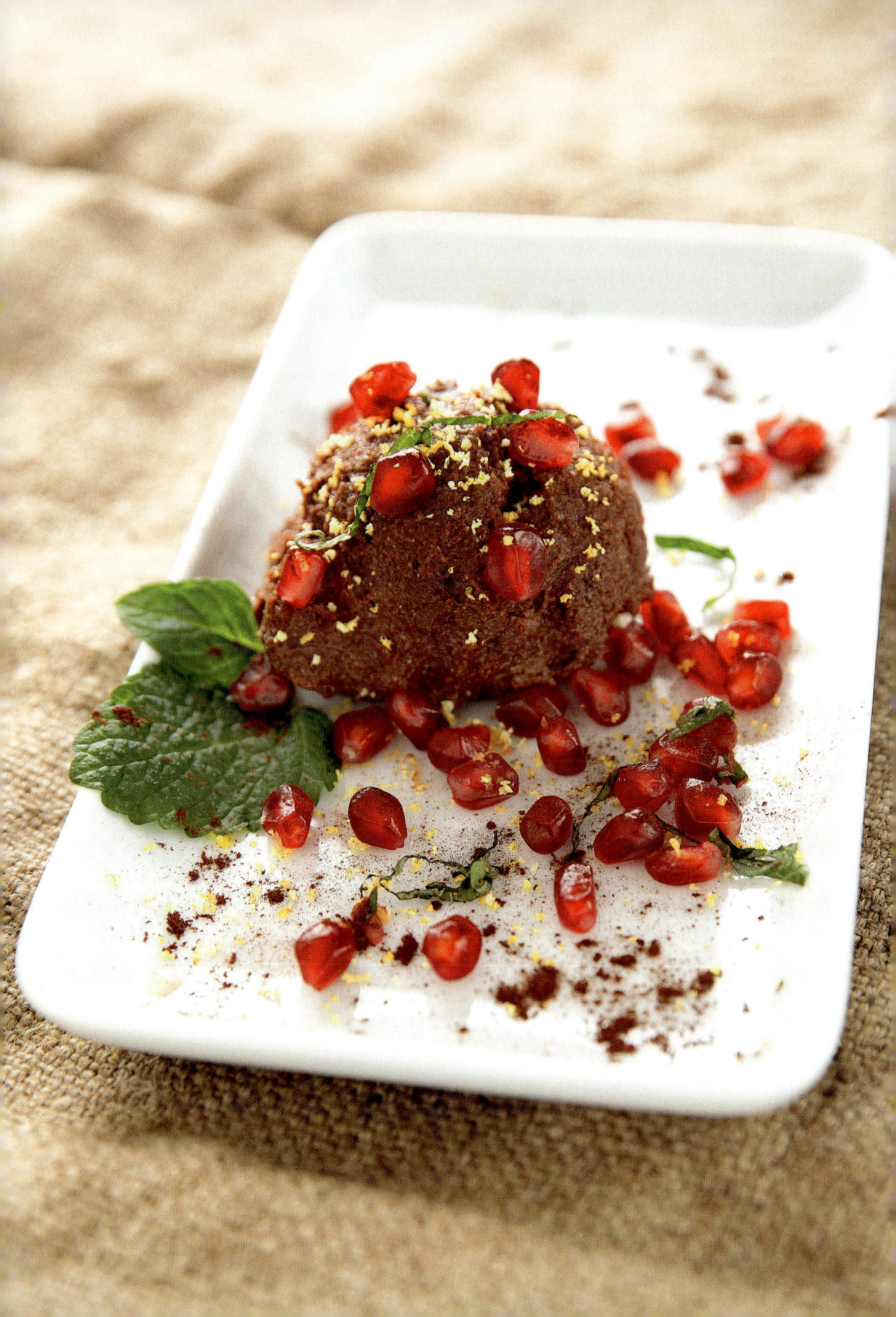

GRIESSKUGEL MIT GRANATAPFELKERNEN UND ZITRONENABRIEB

Ein Morgen wie jeder andere. Nach dem Aufstehen kommt die Frage: »Hmmm, was gibt's denn heute zum Frühstück?« Da schaue ich doch mal, was sich so findet. In der Küche gibt es an Obst nur noch einen Granatapfel und eine Zitrone. Beim Blick in den Vorratsschrank entdecke ich Grieß und Mandelmilch. Außerdem dunklen Kakao. Da lässt sich doch was draus machen. Und auf ein bisschen »süß« habe ich heute Morgen eh Lust! Da freuen sich auch ganz sicher die Mädels. Und damit das Ganze noch nett aussieht, habe ich mich der Kräuter im Garten (Minze) und eines Werkzeugs (Eisportionierer) bedient. Fertig ist das Frühstück.

4 Kugeln für 2–4 Personen

Für die Grießkugeln:

150 g Dinkelgrieß

150 ml Milch, jeglicher Art und nach Belieben

1 EL Kokosöl

1 EL roher Kakao

1 TL Bourbonvanille, gemahlen

1 Granatapfel, Kerne herauslösen

1 Zitrone, Schalenabrieb

1 Handvoll Zitronenmelissen- oder Minzblätter, ganz oder in feine Streifen schneiden

Zubereitung:

Am besten bereitest du als Erstes den Granatapfel vor, denn während du den Grieß kochst, wirst du dafür keine Zeit haben.

Für uns hat es sich bewährt, den Granatapfel vor dem Aufschneiden einige Male fest mit der Hand über ein Brett oder die Arbeitsplatte zu rollen, wie man es auch gut mit Zitronen vor dem Pressen machen kann (so wie Kinder mit Knete eine lange Schlange ausrollen, vielleicht erinnerst du dich?). Dadurch löst du die Kerne im Inneren des Granatapfels bereits aus ihren »Gehäusen«, was das anschließende Pulen wesentlich vereinfacht. Achtung: Beim Aufschneiden kann Granatapfelsaft herauslaufen. Den solltest du in einer Schüssel auffangen und für später aufbewahren. Oder einfach trinken – superlecker!

Du schneidest den Granatapfel in zwei Hälften, stülpst ihn über einer Schüssel von innen nach außen, löst die Kerne aus und entsorgst die weiße »Haut«. Die Kerne sammelst du in der Schüssel und stellst sie beiseite.

Jetzt gibst du die Milch in einen kleinen bis mittelgroßen Topf und bringst sie zum Kochen. Unmittelbar in diesem Moment gibst du den Grieß dazu, und zwar unter ständigem Rühren, damit nichts verklumpt. Der Kakao, die Vanille und das Kokosöl kommen ebenfalls unter ständigem Rühren nacheinander hinzu. Der Grieß wird schnell ziemlich fest und klebrig. Stell die Hitze langsam runter und rühre bis zum Schluss weiter. Das Ganze dauert nicht länger als 3–5 Minuten.

Mit einem Teigschaber löst du den gesamten Grieß vom Topfboden. Die Kugeln formst du beispielsweise mit einem Eisportionierer oder einem Esslöffel. Du kannst sie auch mit feuchten Händen formen. Aber Achtung, falls der Grieß noch heiß ist!

Pro Person oder Portion eine Grießkugel in ein Schälchen legen, ¼ der Granatapfelkerne dazu, etwas Zitronenabrieb und die Zitronenmelissenblätter darübergeben – fertig und lecker.

P.S.: Die Portionen sehen vielleicht klein aus, aber diese Kugeln machen schnell satt.

OMELETT / RÜHREI

Wir essen zwischendurch gerne mal ein leckeres saftiges Rührei oder Omelett zum Frühstück. Die Kinder mögen's auch. Unsere Kleine könnte auch das ganze Rührei alleine aufessen. Es schmeckt halt. Und das Beste daran ist: Es gibt so viele Möglichkeiten, immer wieder ein neues Geschmackserlebnis zu kreieren, damit es bloß nicht langweilig oder »irgend so ein Ei« wird.

Mit Ei zu kochen ist auch eine wunderbare Möglichkeit, Reste vom Vortag zu verarbeiten, wie meine *Frittata mit (Reste-)Gemüse.*

Würze dein Ei nach Geschmack. Frische Kräuter sind toll. Ob Petersilie, Basilikum, Thymian, Salbei, Schnittlauch, Dill oder Koriander – für jeden kann etwas dabei sein. Am besten alles frisch für den frischen Geschmack. Vielleicht kommen die Kräuter sogar aus dem eigenen Kräutergarten?

Auch vor Gewürzen musst du nicht haltmachen: Kurkuma, Curry, Chili, Pfeffer, Kümmel, Paprika, Senfkörner oder Fenchelsamen, um nur einige zu nennen.

Omeletts, eine Frittata oder Eierküchle sind perfekt zum Mitnehmen, als Snack, um Kinder satt und glücklich zu machen und um für später vorzukochen. Sie schmecken warm und kalt. Wie so oft auch hier: Der Weg ist frei. Es gibt kein Hindernis.

OMELETT-GRUNDREZEPT
Für 2 Personen

3–5 Eier, je nach Größe der Eier, Hunger und Proteinbedarf der Personen
½ TL Meersalz
frisch gemahlener schwarzer Pfeffer
2 EL Olivenöl, extra vergine, oder 2 EL Kokosöl
Optional: 2 EL Milch – alternativ Mandel-, Hafer- oder Kokosmilch, dann wird dein Ei etwas milder und cremiger

Zubereitung:
Schlag die Eier in eine Schüssel und gib Pfeffer und optional noch die Milch dazu. Verquirle alles gut mit einem Eier-/Schneebesen – eine Gabel tut's auch –, bis es schaumig ist.
Erwärme das Olivenöl in einer mittelgroßen Pfanne auf mittlerer Stufe. Lass das Öl jedoch nicht zu heiß werden. Wir nehmen hierfür eine keramikbeschichtete Pfanne, da klebt nichts an — ein reiner Kochgenuss.
Gieße das Ei ins warme Öl und schwenke die Pfanne leicht, bis alles gleichmäßig bis zum Pfannenrand verteilt ist.

Für ein Rührei gehst du von Anfang an immer wieder mit einem Pfannenwender oder Kochlöffel durch das Ei und rührst es so lange, bis es die Konsistenz deiner Wahl hat. Manche mögen es lieber saftig, andere komplett durchgegart und trocken.
Möchtest du lieber ein Omelett, gibst du dem Ei 2–4 Minuten, bis du testest, ob es sich gut vom Rand der Pfanne lösen lässt. Du kannst hierfür die Pfanne vorsichtig schwenken oder aber den Wender unter das Omelett führen und gegebenenfalls vereinzelte Stellen vom Boden lösen. Sobald die Unterseite leicht angebräunt ist, kannst du es wenden.
Dazu plazierst du einen passenden Teller, eine Platte oder ein Brett direkt über deinem Omelett und hältst es gut fest, während du die Pfanne wendest, kopfüber drehst und somit das Omelett stürzt. Mach es mit einer schnellen, aber vorsichtigen Bewegung und achte darauf, dass du kein heißes Öl oder Ei dabei abbekommst. Dann lass das Ei noch einmal in die Pfanne gleiten, damit auch die andere Seite gebraten und fest wird.
Eine weitere Alternative ist, einen Deckel auf die Pfanne zu geben und es auf die Art stocken und durchgaren zu

lassen. Dafür bitte auf niedrigere Hitze stellen. Diese Variante verlängert die Kochzeit um 5 bis 10 Minuten.

Um dein Omelett zu füllen oder zu belegen, gibt es auch mehrere Varianten: Zum einen kannst du die meisten Zutaten bereits vor oder mit dem Ei in die Pfanne geben oder auch vorbraten wie bei meinen *Petersilienpilzen,* das entspricht dann mehr einer Tortilla oder *Frittata.*

Verwendest du mehr frische oder »unkochbare« Zutaten wie frischen Rucola, bietet es sich eher an, diesen erst zuletzt dazuzugeben, beispielsweise indem du ihn auf einer Hälfte des Omeletts verteilst und dann die andere Hälfte darüberlegst, ähnlich einem gefüllten Pfannkuchen oder einer Calzone. Das geht selbstverständlich auch mit allen vorgekochten Zutaten, kalt oder (wieder) aufgewärmt.

✎→ Wenn du die Ei-Masse auf mehr als eine Portion Omelett oder Rührei verteilst, erhältst du dünnere »Fladen«, so ähnlich wie Pfannkuchen oder Crepes.

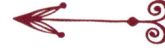 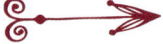

VARIATIONEN / IDEEN

Rucola, getrocknete Tomaten und Feta / Mozzarella, Basilikum und Parmesan-Raspel

(Zutaten zusätzlich zum Grundrezept)
1 Handvoll Rucola, waschen und abtropfen lassen
2–3 EL eingelegte getrocknete Tomaten – alternativ 1–2 frische Tomaten, in Scheiben schneiden
wahlweise ½ Ziegen-/ Schafskäse oder Mozzarella, in Würfel oder Scheiben schneiden

etwa 10 Basilikumblätter, wahlweise klein schneiden
etwas Parmesan, reiben

Zubereitung:

Sobald das Omelett von einer Seite fest angebraten ist, verteilst du alle Zutaten auf einer Hälfte und klappst die andere darüber. Schalte den Herd aus, aber lass die Pfanne auf der Platte stehen, damit das Omelett noch warm bleibt.

Vor dem Servieren noch etwas frischen Parmesan und 2 Basilikumblätter darüberstreuen.

Petersilienpilze mit Zwiebeln und Kurkuma

(Zutaten zusätzlich zum Omelett-Grundrezept)

4 Champignons, waschen und in Scheiben schneiden

½ Zwiebel, schälen und in dünne Ringe schneiden

½ TL Kurkuma, gemahlen, oder 1 cm frische Kurkuma, schälen und klein hacken

1 EL Olivenöl, extra vergine

1 Handvoll Petersilie, klein schneiden, etwas mehr zum Servieren

Zubereitung:

Dünste die Zwiebelringe in einer Pfanne mit Olivenöl an. Wenn sie leicht angebräunt sind, gib die Pilze und die Kurkuma dazu und dünste alles weiter, bis die Pilze weich sind. Garniere sie zum Schluss mit der gehackten Petersilie.

Jetzt gibt es zwei Möglichkeiten, die Pilze in ein Pilz-Omelett zu verwandeln: Stell die Pilze beiseite, bereite dein Omelett oder Rührei zu und gib die Pilze als Füllung hinein oder als Topping obendrauf. Oder gieße die Eiermasse zu den Pilzen in die Pfanne und gare alles, bis das Ei die gewünschte Konsistenz hat. Noch etwas mehr Petersilie darauf – und fertig!

Thymian-Bacon mit bunten Cherrytomaten und Pfeffer

(Zutaten zusätzlich zum Grundrezept)

4–6 Streifen Frühstücksspeck

5–6 Cherrytomaten, waschen und halbieren

2 Zweige Thymian, komplett, zusätzlich etwas zum Servieren

frisch gemahlener schwarzer Pfeffer

Zubereitung:

Brate als Erstes die Bacon-Streifen im warmen Öl an. Sobald sie braun werden, gibst du das Ei, die Tomaten und die Thymianzweige dazu.

Zum Schluss noch etwas gezupften Thymian und etwas Pfeffer darüber und fertig ist der Schmaus.

Die Thymianzweige nimmst du vor dem Essen heraus und legst sie beiseite. Sofern sie nicht kross durchgebraten sind, macht es keinen großen Spaß, sie zu kauen.

FRITTATA MIT (RESTE-)GEMÜSE UND KROSS GEBRATENEM SALBEI

Eine Frittata stellt eine tolle Möglichkeit dar, Reste vom Vortag noch einmal in anderer Form aufleben zu lassen, ihnen eine neue Rolle und Bedeutung zu geben. Und auch hier sind die möglichen Kombinationen schier endlos.

Trotz allem wäre die Bezeichnung als Resteverwerter aber eher respektlos. Eine Frittata steht für eine würdevolle Hauptmahlzeit.

Sie funktioniert gleichermaßen gut mit zum Beispiel Ofengemüse, Fisch, Fleisch oder aber auch ganz einfach mit Pasta.

Für 2 Personen

5–6 Eier
1 Prise Salz
frisch gemahlener schwarzer Pfeffer
100–150 g Gemüse (vom Vortag) nach Wahl, gegebenenfalls waschen, schälen, klein schneiden oder auch klein hacken (mit einem Messer oder im Mixer)
20 g frisch geriebener Parmesan
2 EL Olivenöl, extra vergine – alternativ 2 EL Kokosöl

Optional zusätzlich:

10 g Feta oder Mozzarella
2–3 EL Milch

Zubereitung:

Schlag die Eier über einer mittelgroßen bis großen Schüssel auf, gib etwas Salz, Pfeffer und den Parmesan dazu und verquirle alles gut mit einem Schneebesen oder einer Gabel. Wenn gewünscht, rühre auch die Milch mit unter.

Füge dein Gemüse und optional den Käse hinzu, vermische alles miteinander und stell es beiseite.

Gieße das Olivenöl oder Kokosöl in eine mittelgroße Pfanne und erwärme es auf mittlere Hitze. Brate zuerst die Salbeiblätter, bis sie kross sind, dann lass deine Frittata-Masse in die Pfanne gleiten und brate sie für etwa 10 Minuten. Schließe die Pfanne mit einem Deckel, dann stockt auch die Oberseite leichter.

Wenn sich die Frittata mit einem Pfannenwender vom Boden lösen lässt, ohne zu zerbrechen, und die Oberseite halbwegs fest geworden ist – das Ei darf noch leicht flüssig sein –, nimmst du einen passenden Teller oder eine Platte und wendest deine Frittata, wie bereits beim *Omelett* beschrieben.

Gib sie noch einmal mit der anderen Seite in die Pfanne und brate auch diese für knapp 5 Minuten weiter.

Du hast auch die Möglichkeit, sie in einer feuerfesten Pfanne bei 220 °C

Umluft im vorgeheizten Ofen für etwa 5 Minuten zu braten.

Richte sie auf einer flachen Platte oder einem Holzbrett an, bestreue sie noch mit etwas Parmesan und Salbei oder anderen Kräutern und schneide sie wie einen Kuchen, solange sie warm ist – oder auch wenn sie bereits kalt geworden ist. Eine Frittata schmeckt übrigens auch noch am nächsten Tag oder eignet sich gut für unterwegs. Einfach 1–2 Stücke pro Person in eine Vorratsbox packen oder direkt auf die Hand mitnehmen.

✎→ Die Pfanne sollte nicht zu groß sein, damit die Frittata nicht zu dünn wird. 2–4 cm sind beispielsweise eine gute Dicke.

MÜSLI

Wie du dein Müsli isst, bleibt dir offen: Müsli schmeckt hervorragend zu einem frischen Obstsalat oder ganz traditionell mit etwas Milch. Es schmeckt auch phantastisch mit Milchalternativen wie Hafer-, Mandel- oder Kokosmilch, um unsere Favoriten zu nennen. Es passt aber auch zu einem Chia-Pudding oder einem Grießbrei, zu Apfelmus oder auch ganz einfach als Snack. Auch deinen Kindern wird es schmecken.

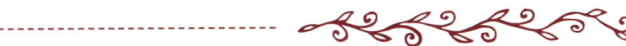

TIPP!

Du kannst deine Müsli-Grundzutaten jedes Mal abändern, variieren, aufstocken – da hat deine Phantasie oder dein Verlangen komplette Freiheit. Variiere mit den Nüssen, Kernen und Samen. Verwende unterschiedliche Trockenfrüchte wie Datteln, Feigen, Aprikosen, Mango- oder Kokosstreifen, Bananen, Äpfel, Cranberrys, Pflaumen, Beeren. Probiere Gewürze und Aromen aus wie Zimt, Vanille, Chili, Nelken, Kardamom, Orangen- oder Zitronenabrieb oder füge Kräuter wie Rosmarin oder Thymian hinzu. Und als besonderer Treat können es auch mal ein paar Zartbitterschokostückchen sein, das gilt aber nicht grundsätzlich.

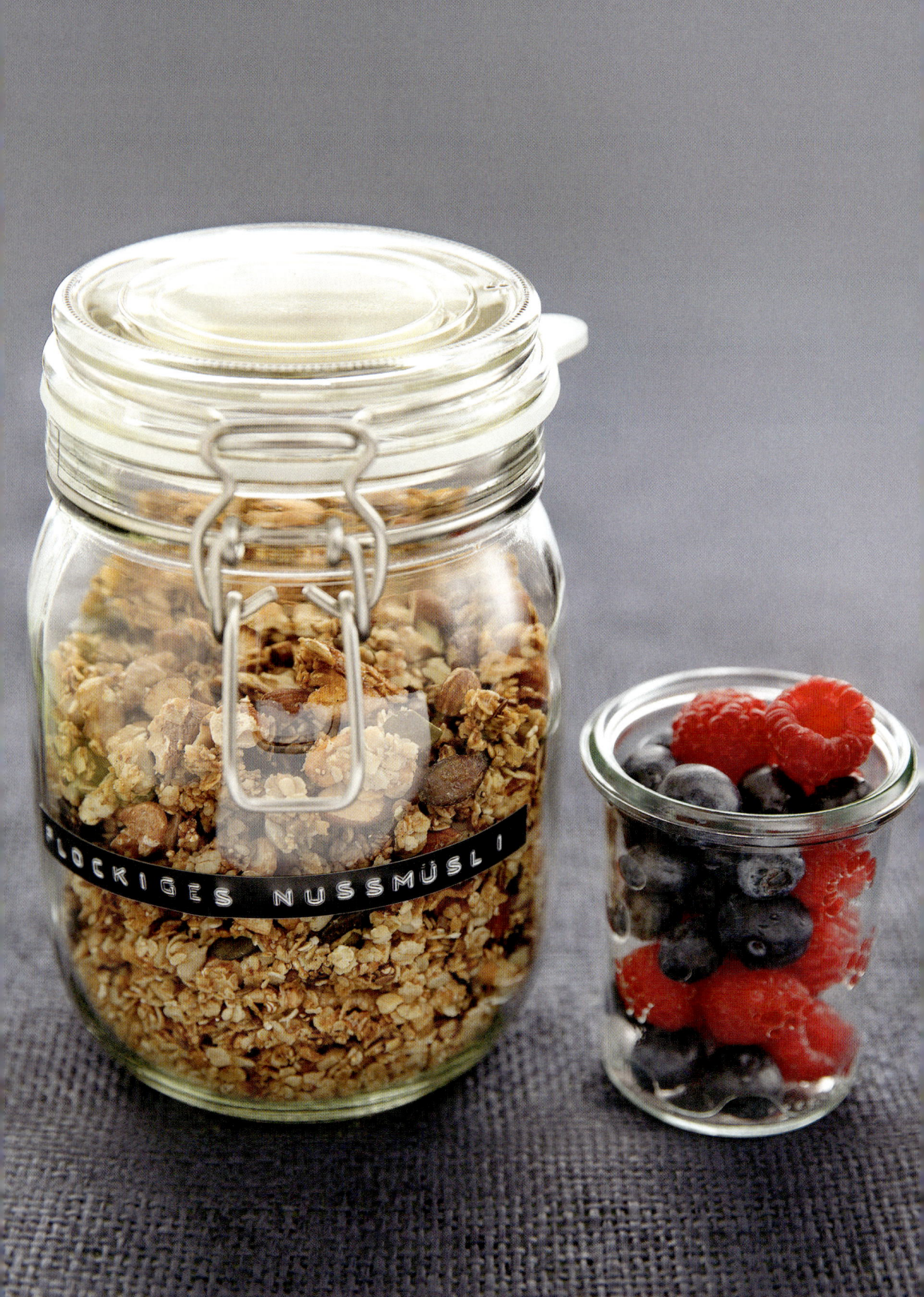

KNUSPRIGES (FLOCKEN-) NUSS-GRANOLA
Für 750 g

300 g Hafer- oder Buchweizenflocken, kernig oder fein. Wenn du ein reines Nuss-Müsli vorziehst, lass die Haferflocken weg und passe die Menge der Nüsse dementsprechend an.

300 g Nüsse deiner Wahl – zum Beispiel Mandeln, Hasel-, Wal-, Pekan- und Cashewnüsse. Alternativ auch Macadamianüsse oder Pistazien, die sind jedoch wesentlich teurer.

100 g Kerne deiner Wahl – zum Beispiel Kürbis- und Sonnenblumenkerne

3 EL Samen deiner Wahl – zum Beispiel Sesam, Leinsamen und Flohsamenschalen

2 EL Amaranth, roh oder gepufft

wahlweise 1 TL Zimt, gemahlen, oder

1 TL echte Bourbonvanille, gemahlen

1 EL Kokosraspel

½ TL Meersalz

4–6 TL Honig oder Ahornsirup

5 EL Kokosöl

Zubereitung:

Den Ofen auf etwa 150–175 °C Umluft vorheizen.

Dann die Nüsse grob zerkleinern. Wir nehmen dafür entweder ein großes Küchenmesser oder den Blitzhacker. Wenn du einen Blitzhacker benutzt, lass ihn nur kurz laufen. Ansonsten hast du am Ende eher Nussmehl als knackige Nüsse in deinem Müsli. Gib alle Zutaten bis auf Honig und Kokosöl in eine große Schüssel und vermenge alles gut miteinander.

Erwärme das Kokosöl kurz, damit es flüssig wird. So lässt es sich leichter untermengen. Dazu einfach vorher in einen kleinen Topf geben und auf niedriger Stufe erwärmen, aber nicht kochen. (Es geht auch ein warmes Wasserbad.) Du kannst in diesem Schritt auch direkt den Honig oder Ahornsirup hinzufügen und mit dem Fett vermischen. Anschließend gießt du diese Flüssigkeit über deine Zutaten in der Schüssel und rührst alles gut unter.

Wenn du magst, reibst du noch etwas Orangenschale hinein für einen extra frischen Geschmack.

Verteile das Müsli gleichmäßig auf ein oder zwei Backbleche, und dann für etwa 25 Minuten ab damit in den Ofen, bis es goldbraun und schön knusprig ist.

Am besten rührst du nach etwa 10 Minuten alles noch einmal durch, damit nichts anbrennt.

Lass dein Müsli nicht zu dunkel backen, es zieht nach dem Backen noch eine Weile nach. Beim Abkühlen wird es schön knackig und knusprig.

Wenn das Müsli komplett abgekühlt ist, kannst du es in luftdicht verschlossenen Aufbewahrungsgläsern bis zu 4 Wochen lagern.

Optional zusätzlich:

Gib 4–5 EL zerkleinerte Trockenfrüchte deiner Wahl zu deinem fertigen Müsli. Du kannst die Früchte auch mitbacken, dann werden sie allerdings recht hart. Hast du sie lieber frisch und weich, füge sie besser erst nachher hinzu.

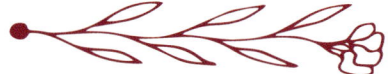

Winter-/Weihnachtsvariante
Grundzutaten +
1 TL Nelkenpulver
1 TL Zimt
1 TL Orangenabrieb

Mit Apfelmus
Grundzutaten +
6 EL Apfelmus

Zubereitung:
Gib alle trockenen Zutaten in eine Schüssel und vermische alles miteinander. Verrühre in einer zweiten Schüssel das Apfelmus mit dem Kokosöl und gieße es in die trockene Mischung. Alles gut durchrühren. Es ist wichtig, dass die Zutaten gründlich miteinander vermischt werden.

Verteile nun das Müsli auf dem Backblech und lass es etwa 25–30 Minuten backen, bevor du es herausnimmst, noch einmal alles durchmischst und danach für weitere 20–30 Minuten in den Ofen schiebst. Das Durchmischen nach der Hälfte der Zeit stellt sicher, dass dein gesamtes Müsli gleichmäßig durch und braun gebacken wird.

Lass das Müsli anschließend komplett abkühlen und bewahre es in einem luftdichten Glasbehälter auf.

BROT UND ANDERE BACKWAREN

Wenn du wie ich gerne mal Brot, Kuchen, süße Teilchen oder zur Weihnachtszeit Plätzchen isst, aber nicht auf konventionell hergestellte Getreidewaren zurückgreifen möchtest oder kannst, dann stell sie dir doch selber her.

Ein leckeres ofenfrisches und knuspriges Brot gelingt dir nicht nur mit Getreidemehl, viel Backtriebmittel und sonstigen künstlichen Zutaten. Es geht auch ganz natürlich: Wenn du es kernig und nussig magst, wird dir das Flocken-Samen-Nuss-Kerne-Brot gefallen. Drin ist, was dir der Name bereits verrät.

Das Zucchinibrot ist eher saftig-gehaltvoll. Mich erinnert es – besonders wenn du es durch mediterrane Zutaten erweiterst – mehr an eine Focaccia.

Das süße Avocado-Brot ist – genau! – süß. Nicht nur sein Geschmack, sondern auch die Farbe wird dich überraschen.

Unsere Brote müssen nicht unbedingt als Untergrund für einen Aufstrich herhalten. Auch solo sind sie superlecker und liefern dir Gemüse, Nüsse, Kerne, Früchte oder andere nährstoffreiche Bausteine. So hast du weniger die Notwendigkeit, sondern vielmehr die Möglichkeit, es auf süße, salzige oder herzhafte Weise zu stylen.

Zum Beispiel mit deiner selbstgemachten (Himbeer-)Marmelade, mit dem grünen Avocado-Dressing oder -Dip, einem Pesto, mit einem Stück Quiche oder Frittata, einer Suppe, einem Curry oder Eintopf oder oder …

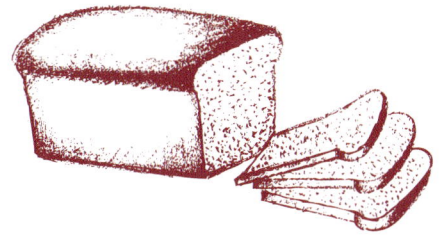

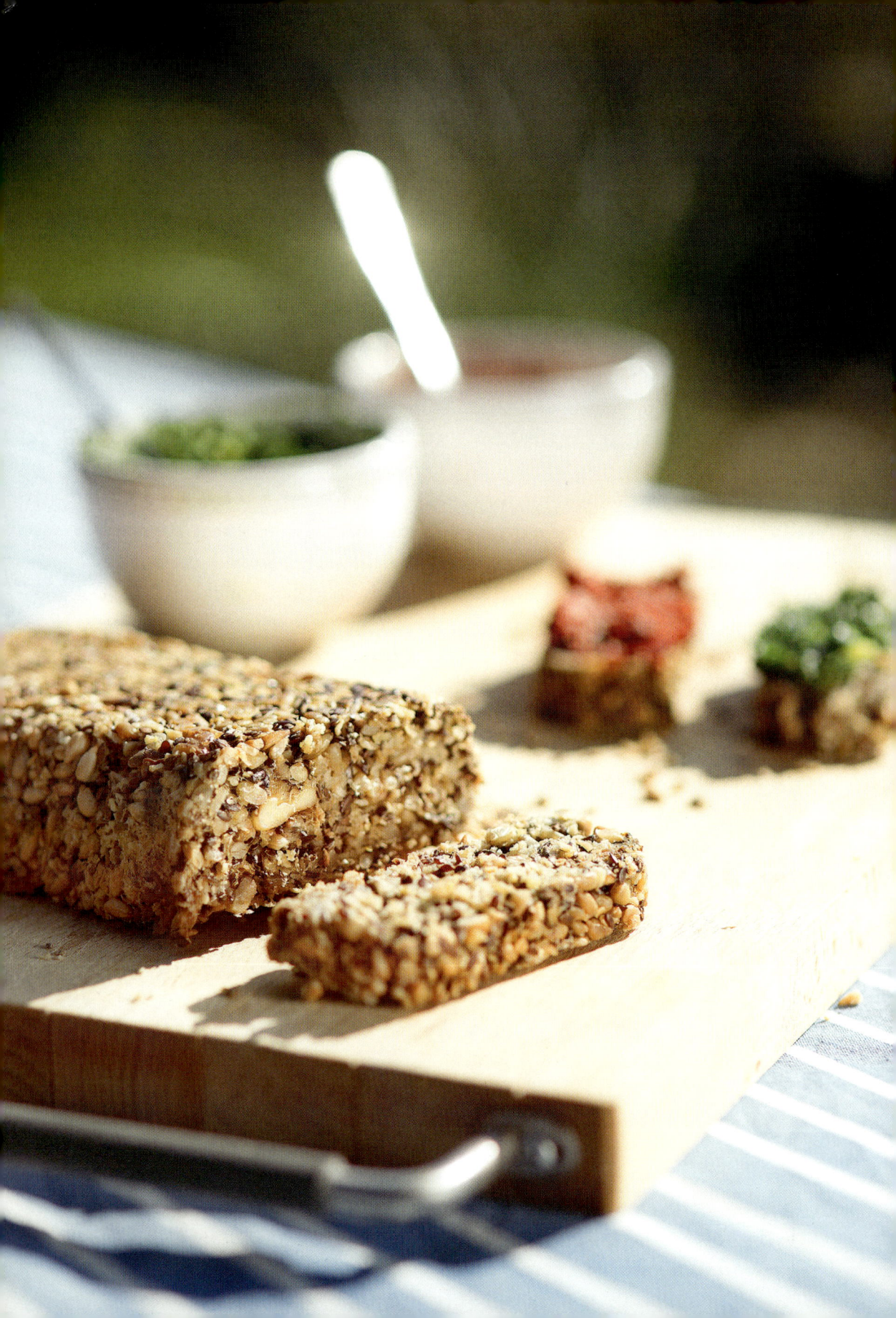

DAS FLOCKEN-SAMEN-NUSS-KERNE-BROT ODER: DER ABSOLUTE HAMMER!

Dieses Brot ist wirklich der absolute Hit. Es kommt komplett ohne Mehl und Backtriebmittel aus, schmeckt wunderbar mit herzhaftem und süßem Belag und ist supereasy zu backen. Es kann wirklich nichts schiefgehen!

Ergibt eine Kastenform

145 g Hirseflocken – alternativ Haferflocken (ggf. glutenfreie)

135 g Sonnenblumenkerne

90 g Leinsamen, ganz

65 g Haselnüsse oder Walnüsse, ganz

2 TL Chia-Samen

4 TL Flohsamenschalen – alternativ 3 TL Flohsamenschalen (für dieses Rezept sind die Flohsamenschalen unersetzlich. Ohne sie wird der Brotteig nicht zusammenhalten und auseinanderbröckeln)

1 TL Meersalz

350 ml Wasser (heiß, nicht kochend)

3 TL Kokosöl

1 EL Ahornsirup

Zubereitung:

Zuerst gibst du alle trockenen Zutaten in eine große Schüssel und vermischst sie gut. Danach verrührst du das heiße Wasser mit dem Ahornsirup und dem Kokosöl. Wenn sich das Kokosöl auf- gelöst hat, gibst du die Flüssigkeit in die trockenen Zutaten und vermengst alles miteinander, bis die Flüssigkeit aufgesaugt ist. Fülle den Inhalt der Schüssel in die mit etwas Olivenöl oder Kokosöl eingefettete oder mit Backpapier ausgelegte Backform, streiche die Oberseite mit dem Löffel glatt und stell den Teig dann für mindestens zwei Stunden (es geht auch gut über Nacht) zum Quellen[*] zur Seite.

Heize den Backofen auf 175 °C Umluft vor. Lass das Brot etwa 25 Minuten backen, dann nimm es vorsichtig aus der Form und schiebe es noch einmal direkt auf dem Gitterrost für weitere 40 bis 45 Minuten in den Ofen, bis es goldbraun ist. Lass dein Brot unbedingt komplett auskühlen, bevor du es anschneidest.

Das Brot hält sich in einer verschließbaren Box oder Dose im Kühlschrank noch etwa 5 Tage. Oder du frierst es in Scheiben geschnitten ein. Dann hast du es schnell griff- und (kurz im Toaster aufgewärmt) genussbereit.

---

[*] Wenn du es mal eilig haben solltest, findest du so heraus, ob der Teig startklar für den Ofen ist: Zieh vorsichtig das Backpapier vom Rand der Form weg (oder die Silikonform zur Seite). Ist der Teig stabil, kannst du das Brot backen.

ZUCCHINIBROT

Dieses Brot ist saftig und lecker. Es ist kein Brot im eigentlichen Sinne, sondern hat eher die Konsistenz eines festen Omeletts, lässt sich aber gut schneiden und schmeckt super zu Salat oder mit einem leckeren Dip (Rezepte findest du unter Snacks) oder etwas Butter. Es eignet sich auch gut zum Mitnehmen. Probiere auch die Variationen aus. Ich sage nur Bacon …

Ergibt 1 Kastenform

150 g Mandeln, gemahlen

1½ TL Weinstein-Backpulver

3 Eier

1 mittelgroße Zucchini, gerieben* – alternativ Aubergine oder Kürbis

1 TL Kokosöl oder 1 EL Olivenöl, extra vergine

1 Handvoll frische Kräuter wie Rosmarin oder Thymian, gezupft und gehackt

½ TL Meersalz

Optional:

1 Banane

1 TL Zimt

Damit erhältst du ein eher süßes Brot.

VARIANTEN

Bacon

2 EL Bacon-Würfel

½ TL Muskat

Oliven

2 EL getrocknete oder frische Oliven

Zubereitung:

Heize deinen Ofen auf 175 °C Umluft vor.

In der Zwischenzeit fettest du deine Backform mit Kokosöl oder Olivenöl ein oder legst sie mit Backpapier aus. Dann stellst du sie beiseite.

Rühre die Eier und das Kokosöl in einer Küchenmaschine schaumig, füge alle restlichen Zutaten hinzu und lass sie zu einem recht flüssigen Teig werden.

Fülle den Teig in die Backform und lass ihn für etwa 35–40 Minuten in der Mitte des Backofens backen. Teste, ob das Brot fertig ist, indem du mit einem Holzstäbchen seitlich hineinstichst. Bleibt kein Teig mehr am Stäbchen haften, kannst du das Brot aus dem Ofen nehmen und in der Form auskühlen lassen.

---

* **Entwässern durch Salzen**

Die Zucchini – oder wahlweise die Aubergine – salze ich vorher für etwa 10–20 Minuten, um sie zu entwässern. Dann wasche ich sie kurz unter klarem Wasser, damit das Brot nicht zu salzig wird, lege sie in ein sauberes Küchentuch und presse das restliche Wasser heraus. Das Wasser muss raus, sonst wird der Brotteig zu flüssig und hält nicht gut. Das Entwässern mit Salz ist besonders bei Gerichten mit Auberginen wichtig, denn die meisten Auberginen haben durch die Art ihrer Kultivierung generell viel zu viel Wasser aufgenommen. Das gilt vor allem abseits ihrer Saison oder wenn sie aus Herkunftsländern mit zu niedrigen Temperaturen oder Sonnenstunden (z.B. Niederlande) und Gewächshäusern kommen.

Lagere es auf jeden Fall im Kühlschrank und brauche es innerhalb der nächsten Tage auf oder friere es für später ein.

DAS SÜSSE AVOCADO-BROT
Ergibt eine Kastenform

100 g gemahlene Mandeln oder Mandelmehl

2 EL Kokosmehl

½ TL Weinstein-Backpulver

½ TL Backnatron

¼ TL Zimt

1 Prise Meersalz

55 g Kokosöl

60 g Honig oder Ahornsirup

1 Ei, Größe L

¼ TL Vanille, gemahlen

½–1 Avocado, aus der Schale lösen und Kern entfernen, pürieren

1 TL Saft einer Limette für den Erhalt der grünen Farbe, ansonsten nicht zwingend notwendig

Zubereitung:

Den Ofen auf 165 °C Umluft vorheizen.

Vermische alle trockenen Zutaten außer der Vanille in einer Schüssel.

Rühre das Kokosöl und den Honig cremig, gib das Ei und die Vanille hinzu und vermenge alles gut miteinander. Dann kommen die pürierte Avocado und der Limettensaft hinzu.

Die Avocado-Masse vorsichtig in die Mehlmischung unterrühren. Fülle den Brotteig in die mit einem Backpapier ausgelegte Kastenform und backe das Brot für etwa 35–45 Minuten. Mache den Holzstäbchentest (s.o.), um zu prüfen, ob das Brot fertig ist.

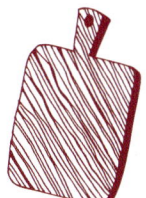

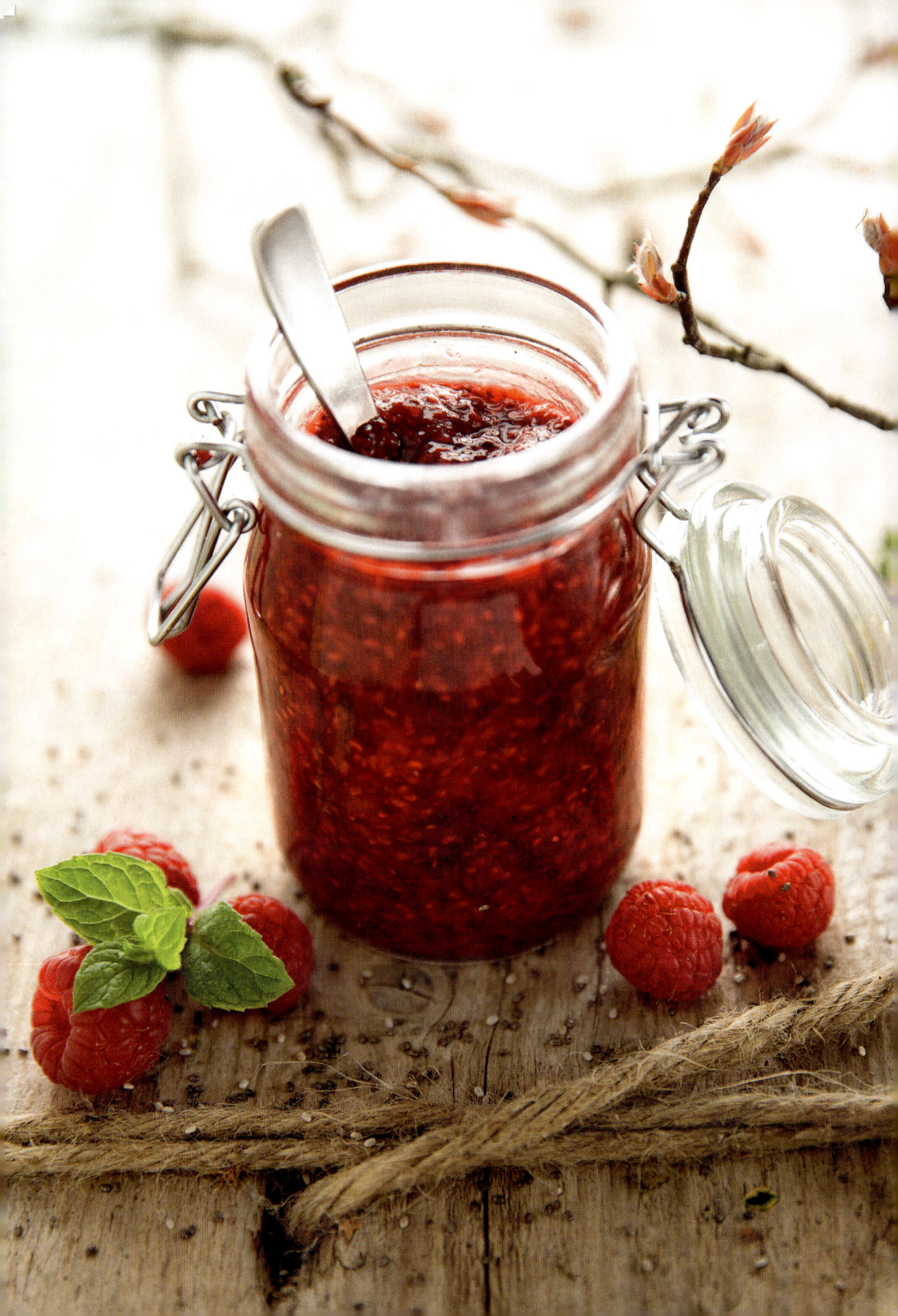

HIMBEERMARMELADE

Ich liebe es süß. Am Wochenende zum Beispiel gebe ich mich, meist beim gemütlichen und ausgiebigen Frühstück mit meiner Familie, dem süßen Leben hin, und dann gibt es Waffeln oder Grießbrei oder eine Scheibe von einem leckeren frisch gebackenen Brot mit Marmelade. Nein, nicht eine, sondern eher zwei oder drei. Oder wir essen die Marmelade mit dem Löffel. Das geht, denn diese superleckere Himbeermarmelade ist zuckerfrei. Sie besteht aus nichts außer Himbeeren und Chia-Samen, und wenn du es etwas süßer magst, etwas Ahornsirup oder Honig. Das war's. Voll gut, oder? Los geht's.

Ergibt ein 0,5-Liter-Einmachglas
500 g Himbeeren, frisch oder tiefgefroren
2 ½ EL Chia-Samen
Optional:
2 EL Honig oder Ahornsirup

Zubereitung:
Fülle die Himbeeren (und optional den Honig oder Ahornsirup) in einen mittelgroßen Topf, bring sie auf mittlerer Hitze zum Kochen und lass das Ganze etwa 5 Minuten unter Rühren köcheln.

Sobald die Beeren weich sind, pürierst du sie mit einem Pürierstab oder kurz im Mixer zu einer glatten Masse.

Jetzt gibst du die Chia-Samen dazu, rührst sie gut unter und lässt alles etwa 15–20 Minuten auf kleiner Hitze weiterköcheln. Und fertig.

Fülle die Marmelade in das Einmachglas und lass den Deckel noch offen. Beim Abkühlen wird sie noch etwas eindicken. Sobald die Marmelade kalt ist, stellst du sie in den Kühlschrank. Dort hält sie sich, wenn sie überhaupt so lange überleben sollte, mindestens eine Woche.

HAUPTGERICHTE

Was ist eigentlich ein Hauptgericht? Eins, bei dem viel auf dem Teller liegt? Oder eins, das aus mindestens drei Komponenten besteht? Fleisch, Gemüse, Kartoffeln? Oder eins, das zwischen Vor- und Nachspeise serviert wird? Für mich hat ein Hauptgericht in erster Linie eine Aufgabe: Es stillt meinen Hunger, macht mich zufrieden und satt. Deshalb kann mein Hauptgericht je nach Hunger auch mal klein sein, vielleicht nur aus Gemüse bestehen oder ein Müsli sein. Ich höre auf meinen Bauch, denn er sagt mir, was er braucht.

SALAT

DER BASISSALAT

Ein Salat ist ein Hauptgericht. Du kannst ihn essen, wann du magst, auch morgens. Salat besteht immer aus grünen Blättern: Blattsalat, Romanasalat, Frisée oder Lollo Bianco. Du kannst jede Sorte einzeln essen oder verschiedene Sorten mischen. Ein Salat ist schnell gemacht. Salatmischung + Dressing deiner Wahl = fertig. Sättigender wird es, wenn du noch dein Lieblingsgemüse wie geschnittene Paprika, Gurke oder Tomate oder ein Topping wie Kidneybohnen, Thunfisch, gekochtes Ei oder Hühnerbrust vom Abendessen zuvor dazugibst. Frische Kräuter oder fein geschnittenes Gerstengras geben deinem Salat zusätzliche Nährstoffe und eine besondere Note. So kann dein Salat jeden Tag ein bisschen anders aussehen und schmecken. Solltest du schon Salatexperte sein, findest du hier aber auch noch einige Rezepte, die mal ein bisschen anders sind.

Zubereitung eines Salates:
Wenn das Dressing bereits in der Salatschüssel zubereitet wurde, gibst du jetzt die restlichen Zutaten wie Salatblätter, Gemüse, Kerne, Früchte, Käse, Fisch oder Fleisch, knuspriges Brot oder Croûtons darüber und vermengst alles gut miteinander, damit auch wirklich alles mit dem Dressing bedeckt oder zumindest in Kontakt gekommen ist.

Sensiblen Salat wie Kopf- oder Feldsalat, der recht schnell unter einem Dressing weich und matschig wird, solltest du am besten erst kurz vor dem Servieren dazugeben. Fleisch oder Fischstreifen machen sich auch sehr schön als Krönung oder Beilage, schau mal bei meinem Rezept Lachs mit Zucchini und Couscous. Eine Avocado eignet sich gut für einen cremigen Salat wie beim Salat mit Orange, Avocado und Petersilie oder aber auch als direkte Grundlage für ein Dressing. Probier doch mal den grünen Avocado-Dip.

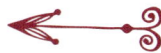 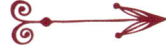

SALAT-VARIANTEN

Wildkräuter mit Himbeeren

200 g Wildkräutermischung, waschen und abtropfen lassen

100 g Himbeeren, frisch oder aufgetaut

2–3 EL Kürbiskerne

1–2 Lauchzwiebeln, in dünne Ringe schneiden

1 cm frische Kurkuma schälen und fein hacken oder im Mörser mit Salz, Pfeffer und Olivenöl zermahlen – alternativ ½ TL Kurkuma, gemahlen, zum Dressing geben.

Dazu passt gut das Balsamico-Dressing.

Rucola mit Mango und Feta

200 g Rucola – alternativ Feldsalat oder Wildkräutermischung

1 Mango, schälen und würfeln

1 Feta, würfeln

1 Handvoll Cashewnüsse, grob hacken

Zubereitung:

Dressing und Salat in eine große Schüssel geben, mit einem Holzbesteck gut durchmischen und ab damit auf einen Teller. Schneide dir eine Scheibe von deinem selbstgebackenen Brot ab, streiche dir ein Pesto oder einen Dip darauf und – bon appétit.

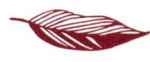

DRESSINGS

Damit du dich nicht jeden Tag mit einem Essig-und-Öl-Dressing zu deinem Salat begnügen musst, gebe ich dir hier eine Handvoll Dressings an die Hand, die sich bewährt haben und zu den Salatrezepten in diesem Kapitel hervorragend passen.

Auch hier gilt die Devise: Bleibe frei. Wenn du keinen Balsamico magst oder verträgst, versuche dich stattdessen mal an Apfelessig oder einer Zitronen-Öl-Kombination, füge frische Kräuter, Lauchzwiebeln und Gewürze nach deinem Gusto hinzu oder lass Zutaten weg, die dir nicht schmecken. Dafür brauchst du dir nicht einen Schrank voller unterschiedlicher Öle, Essig-Varianten, eine ganze Bandbreite an Gewürzen und einen Kräutergarten anzulegen. Taste dich Schritt für Schritt an deinen Geschmack heran und nimm meine Ideen als Orientierung oder Stütze, statt sie als eine Regel oder ein Muss zu verstehen.

Die Zubereitung eines Dressings läuft zum Beispiel so ab:

Bereite deine Zutaten für das Dressing vor. Schäle und zerkleinere Zwiebeln, Knoblauch, eine Avocado, frische Kräuter, zerstoße Gewürze im Mörser und hab Salz, Pfeffer und Öl zum Abschmecken parat. Gib alle Zutaten in eine Salatschüssel (oder gegebenenfalls in den Mixer, wenn du sie pürieren möchtest) und verrühre alles, so dass die unterschiedlichen Aromen freigesetzt werden und sich miteinander verbinden können. Hast du das Dressing in einer separaten Schüssel, einer Schüttelflasche oder im Mixer zubereitet, gießt du es über den Salat und mischst alles gut durch, damit alle Bestandteile mit dem Dressing bedeckt werden. Hierfür kannst du den Salat gut mit deinen Händen durchmengen – oder du nimmst ein Salatbesteck.

BALSAMICO-DRESSING

1 Prise Meersalz
frisch gemahlener schwarzer Pfeffer
3 EL Balsamico-Essig
3 EL Olivenöl, extra vergine

ZITRONEN-OLIVENÖL-DRESSING

1 Prise Meersalz
frisch gemahlener schwarzer Pfeffer
Saft von ½ Zitrone
4–5 EL Olivenöl, extra vergine
Optional:
1 Handvoll Basilikumblätter

MINZE-DRESSING

1–2 Knoblauchzehen
1 Handvoll Minzblätter – alternativ
frischer Thymian
Saft von ½ Limette
1 Prise Meersalz
2–3 EL Apfelessig
3 EL Olivenöl, extra vergine

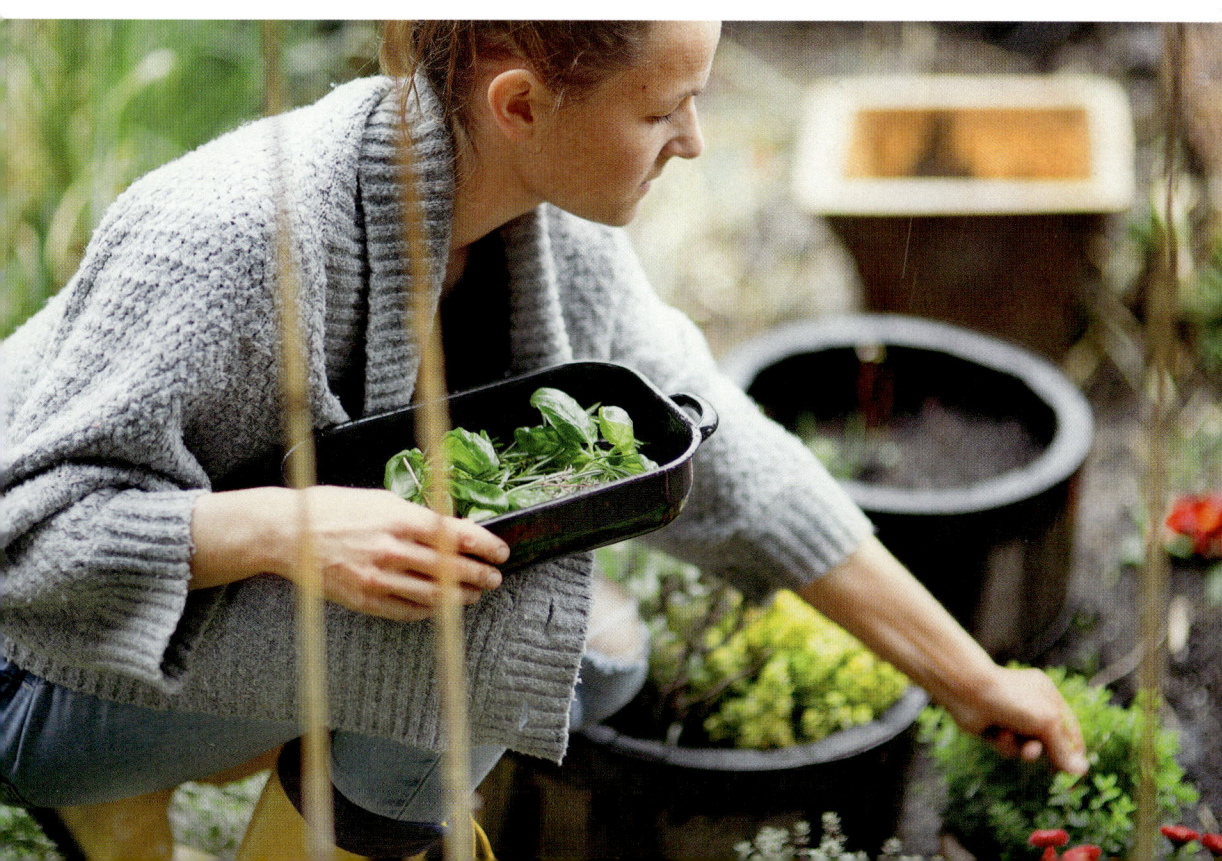

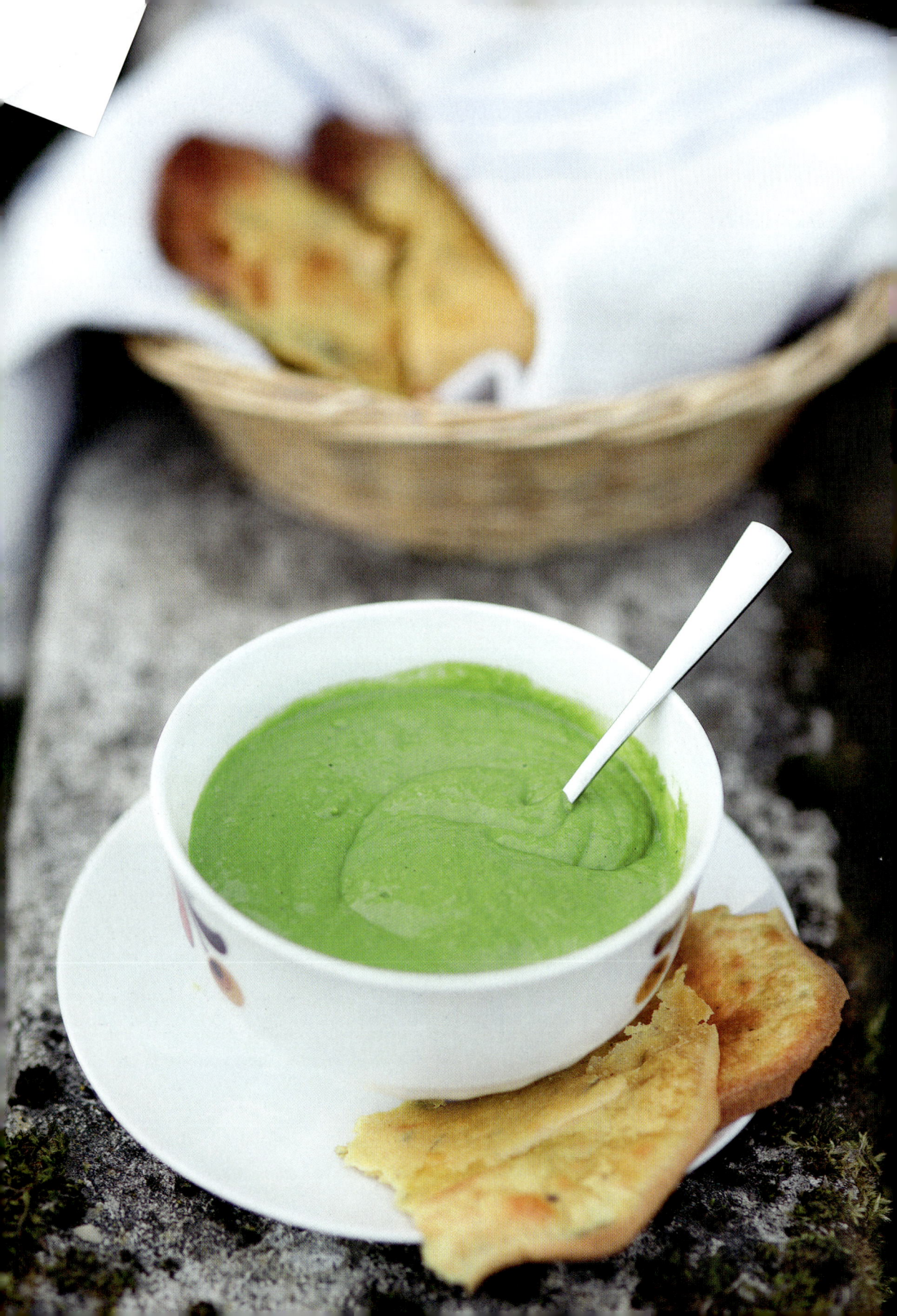

DER GRÜNE AVOCADO-DIP

Ergibt eine große Portion

1 Avocado

jeweils 1 Handvoll Petersilie und Koriander oder etwa 2 Handvoll von einer
Sorte.

1–2 Knoblauchzehen

½ TL Meersalz

½ Zitrone und Limette, Saft und Fleisch.
Um herauszufinden, wie sauer du dein
Dressing oder deinen Dip magst, fang mit
etwas Saft an und füge den Rest hinzu,
wenn es dir nicht reicht.

2–3 EL Olivenöl, extra vergine

50–60 ml Wasser

Optional zusätzlich:

1 Handvoll Nüsse deiner Wahl, z. B.
Cashewnüsse oder Pistazien

etwas Kurkuma, unterstützt auch die
Farbkraft

½ Jalapeno (oder grüne Chilischote)

Zubereitung:

Die Zubereitung ist kinderleicht und
macht auch unseren Kids Spaß – und
das Ergebnis wird schön grün. Die
Avocado halbieren, den Kern herausnehmen und mit einem Esslöffel die
Avocado aus der Schale heben. Die Petersilie und/oder den Koriander waschen, den Knoblauch schälen, die Zitrone oder auch Limette halbieren und
den Saft einer Hälfte auspressen. Du
kannst auch die Schale einer Zitronen-
oder Limettenhälfte abschneiden und
das Fruchtfleisch benutzen. Gib alles
zusammen in einen Häcksler, Mixer
oder eine Küchenmaschine (oder nimm
den Pürierstab) und lass es für etwa
45–60 Sekunden auf hoher Stufe laufen, bis alles richtig cremig und ge-
schmeidig geworden ist.

Verwendung:

Der grüne Avocado-Dip passt perfekt
zu Gemüse, Fisch oder als Aufstrich zu
frischem Brot. Für ein Salatdressing
kannst du noch etwas mehr Wasser
hinzufügen, wenn du es flüssiger vorziehst. Hmmm … grün und einfach
yummy! Reste kannst du in einem De-
ckelglas im Kühlschrank aufbewahren.

Als Salat-Dressing passt es super zu einem schnellen *Wildkräuter-* und Feldsalat mit Möhre, dazu eine Scheibe
Zucchinibrot. Auch zu einem leichten,
sommerlichen Quinoa- oder Couscous-
Salat schmeckt diese Mischung hervorragend.

SALATREZEPTE

SALAT MIT ORANGE, AVOCADO UND PETERSILIE

Achtung, es kann bitter werden. Aber bitter macht fröhlich. Oder wie war das noch mal?

Wenn dir der Radicchio zu bitter ist, nimm noch eine Orange hinzu, um dem Bitteren entgegenzuwirken. Oder du tauschst den Radicchio gegen eine mildere Salatsorte, wie zum Beispiel Kopf- oder Eisbergsalat oder auch Fenchel.

Die Avocado macht das Ganze schön cremig, die Orangen saftig und fruchtig.

Bitterstoffe sind sehr förderlich für deine Verdauung. Sobald deine Zunge »bitter« meldet, werden deine Verdauungsorgane angeregt, Verdauungssäfte und -enzyme zu produzieren, die wiederum dafür sorgen, dass die Nährstoffe in deinem Körper verwertet werden können. Außerdem regen Bitterstoffe die Entgiftungsfunktion deiner Leber an. Funktioniert die Verdauung, profitiert dein ganzer Körper, denn alle Funktionen sind miteinander verbunden und beeinflussen sich gegenseitig.

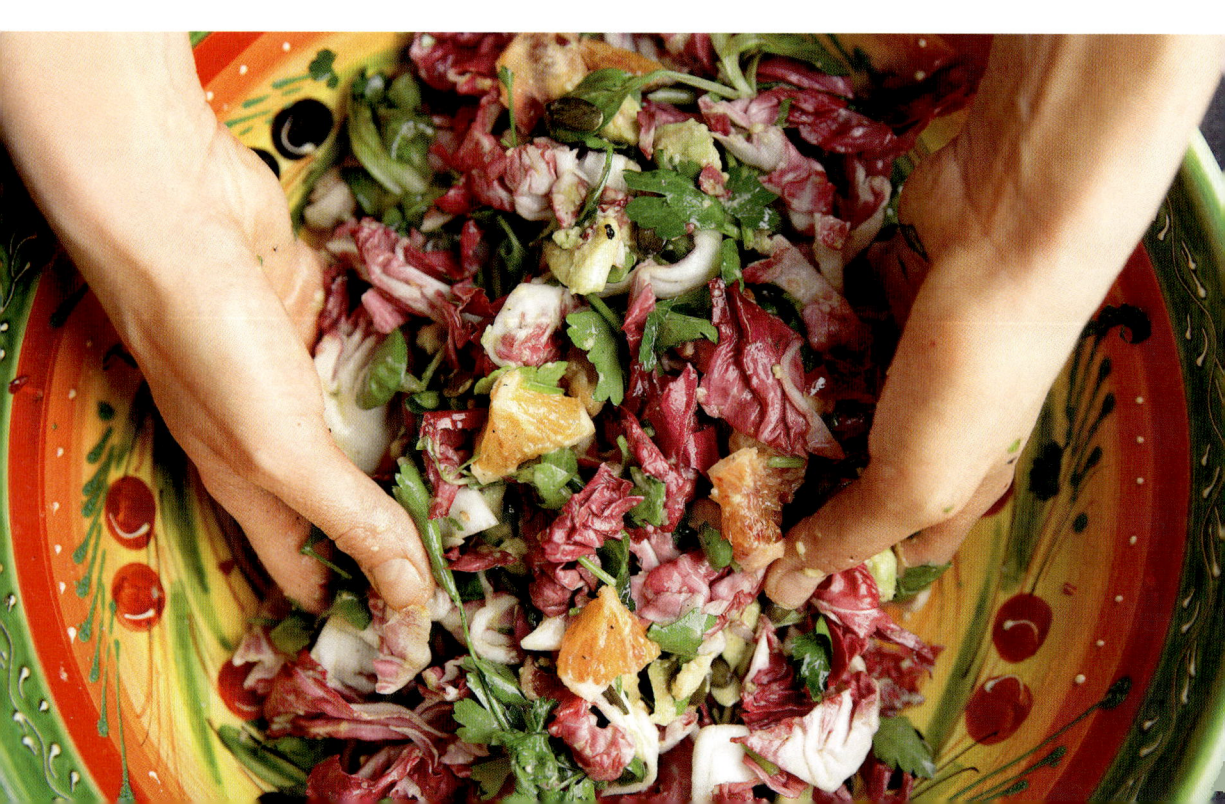

Dieser Salat ist sehr simpel. Alles, was du zu tun hast, ist: Zutaten vorbreiten, in eine Schüssel geben, gut mischen und hopp – mit der Gabel in den Mund. Ein bitterer, frischer und farbenfroher Salat.

150 g Feldsalat
100 g Radicchio
3 Orangen oder Blutorangen, schälen, vierteln und in dünne Scheiben schneiden
1 Avocado, Schale und Kern entfernen, würfeln
1 EL Kürbiskerne
1–2 Handvoll frische Petersilie, grob hacken

Dazu passt:
Das *Zitronen-Olivenöl-Dressing*

Zubereitung:
Zuerst wäschst du den Salat und lässt ihn abtropfen. Dann schneidest du den Radicchio in Streifen. Bereite alle Zutaten nacheinander vor und gib sie in eine große Salatschüssel. Rühre gut durch, damit alles mit deinem *Zitronen-Olivenöl-Dressing* in Verbindung kommt. Jetzt nur noch anrichten und genießen.

Dieser Salat braucht keine Unterstützung, passt aber zum Beispiel toll zu einer ofenfrischen *Spinat-Bacon-Quiche.*

MAROKKANISCHER MÖHRENSALAT

Ich bin begeistert von der orientalischen und auch asiatischen Küche, weil die Gerichte meist so ein breites Geschmackserlebnis bieten. Durch die vielen unterschiedlichen Gewürze und Kräuter, die in einem einzigen Gericht miteinander kombiniert werden, können sie im Verbund stark auftreten.
Diese Küche kann unter Umständen für einige »Kochanfänger« und »Geschmackseinsteiger« zu intensiv und überfordernd erscheinen. Für deine Geschmacksknospen, Sinne, Organe und dein Lebensgefühl sind sie aber ein bunter, fröhlicher Zirkus.

Für 2 Personen
250 g junge Möhren
1 TL Kümmelsamen
1 getrocknete Chili

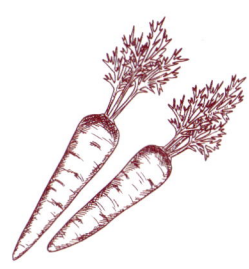

1 Prise Meersalz

½ TL schwarze Pfefferkörner

1 Knoblauchzehe, schälen und in feine Scheiben schneiden

2 Zweige Thymian, Blätter vom Stiel zupfen

3 EL Olivenöl, extra vergine

2 EL Rot- oder Weißweinessig

½ Orange

½ Zitrone

1–2 reife Avocados, aus der Schale lösen und in Scheiben schneiden

1 Handvoll Salatblätter, z.B. Feldsalat, Rucola, Romana

1 Schale Kresse

Optional zusätzlich:

wahlweise 1 TL Sesam, Kürbiskerne, Leinsamen oder Flohsamen kurz anrösten und zum Schluss über den Salat geben

4 EL Joghurt oder Quark

Zubereitung:

Heize den Ofen auf 175 °C Umluft vor. Bring Wasser in einem mittelgroßen Topf zum Kochen, gib etwas Salz dazu und koche darin deine Möhren für etwa 10 Minuten leicht gar, bevor du sie in einem Sieb abschüttest.

Während die Möhren kochen, gibst du Kümmelsamen, Chili, Salz, Pfefferkörner, Knoblauch und Thymian in einen Mörser und zerstößt alles so lange, bis es sich miteinander verbunden hat. Gieße 1 EL Olivenöl und 1 EL Essig darüber und vermenge alles weiter miteinander, bis eine Art Paste entsteht.

Fülle die Möhren in eine feuerfeste Bratpfanne oder Ofenform und verteile die Gewürzpaste darüber. Wichtig ist, dass du die Möhren marinierst, solange sie noch dampfend heiß sind. Sie bekommen damit ein intensives Aroma, und gleichzeitig stellt die Paste bereits einen Teil deines Salatdressings dar.

Lege nun die Orangen- und Zitronenhälfte mit der Schnittseite zu den Möhren in die Pfanne bzw. Form und backe alles für etwa 20–30 Minuten im vorgeheizten Backofen, bis alles gar und goldbraun geworden ist. Orange und Zitrone geben ihren Saft langsam ab und vollenden damit selbständig dein Dressing.

Während die Möhren im Ofen fertig braten, löst du die Avocados aus der Schale, entfernst den Kern, schneidest sie in Streifen und gibst sie in eine Salatschüssel.

Nimm die Orangen- und Zitronenhälften vorsichtig aus dem Ofen – Achtung! Sie sind sehr heiß! – und presse den restlichen Saft in eine weitere Schüssel. Gib die übrigen 2 EL Olivenöl und Essig darüber, würze mit Salz und Pfeffer und rühre alles gut unter. Wenn die Möhren fertig sind, holst du sie aus dem Ofen und plazierst sie über den Avocado-Streifen. Gib nun dein Dressing über deinen Salat, vermische alles gut und schmecke ihn ab. Vergiss nicht den Sud, der in der Ofenform ist. Jetzt fehlen noch die gemischten Salatblätter, die du erst grob in mundgerechte Stücke reißt, in die Salatschüssel gibst und untermischst.

Jetzt ist dein Marokkanischer Möhrensalat fertig und bereit zum Anrichten. Wenn du magst, kröne ihn noch mit etwas Joghurt oder Quark und ein paar Tropfen Olivenöl und Thymianblättern.

Dazu passt zum Beispiel dazu:
Das Flocken-Samen-Nuss-Kerne-Brot
Farinata
Marokkanische Lammkoteletts

SALATE ZUM MITNEHMEN

Du kannst auch deinen grünen Salat hervorragend mitnehmen.
Ein Salat aus Couscous, Bulgur, Hirse, Quinoa, Reis oder Hülsenfrüchten, wie zum Beispiel das bekannte frische, aus dem arabischen Raum stammende Taboulé, hat aber den Vorteil, dass er sogar noch leckerer wird, wenn du ihn einen Tag vorher zubereitest. Er ist also der perfekte Unterwegs-Salat.
Ich habe dir hier einige Varianten zusammengestellt. Bei deinem nächsten Picknick im Park, am Fluss oder in den Bergen ist mit so einem Salat nicht nur die Aussicht schön, sondern auch die Füllung deiner Vorratsdosen.

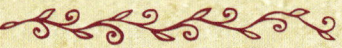

KOCHTIPP Getreide & Co.
Quinoa, Couscous, Bulgur, Reis oder Hirse – kochen

Für Salate kochst du Getreide und Körner am besten vor und lässt sie dann abkühlen. Wie du die verschiedenen Sorten am besten zubereitest, zeige ich dir hier:

Quinoa

Den Quinoa spülst du in einem Sieb so lange gut mit Wasser durch, bis das Wasser klar ist.

Dann gibst du 1 EL Olivenöl in einen kleinen bis mittelgroßen Topf. Optional dünstest du darin etwas gehackte Zwiebel auf mittlerer Stufe glasig. Dann den Quinoa in den Topf geben und unmittelbar gut umrühren, damit nichts anklebt oder anbrennt. Wenn alles gut verrührt ist, gießt du so viel Brühe oder Wasser darüber, bis alles damit bedeckt ist.

Quinoa braucht nicht lange. Bereits nach etwa 12–15 Minuten nimmst du es vom Herd und lässt es noch einmal 10 Minuten quellen.

Tipp: Wenn du direkt mehr kochst, als du für das Gericht benötigst, kannst du den Rest für dein nächstes Frühstück verwenden.

Couscous:

Couscous vorzubereiten ist supereinfach und geht superschnell. Du gibst deinen Couscous in eine Schüssel und gießt so viel warmes bis heißes Wasser (oder Brühe) darüber, bis er bedeckt ist, und lässt ihn für 5–10 Minuten quellen.

Wenn er noch mehr Flüssigkeit benötigt, gießt du noch etwas nach.

Am Ende noch mit einem Holzlöffel oder einer Gabel auflockern und nach Geschmack und Bedarf würzen, dann anrichten.

Tipp: Du kannst Couscous auch mit Milch und somit süß kochen und zubereiten. Dafür die Milch zum Kochen bringen und über das Couscous gießen, danach wie oben quellen lassen. Anschließend beispielsweise mit ½ TL Zimt oder Vanille würzen und mit Obst essen.

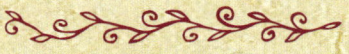

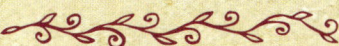

Bulgur:

Bulgur kannst du auf zwei Varianten zubereiten.

Variante 1 – quellen lassen:

Gib den Bulgur in eine Schüssel und gieße genügend kochendes Wasser oder kochende Brühe darüber, so dass alles bedeckt ist, und lass ihn zugedeckt für 30–45 Minuten quellen.

Variante 2 – kochen:

Gib den Bulgur in einen Topf und übergieße ihn mit Wasser oder Brühe. Bring das Ganze auf mittlerer Hitze zum Kochen und lass es dann weitere 10–15 Minuten köcheln.

Danach nach Belieben und Rezept würzen und warm oder kalt zum Beispiel zu Salaten, warmen Hauptspeisen oder Obst genießen.

Reis:

Du gibst 1 EL Olivenöl in einen mittelgroßen Topf (wenn gewünscht etwas gehackte Zwiebel dazugeben und auf mittlerer Stufe glasig dünsten), dann den Reis und rührst gut um, damit nichts anklebt oder anbrennt. Kurz andünsten. Wenn alles gut verrührt ist, gießt du so viel Brühe oder Wasser darüber, bis der Reis damit bedeckt ist. Lass den Reis unter regelmäßigem Rühren für etwa 15 Minuten leicht köcheln. Wenn die Flüssigkeit verkocht ist, gießt du noch etwas nach. Dann stellst du deinen Herd auf die kleinste Stufe, legst ein sauberes Küchentuch zwischen Topf und Deckel und lässt den Reis noch einmal etwa 10 Minuten weitergaren. Danach beiseitestellen. Dort kann er noch weiter ziehen, bis er gegessen werden soll. Bei Bedarf mit einem Holzlöffel oder einer Gabel vor dem Servieren auflockern.

Hirse:

Hirse ist genauso einfach in der Zubereitung wie schon ihre Vorgänger.
Du wäschst sie unter heißem Wasser und kochst sie danach mit der drei- bis vierfachen Menge an Wasser, Brühe oder Milch. Nach etwa 10 Minuten ist sie gar gekocht, und du kannst sie für Salate, als Beilage zu Fleisch-, Fisch- oder Gemüsegerichten oder auch als Frühstücksbasis oder Zutat zu Obst verwenden.

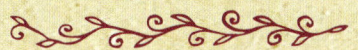
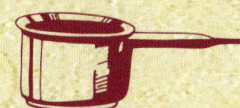

QUINOA-SOMMER-SALAT

Für 2 Personen

200 g Quinoa, vorkochen und optional leicht abkühlen lassen

200 g Cherrytomaten, halbieren

200 g frischer Spinat, waschen, ganz oder in Streifen schneiden

1 Mozzarella, in Würfel schneiden oder in mundgerechte Stücke reißen

1–2 Handvoll Mandeln oder Nüsse nach Geschmack, grob hacken

½ Zucchini, waschen, Enden abtrennen und in Streifen schneiden

½ Fenchelknolle, waschen, Strunk und Ende abtrennen und in Scheiben schneiden

2 EL Brat-Olivenöl oder Kokosöl

1–2 EL Olivenöl, extra vergine

Optional zusätzlich:

200 g Hühnerbrust, grillen oder braten, in 1 cm dicke Streifen schneiden oder würfeln

und / oder eine Handvoll Spargelenden, waschen und in Stücke schneiden

Dazu passt:

50–100 ml *Der grüne Avocado-Dip*

Zubereitung:

Koche den Quinoa vor. Währenddessen brätst du die Zucchini, den Fenchel und optional den Spargel in 1 EL Brat-Olivenöl auf mittlerer Hitze für etwa 5–10 Minuten, bis alles eine leichte Bräune hat. Wende dafür das Gemüse einige Male in der Pfanne, damit nichts anbrennt. Bevor du es in eine Schüssel gibst und zur Seite stellst, würzt du es noch mit etwas Salz, Pfeffer und einem Spritzer Olivenöl und mischst es durch. Nebenher brätst du in einer zweiten Pfanne das Fleisch mit 1 EL Brat-Olivenöl oder Kokosöl für jeweils 3 Minuten von beiden Seiten scharf an, dann lässt du es auf niedriger Hitze für weitere 10–15 Minuten zugedeckt durchgaren. Etwas Salz und Pfeffer darüberstreuen und anschließend in Streifen schneiden. Bereite *den grünen Avocado-Dip* zu, gib ihn in eine Schüssel und stell diese beiseite.

Gib die Tomaten, den Spinat, den Mozzarella und die Mandeln oder Nüsse in deine Salatschüssel, dann den warmen Quinoa, einen Teil von dem gebratenen Gemüse und dem Fleisch und vermenge alles gut miteinander.

Vor dem Servieren dekorierst du die Portionen mit dem restlichen Gemüse und dem Fleisch, beträufelst es mit etwas zusätzlichem Olivenöl und stellst den Dip zur Selbstbedienung dazu. Optional kannst du noch ein paar Zitronenscheiben dazulegen.

BULGUR- UND LINSENSALAT MIT GRANATAPFEL-KERNEN

Für 2 Personen

75 g Bulgur (glutenfreie Alternative: Hirse), vorkochen *(s. KOCHTIPP Getreide & Co.)*

75 g Linsen, gelbe oder grüne, vorkochen *(s. KOCHTIPP Linsen)*

1 Knoblauchzehe, schälen und klein hacken

1 Lorbeerblatt, frisch oder getrocknet

3 Frühlingszwiebeln, schälen und klein schneiden

1 reife Tomate, waschen und würfeln

½ rote Zwiebel, schälen und würfeln

je 1 Handvoll frische glatte Petersilie, Dill und Minze, klein hacken

2 EL Granatapfelkerne

1 Zitrone oder Limette (nach Geschmack), pressen

Zubereitung:

Bereite den Bulgur und die Linsen vor. Verfahre dabei so wie bei den *KOCHTIPPS* beschrieben. Gib beim Kochen der Linsen das Lorbeerblatt und den Knoblauch mit hinein und entnimm beides wieder, wenn die Linsen gar sind.

Während Bulgur und Linsen kochen, kannst du Zwiebeln, Tomate und Kräuter vorbereiten und in eine große Salatschüssel geben. Dann widme dich dem Granatapfel. Löse die leuchtenden Kerne heraus und stell sie für später beiseite. Du kannst auch schon die Zitrone bzw. die Limette auspressen.

Wenn der Bulgur und die Linsen fertig sind, gibst du sie zu den anderen Zutaten in die Salatschüssel und vermischst alles gut miteinander.

Füge nun auch die Granatapfelkerne hinzu und behalte 1 EL zum Anrichten und Garnieren zurück. Gieße zum Schluss noch das Olivenöl und den Zitronen- bzw. Limettensaft darüber und rühre deinen Salat gut durch.

Gib ihm noch etwa 20–30 Minuten Zeit zum Durchziehen und Entfalten der Aromen, bevor du ihn servierst.

Reiche dazu beispielsweise etwas von dem *Flocken-Samen-Nuss-Kerne-Brot* oder dem *Zucchini-Brot*.

Am nächsten Tag schmeckt der Salat beinahe noch besser, da er dann noch einmal mehr durchgezogen ist. Also freue dich auf deine nächste Mittagspause und die mitgebrachte Mahlzeit.

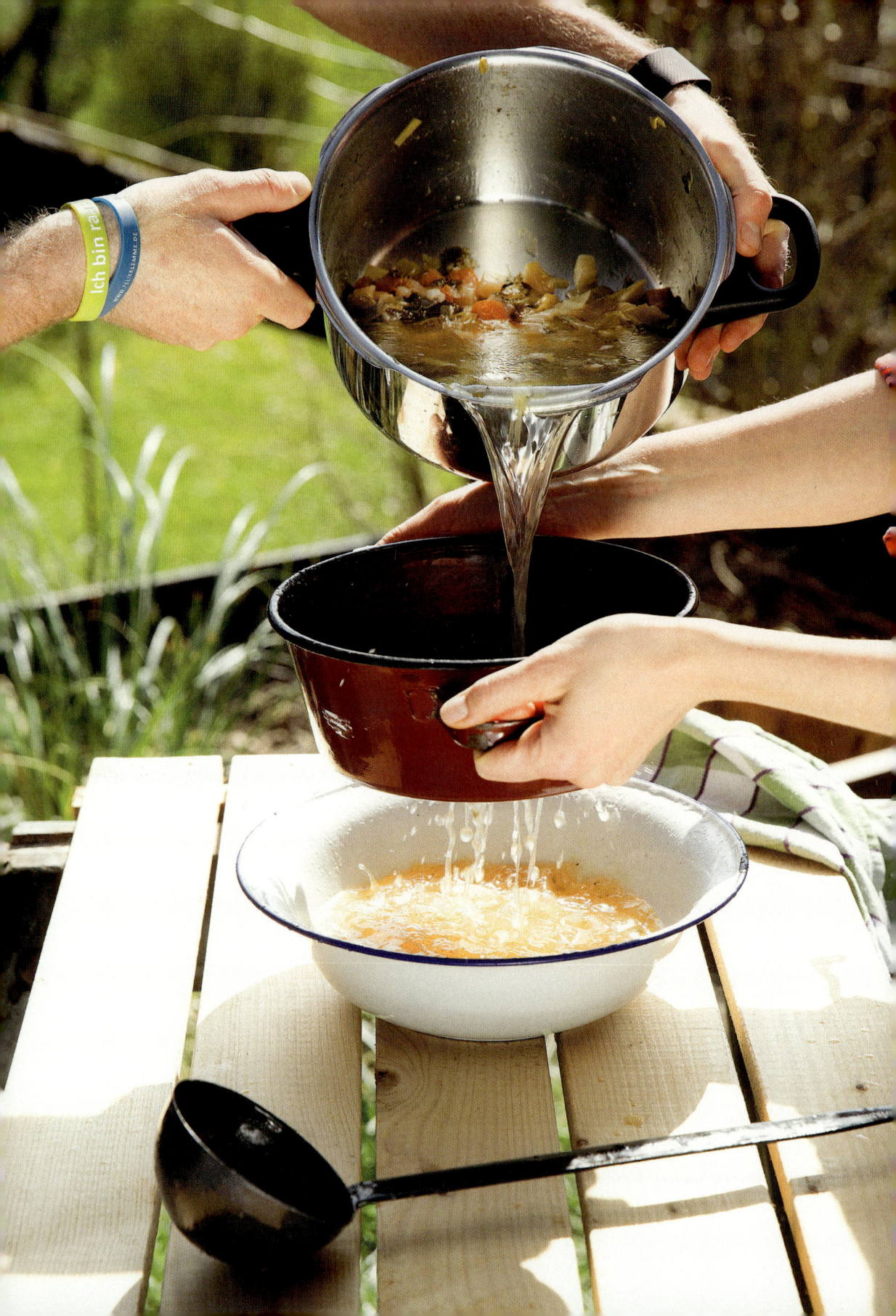

BRÜHE

Brühe sättigt und wärmt den Bauch. Traditionell wird sie kranken Menschen zur Stärkung verabreicht. Als besonders stärkend gilt Knochenbrühe. Kocht man Knochen lange, geben sie ihre wertvollen Mineralien und Aminosäuren an die Flüssigkeit ab. Wenn du schon einmal Fleischbrühe gekocht hast, wirst du sicherlich bemerkt haben, dass sie sich nach dem Abkühlen wie Wackelpudding verhält. Das passiert, weil besonders Knochen Gelatine abgeben. Gelatine (oder Kollagen) wiederum liefert dir Bausteine für dein eigenes Kollagen und unterstützt damit die Gesundheit deiner Sehnen, Knorpel, Knochen und auch deiner Haut. Zudem vermutet man, dass eine der in Kollagen enthaltenen Aminosäuren – das Glutamin – eine gesunde Darmbarriere unterstützt und ein Leaky-Gut-Syndrom mildern kann. Solltest du Knochenbrühe kochen wollen, achte wie auch beim Fleischkauf auf die Herkunft deiner Zutaten.

Es muss aber nicht immer Fleisch sein. Auch Gemüse gibt bei längerem Köcheln reichlich Vitamine und Mineralien an die Brühe ab. Außerdem ist Gemüsebrühe basisch und hilft damit, den pH-Wert in ein basisches Milieu zu bringen. Eine Brühe ist einfach eine phantastische nährstoffreiche Grundzutat für viele andere Gerichte oder einfach so zum Trinken. Egal ob aus Fleisch oder aus Gemüse.

GRUNDREZEPT BRÜHE

Fleisch-/Hühnerbrühe
Ergibt 3 Liter

je 2–3 kg Suppenfleisch und / oder Rinderknochen (Mark- und Hüftknochen, Lammknochen gehen auch) oder ein Suppenhuhn – alternativ bieten sich auch Reste von einem bereits vorher gekochten Hühnchen an wie Knochen, Fleisch oder Hautreste

2 Zwiebeln, schälen und vierteln

2 Lauchstangen, waschen, schälen, Ende abtrennen und achteln

6 Möhren, waschen, je nach Bedarf schälen, Enden abtrennen und würfeln

½ Sellerieknolle, schälen und würfeln

1 TL schwarze Pfefferkörner, ganz oder leicht im Mörser oder mit der Klingenseite eines großen Messers zerstoßen

5 Lorbeerblätter

1 Bund Petersilie

Wasser

1–3 TL Salz

2 EL Olivenöl, extra vergine

Optional zusätzlich:

½ Blumenkohl, waschen und grob zerkleinern

3–4 Knoblauchzehen, schälen, ganz oder halbieren

2–3 Chilischoten, getrocknet, ganz oder leicht im Mörser oder mit der Klingenseite eines großen Messers zerstoßen – alternativ 1 frische Schote, waschen, in dünne Scheiben schneiden*

1–2 cm Ingwer, daumendick, schälen und vierteln

Optional zusätzlich, je nach Geschmack:

½–1 TL Nelken

½–1 TL Piment

1–2 Zweige Rosmarin

Zubereitung:

Zuerst gibst du das Olivenöl in einen ausreichend großen Topf und lässt es auf mittlerer Hitze warm werden.

Dann kommen Zwiebeln, Lauch und Sellerie dazu und werden unter ständigem Rühren angedünstet. Sie sollten aber nicht zu dunkel werden, sonst bekommt deine Brühe ein störendes Röstaroma. Gib nun das Suppenfleisch oder das Huhn hinein – wenn du ausschließlich mit Knochen arbeitest, kommen diese erst später dazu – und lass es kurz von allen Seiten anbraten. Das gibt dem Fleisch und der Brühe am Ende ein leckeres Aroma.

✎→ Das kurze Anrösten des Fleisches bietet sich an, egal ob du es am Ende als Suppeneinlage oder für ein anderes Gericht weiterverwenden möchtest. Idee: Das Fleisch auf einem leckeren Stück Brot oder zu einem Salat essen.

Dann gibst du das gesamte restliche Gemüse, die Gewürze und Kräuter dazu, rührst alles gut durch und gießt so viel kaltes oder warmes Wasser darüber, bis alles gut abgedeckt ist.

Deckel drauf und zum Kochen bringen. Dann direkt die Hitze reduzieren und köcheln lassen. Das Huhn sollte in einem herkömmlichen Topf etwa 6 Stunden vor sich hin köcheln. Rind- oder Lammfleisch oder die Knochen

---

*   Wenn kleine Kinder mitessen, lass die Chilis weg.

benötigen mit etwa 12 Stunden wesentlich länger. Mit einem Schnellkochtopf verkürzt sich dieser Prozess um etwa 1/3 der Zeit, also für Geflügel auf etwa 2–3, für Rind oder Lamm auf etwa 4–5 Stunden.

Zwischendurch ist es gut, die Brühe durchzurühren und den sich an der Oberfläche absetzenden Schaum abzuschöpfen. (Das gilt nicht für den Schnellkochtopf!)

Wenn deine Brühe fertig ist, schmecke sie mit Salz und gegebenenfalls weiteren Gewürzen oder frischen Kräutern ab. Dann gießt du alles durch ein feines Sieb in einen ausreichend großen Behälter. Am besten eignen sich Gläser oder Keramikbehältnisse. Tipp: Wenn du die Brühe auf mehrere Portionen aufteilen oder einen Teil einfrieren möchtest, kannst du dies auch direkt an dieser Stelle tun.

Das Gemüse und das Fleisch kannst du entweder mit der Brühe aufbrauchen oder aber auch weiterverwerten, zum Beispiel als Beilage zu einem einfachen grünen Salat, einem Omelett oder zu einer Scheibe frisch gebackenem Brot, um dir nur drei Ideen an die Hand zu geben. Diese mit Nährstoffen vollgesogenen Lebensmittel sind auf jeden Fall viel zu wertvoll, um sie am Ende einfach zu entsorgen.

Achte aber bitte darauf, dass du alle Knochen und Knöchelchen entfernst, vor allem bei einer Hühnerbrühe.

Verwendest du deine Brühe nicht direkt, lass sie vor dem Lagern vollends abkühlen. Im Kühlschrank hält sich deine selbstgemachte Brühe ungeöffnet bis zu einer Woche.

Verwendung:

Es gibt viele Möglichkeiten, wie und wofür du deine Fleisch- oder Gemüsebrühe verwenden kannst.

1. Als klare Suppe mit und ohne Gemüse- oder Fleischeinlage.
   Das gibt Kraft bei einer Erkältung oder Grippe, bei generellem Schwächezustand und ist perfekt zur Kräftigung nach der Geburt im Wochenbett. Aber auch ohne jegliche Beschwerden oder Einschränkungen ist eine frische Brühe eine Wohltat für Körper, Geist und Seele.
   In der kalten Jahreszeit wärmt sie deinen ganzen Körper, im Sommer tut sie auch gut. Man denkt immer, wenn es heiß ist, brauchen wir etwas Kaltes, aber für den aufgeheizten Körper ist eine warme Suppe weniger

anstrengend als beispielsweise ein eiskaltes Glas Wasser. Menschen in südlichen Ländern machen es uns vor.

2. Brühe eignet sich auch wundervoll dafür, beispielsweise Couscous, Quinoa, Reis oder Hirse zuzubereiten. Das Getreide erhält damit direkt ein volles Aroma (siehe auch *KOCH-TIPP Getreide & Co.*).

3. Du kannst deine Brühe auch verwenden, um Gemüse zu schmoren.

4. Gib bei Saucen wie einer kräftigen, vollmundigen Bolognese oder einer guten Tomatensauce etwas Brühe dazu und lass sie mit einkochen.

5. Größere Mengen eignen sich super für Suppen, Eintöpfe oder zum Beispiel auch Currys.

6. Du kannst deine Brühe auch ganz einfach trinken. Warm oder kalt. Schließlich steckt das Beste vom Besten in ihr.

Du siehst, eine Brühe ist nicht nur eine Brühe. Langweilig ist sie nie, gleich schmecken muss sie ein zweites Mal auch nicht. Sie ist unendlich gesund und stärkend, deine Kinder mögen sie garantiert auch (besonders mit Buchstabennudeln und ein paar Erbsen oder auch frischen Maultaschen, Mark- oder Grießklößchen), und sie bietet dir etliche Verwendungsmöglichkeiten.

Anmerkung: Je mehr Zeit du der Brühe und dem Fleisch gibst, desto einfacher löst sich das Fleisch von den Knochen, und du selbst hast am Ende weniger Arbeit damit. Es fällt wortwörtlich von den Knochen ab, und du brauchst sie nur noch herauszufischen. Beim Suppenhuhn bietet es sich jedoch an, die Brühe durch ein Sieb abzugießen und die einzelnen teils winzigen Knöchelchen dann penibel zu suchen und herauszunehmen.

Schnellkochtopf oder nicht?

Wir nehmen zum Brühekochen gerne einen Schnellkochtopf. Ein normaler Topf tut es aber auch. Deine Brühe braucht dann eben etwas länger, was keineswegs schadet. Im Gegenteil: Je mehr Zeit sie zum Köcheln und Ziehen hat, desto reichhaltiger an Nährstoffen wird sie am Ende sein.

Das nährstoffreiche Fett der Rinderknochen, das sich beim Abkühlen der
Brühe an der Oberfläche absetzt, kannst du super verwenden, um Gemüse darin zu braten. Das gibt ein tolles Aroma. Dazu einfach abschöpfen,
im Kühlschrank aufbewahren und innerhalb der nächsten Tage aufbrauchen oder einfrieren.

Gemüsebrühe

Eine Gemüsebrühe ist geringer im
Aufwand als eine Fleischbrühe und benötigt weniger Zeit, da kein Fleisch
durchgaren muss. Auch Gemüsebrühe
ist ein wunderbares Gericht für sich allein, oder um sie wie oben beschrieben
für andere Gerichte weiterzuverwenden. Welches Gemüse du für deine
Brühe verwendest, steht dir komplett
frei. Je nach Saison kannst du reinwer-
fen, was dir gerade in den Sinn kommt.
Die Zubereitung deckt sich mit der
einer Fleischbrühe, aber eben ohne
Fleisch. Du musst nicht pulen, Knochen suchen und heraussammeln. Somit kannst du auch gut eine Gemüsebrühe aufsetzen, wenn die Zeit knapp
ist. Gesund, wohltuend und kräftigend
ist auch diese. Keine Frage.

Ergibt 3 Liter
Gemüse nach Lust und Laune, nach
Saison und Region

Ein Beispiel:
3 Zwiebeln, schälen und vierteln und in
Scheiben schneiden
2 Lauchstangen, waschen, schälen,
Enden abtrennen und achteln
6 Möhren, waschen, je nach Bedarf
schälen, Enden abtrennen und in Würfel
oder Scheiben schneiden
½ Sellerieknolle, schälen und würfeln
1 TL schwarze Pfefferkörner, ganz oder
leicht im Mörser oder mit der Klingenseite
eines großen Messers zerstoßen
5 Lorbeerblätter
1 Bund Petersilie
1–2 cm frische Kurkuma, daumendick,
schälen und in Scheiben schneiden oder

klein hacken – alternativ 1 TL Kurkuma,
gemahlen
2 EL Olivenöl, extra vergine
Wasser

Wenn du eine scharfe, würzige Brühe
oder Suppenbasis haben möchtest:
3–4 Knoblauchzehen, schälen, ganz
verwenden oder halbieren
2–3 Chilischoten, getrocknet, ganz oder
leicht im Mörser oder mit der Klingenseite
eines großen Messers zerstoßen – alternativ 1 frische Schote, waschen und in
dünne Scheiben schneiden*
1–2 cm Ingwer, daumendick, schälen und
vierteln

Optional zusätzlich:
1 Zucchini, waschen, vierteln und in
Scheiben schneiden
½ Blumenkohl, waschen und die Röschen
vom Stengel trennen
1 Pastinake oder Petersilienwurzel,
schälen und in Scheiben schneiden
1 Gelbe Bete, schälen, vierteln und in
Scheiben schneiden

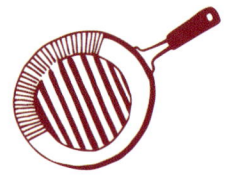

Zubereitung:
Geh genauso vor wie bei der Fleisch-
und Hühnerbrühe beschrieben. Lass
die Schritte aus, die das Fleisch und die
Knochen betreffen. Gib der Brühe
mindestens ½ bis 1 Stunde Zeit. Besser
ist es, sie noch länger (2–4 Stunden) leise köcheln zu lassen. Erst am Ende salzen und abschmecken.
Um die Brühe in Gläsern aufzubewah-
ren, weiterzuverwenden oder einzu-
frieren, gießt du sie durch ein Sieb in
ein oder mehrere Gläser und lässt sie
vor dem Lagern gut abkühlen.

Das zurückbleibende Gemüse kannst
du essen – als Suppeneinlage in deiner
frisch zubereiteten Brühe oder separat,
beispielsweise zu einem frischen Salat,
im *Omelett,* zu einer Scheibe Brot, in einer Tomatensauce mit Gemüseeinlage,
einer Frittata, du kannst es in *Hackbäll-*
chen verwerten oder als Beilage zu
Fisch oder Fleisch essen.
Für eine Weiterverarbeitung innerhalb
der nächsten 2–4 Tage hält sich das gekochte Gemüse im Kühlschrank, ansonsten kannst du es für später auch
einfrieren. So hast du, wenn es mal
schnell gehen muss, jederzeit eine ferti-
ge Portion Gemüse zur Hand, die lecker und nährstoffreich ist.

---

*   Wenn kleine Kinder mitessen, lass die Chilis weg.

EINTOPF

Die einen nennen es »Eintopf«, die anderen »Suppe mit ganz viel drin«. Was das »ganz viel« ist, richtet sich ausschließlich nach deinem Geschmack, denn der Eintopf ist ein Alleskönner. Egal ob auf Fleisch- oder Gemüsebrühe-Basis – fast alle Gemüsesorten finden »in einem Topf« ein gemütliches Zuhause und liefern dir eine nahrhafte, sättigende Mahlzeit.

Wirf einen Blick in deinen Kühlschrank. Was ist noch da? Zucchini, Möhren, Kohl, Fenchel oder frische grüne Bohnen? Im Vorratsschrank sind noch ein paar Kartoffeln und Zwiebeln oder eine Dose weiße Bohnen? Oder hast du im Tiefkühlfach noch grüne Erbsen oder eine asiatische Gemüsemischung? Wunderbar. Du kannst dich natürlich auch auf dem Markt oder in der Gemüseabteilung des Supermarktes inspirieren lassen und einkaufen, wonach dir der Sinn steht. Mische verschiedene Gemüsesorten – es darf natürlich auch nur eine einzelne Gemüsesorte sein –, ergänze deinen Eintopf mit Linsen (die recht schnell gar werden) oder (Buchstaben-) Nudeln, Suppenfleisch, Markklößchen oder Maultaschen oder kombiniere alles auf einmal. Ich liebe Gerichte, die Freiheit und Phantasie bedeuten.

ALLESKÖNNER EINTOPF

Ich möchte dir den Eintopf als ein weiteres einfaches und immer wieder neu zusammenstellbares Gericht nahelegen. An dieser Stelle gibt es deshalb kein klassisches Rezept, sondern eine Anleitung im Baukasten-Prinzip, die es dir ermöglicht, selbst aus ein paar verwaisten Gemüseresten in deinem Kühlschrank etwas Leckeres zu zaubern. Das ist doch mehr als ein Rezept, oder?

Du weißt nicht recht, wie du anfangen sollst? Okay. Die Basis ist eine Brühe. Wenn es ganz schnell gehen muss und du keine selbstgekochte Fleisch- oder Gemüsebrühe vorrätig hast, nimm gekörnte Brühe aus dem Glas, ABER achte darauf, dass diese Brühe keine fiesen Zutaten wie Geschmacksverstärker oder Aromen enthält! Guck mal im Bio-Regal.

Was kommt rein? Es passen gut zusammen:

- Möhren, Kartoffeln, Erbsen und Lauch (+ eine Handvoll rote Linsen)
- Fenchel, weiße Bohnen, Tomaten und ein paar Suppennudeln
- Weißkohl, Chili, Paprika und grüne Bohnen
- Mangold, Zwiebeln, Süßkartoffeln und Kichererbsen (+ Chili)
- Brokkoli, Lauch, Bohnen, Kohlrabi und ein paar Maultaschen

Frische Kräuter runden deinen Eintopf ab. Gib sie zum Schluss dazu, so behalten sie ihre Nährstoffe. Du kannst auch Champignons würfeln oder frischen Spinat in Streifen schneiden und kurz vor Ende der Kochzeit in die heiße Suppe geben. Alles ist erlaubt!

Zubereitung:
Erhitze die Brühe (die dafür extra frisch aufgesetzt, noch einmal aufgewärmt oder gerade aus dem Tiefkühlfach gekommen sein kann), schneide das Gemüse klein und gib es mit hinein. Füge Gewürze nach Wahl (Lorbeer, Knoblauch, Ingwer, Chili, ganze Pfefferkörner oder Zitronengras) hinzu und lass alles etwa 20–30 Minuten köcheln. Schmecke den fertigen Eintopf mit Salz und Pfeffer und einer Handvoll frischen Kräutern ab, fülle ihn in tiefe Teller und tröpfele etwas natives Olivenöl darüber.

Ein Eintopf bietet eine hervorragende Möglichkeit, saisonale und regionale Gemüsesorten zu kombinieren. Schau doch einmal im Saisonkalender in den Buchklappen nach und lass dich inspirieren!

SAUERKRAUT-GULASCH

Für 2 Personen

300 g Gulasch vom Rind

250–300 ml Sauerkraut

750 ml Gemüsebrühe

1 rote oder grüne Paprika, entkernen und
würfeln

2 Zwiebeln, schälen und würfeln

2 EL Kokosöl

½ TL Kümmel

1 EL Paprikapulver

frisch gemahlener schwarzer Pfeffer

1–2 EL Tomatenmark

½ frische rote Chilischote, in dünne
Scheiben schneiden – alternativ 1 Msp.
getrocknete Chiliflocken

¼–½ TL Meersalz

Optional zusätzlich:

2 Tomaten, würfeln

¼ Sellerieknolle, schälen und würfeln

Zubereitung:

Du benötigst für dieses Gericht zwei tiefe Pfannen bzw. zwei Töpfe.

In einer Pfanne lässt du 1 EL Kokosöl auf mittlerer bis hoher Stufe heiß werden, gibst die Zwiebeln dazu, kurz darauf das Gulasch und etwas von dem Paprikapulver und lässt es unter Rühren von allen Seiten 5 Minuten braun anbraten. Dreh die Hitze runter, rühre das Tomatenmark und den Chili unter das Fleisch und gieße einen Teil der Brühe dazu. Rühre so lange, bis sich das Tomatenmark und die Brühe verbunden haben. Gib noch eine Prise Salz und etwas frisch gemahlenen schwarzen Pfeffer darüber und lass das Gulasch weitere 20–25 Minuten auf niedriger Hitze köcheln.

Währenddessen zerstößt du die Kümmelsamen und das Paprikapulver im Mörser und brätst es in deiner zweiten Pfanne oder einem Topf mit den Paprika- und Zwiebelwürfeln in 1 EL Kokosöl auf mittlerer Hitze an. Lösche alles mit der restlichen Brühe ab und gib dann das Sauerkraut hinzu. Deckel drauf und alles für etwa 10 Minuten weiterköcheln lassen. Rühre das Kraut gut durch.

Sobald dein Gulasch durchgegart ist, gibst du es zum Sauerkraut und schmeckst alles noch einmal mit Meersalz und Pfeffer ab.

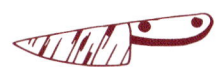

SUPPEN

Nicht jede Suppe ist ein Eintopf. Ich mag besonders die cremigen, sahnigen Suppen. Im Winter wärmen sie Bauch und Seele, im Sommer sind sie leicht und erfrischend. Und so variantenreich gemüsig.

WÜRZIGE MÖHRENSUPPE MIT KOKOSMILCH

Für 2 Personen

1 EL Kokosöl

1 Zwiebel, schälen und würfeln

2 Knoblauchzehen, schälen und klein hacken

1–2 cm Ingwer, daumendick, schälen und klein hacken

½ getrocknete Chilischote, zerdrücken

½–1 TL Currypulver

½ TL Kurkuma, gemahlen, oder 2 cm frische Kurkuma, schälen und klein hacken

3–4 Möhren, waschen und würfeln

1 Fenchelknolle, waschen und würfeln

500 ml Wasser oder Brühe

3 Stengel frischer Koriander, Stengel hacken, die Blätter für später behalten

140 ml Kokosmilch

½ TL Meersalz

1 EL Olivenöl, extra vergine

Optional zusätzlich:

1 Stengel Zitronengras, klein schneiden

frisch gemahlener schwarzer Pfeffer

Zubereitung:

Erwärme in einem Topf das Kokosöl auf mittlerer Hitze, gib dann die Zwiebeln und den Knoblauch hinein und brate alles an, bis die Zwiebeln glasig werden.

Füge Ingwer, Kurkuma, Chili und Currypulver hinzu und verrühre alles gut, bevor du schließlich die Möhren und den Fenchel dazugibst und alles gut miteinander vermengst. Lass das Gemüse 2–3 Minuten dünsten und lösche es dann mit der Brühe oder dem Wasser ab. Gib nun auch die gehackten Korianderstengel mit hinein.

Bring die Suppe zum Kochen. Dann stell die Hitze etwas runter und lass sie weitere 10 Minuten köcheln, bevor du sie vom Herd nimmst und mit einem Pürierstab oder in einem Mixer pürierst, bis sie eine glatte, cremige Konsistenz hat.

Gieße sie gegebenenfalls wieder zurück in den Topf, rühre die Kokosmilch unter und lass sie noch einmal 10 Minuten köcheln.

Schmecke sie mit Salz ab und richte sie in einer Schüssel mit etwas Olivenöl und Koriander an.

Wenn du keine Möhren magst, ersetze sie beispielsweise durch einen halben Hokkaido-Kürbis oder eine große Süßkartoffel.

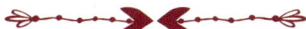

ROTE LINSENSUPPE MIT SPINAT UND ZITRONE
Für 2 Personen

1 EL Olivenöl, extra vergine, etwas zusätzlich zum Servieren

½ Zwiebel, klein hacken

2–3 Knoblauchzehen, schälen und pressen

200 g rote Linsen, waschen und abtropfen lassen

700 ml Brühe oder Wasser – oder halb und halb

¾ TL Meersalz

¼ TL frisch gemahlener Pfeffer

450 g frischer Spinat

Saft von ½ Zitrone

frische Petersilie zum Servieren

Optional zusätzlich:

mehr Wasser zum Verdünnen der Suppe

mehr Zitrone für den Geschmack

Zubereitung:

Gib das Öl in einen Topf und erwärme es auf mittlerer Hitze, füge Zwiebeln und Knoblauch hinzu und dünste alles glasig an. Nun kommen die Linsen hinein. Vermische alles gut und lösche es mit der Brühe und/oder dem Wasser ab. Bring die Suppe zum Kochen, rühre gründlich um und stell dann die Hitze wieder auf die mittlere Stufe, damit die Suppe zugedeckt 10–15 Minuten vor sich hin köcheln kann. Geh zwischendurch mit einem Holzlöffel oder Pfannenwender bis zum Topfboden, damit nichts anbrennt.

Gib den Spinat dazu und würze alles mit Salz und Pfeffer.

Nach etwa 5 Minuten nimmst du den Topf vom Herd, rührst noch einmal gründlich durch, um sicherzustellen, dass nichts am Boden haftet, und pürierst die Suppe anschließend, bis sie schön cremig ist. Wenn sie dir zu dick sein sollte, gib noch etwas Brühe oder heißes Wasser dazu. Menge vor dem Servieren noch den Zitronensaft unter. In einer Schüssel mit etwas Olivenöl, einer Zitronenscheibe und etwas frischer Petersilie kommt diese frische, cremige Linsensuppe gut zur Geltung.

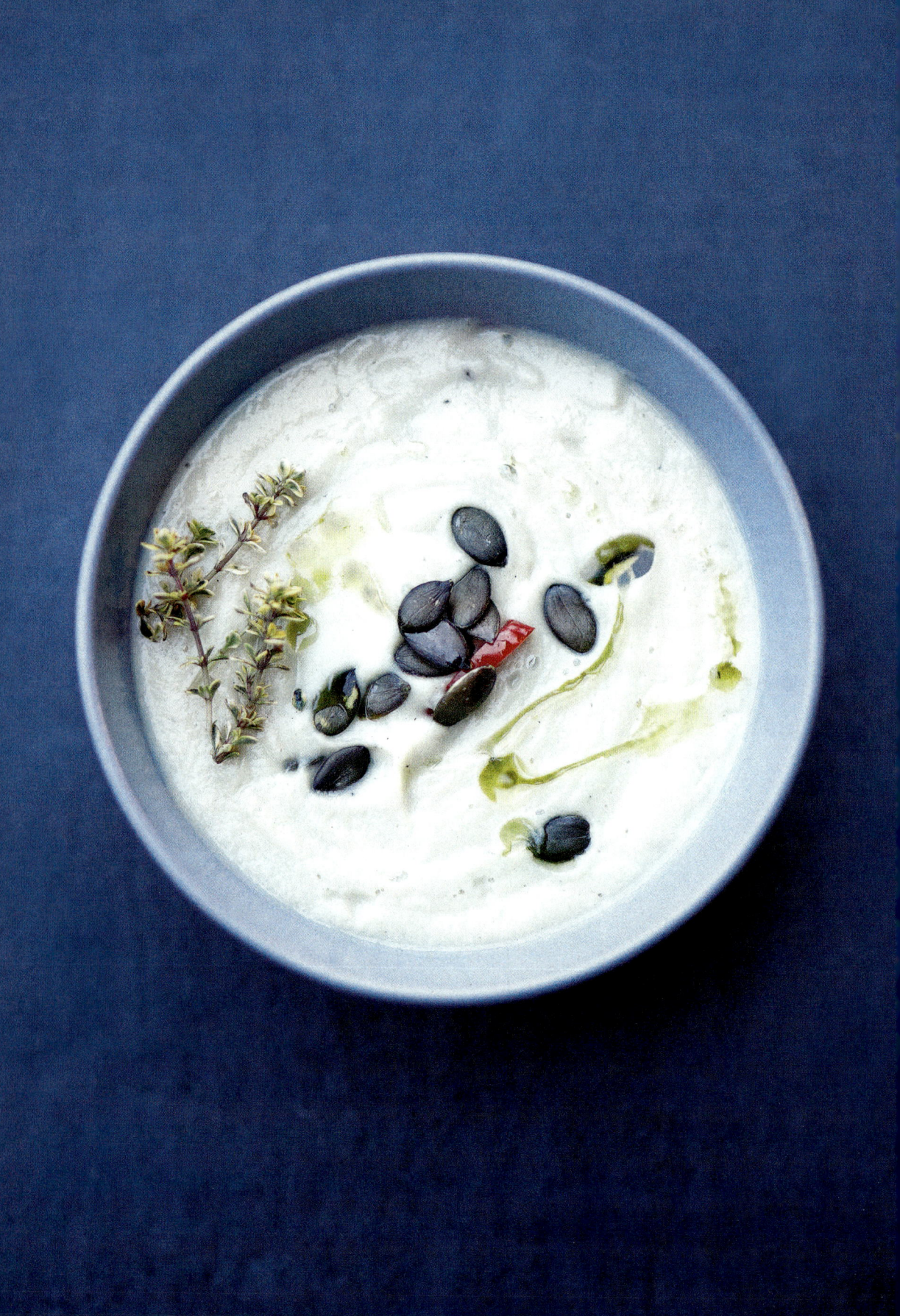

BLUMENKOHL-THYMIAN-SUPPE

2–4 Personen

1 Blumenkohl, in Röschen zerteilt

3 EL Olivenöl, extra vergine

¼ TL Meersalz

2 Zwiebeln

½ Lauch

2 Knoblauchzehen

5 Zweige frischer Thymian, wunderbar passt zum Beispiel der gelbe Zitronenthymian, 2 Zweige für später zum Servieren

300 ml Gemüsebrühe – alternativ Fleischbrühe

300 ml Wasser

Optional zusätzlich:

Saft und Schalenabrieb von 1 Zitrone

Zubereitung:

Heize den Ofen auf 200 °C Umluft vor. Zerteile deinen Blumenkohl und streiche die Röschen mit einem Pinsel und etwas Olivenöl und Salz ein. Verteile ihn großzügig auf einem Backblech und lass ihn im Ofen backen, bis er leicht karamellisiert ist. Das dauert knapp 30 Minuten. Am besten wendest du ihn zwischendurch mit einem Holzlöffel oder Pfannenwender.

In der Zwischenzeit erhitzt du das übrige Olivenöl in einem mittelgroßen Topf oder Schnellkochtopf auf mittlerer Stufe, gibst die gehackten Zwiebeln hinzu und lässt sie glasig dünsten. Dann kommen der Knoblauch und die Thymianzweige dazu. Das alles benötigt etwa 8 Minuten.

Gieße deine Brühe und das Wasser über die Zwiebeln und Gewürze, bring alles zum Kochen, stell dann die Hitze runter und lass es leise weiterköcheln.

Sobald dein Blumenkohl im Ofen fertig ist, nimmst du ihn heraus, legst ein paar Blumenkohlröschen zur Seite und gibst den Rest zu der Brühe.

Jetzt kannst du deine Suppe pürieren, bis sie eine schöne cremige, weiche Konsistenz bekommt, entweder mit dem Pürierstab oder, sofern vorhanden, im Mixer.

Wenn du Zitrone möchtest, presst du sie jetzt aus und gibst den Saft dazu. Wenn du magst, kannst du noch etwas Sahne oder die dicke Kokoscreme – die sich bei der Kokosmilch in der Dose oben absetzt – unterrühren, um es noch cremiger zu machen.

Gieße dann alles zurück in den Topf und lass die Suppe noch etwas weiterköcheln und eindicken. Mit Salz und Pfeffer abschmecken. Fertig!

Vor dem Servieren garnierst du die Suppe mit den Blumenkohlröschen, dem Thymian, einem Spritzer Olivenöl und etwas Zitronenabrieb.

CURRY

Currys, die indischen Eintöpfe, sind wahre Verwandlungskünstler. Eigentlich brauchst du nur eine Dose Kokosmilch und/oder passierte Tomaten, ein paar asiatische Gewürze und Gemüse, Linsen oder Kichererbsen. Der Rest geht blitzschnell. Du kannst deiner Kreativität freien Lauf lassen oder es erst einmal mit den unten stehenden Rezepten versuchen.

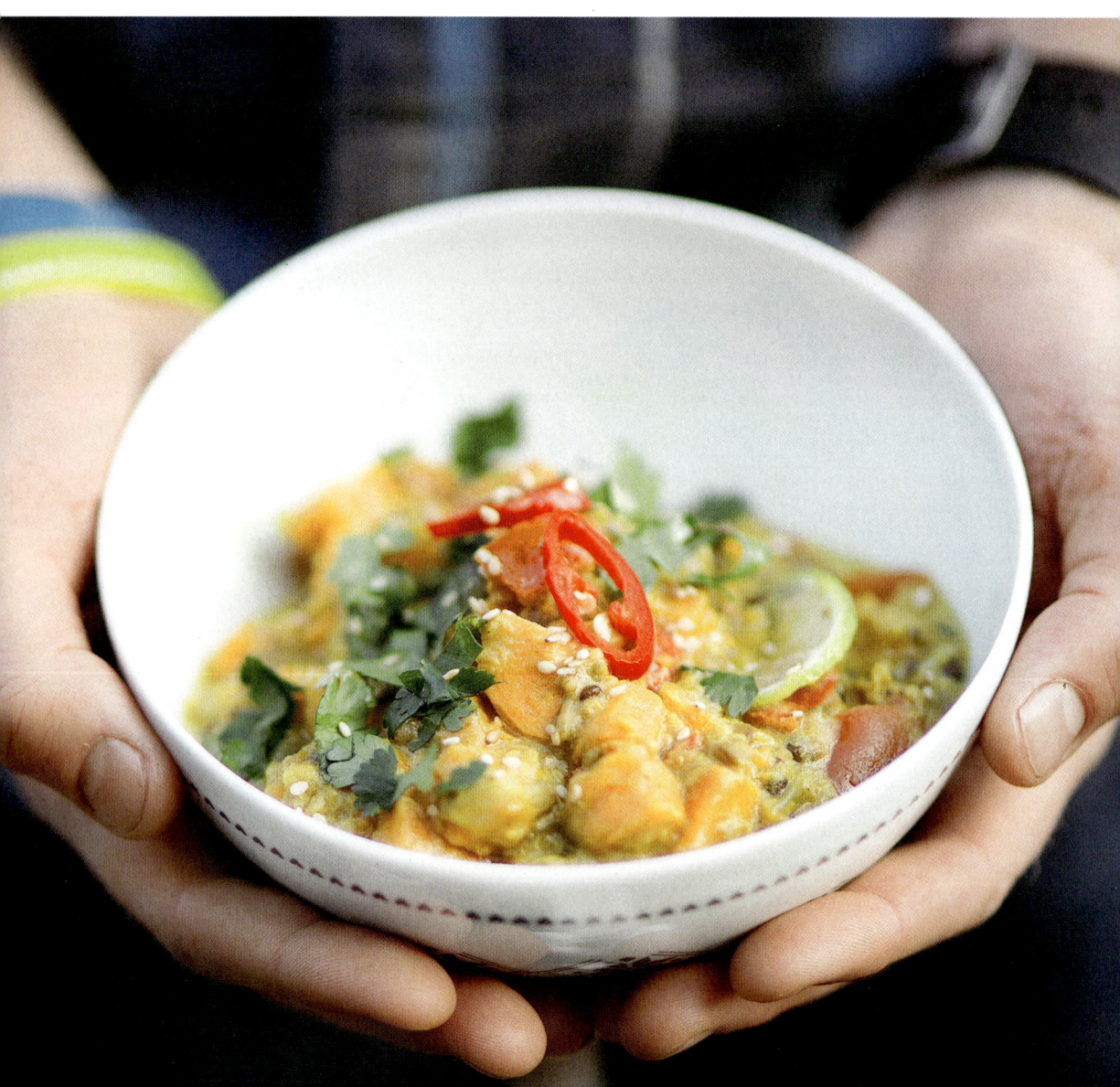

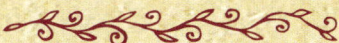

Grundrezept für ein Curry – so stellst du dir dein Curry selbst zusammen.

Für 2 Personen benötigst du:

- 200–250 g Gemüse, zum Beispiel Blumenkohl, Brokkoli, Kürbis, Lauch, Möhren, Paprika, Rote Bete, Süßkartoffeln oder Zucchini. Wähle pro Curry 2–4 unterschiedliche Gemüsesorten aus und schneide sie in mundgerechte Stücke.
- 2 Zwiebeln oder Schalotten, schälen und würfeln oder klein hacken
- 1–2 Knoblauchzehen, schälen und verarbeiten
- 100 g Hülsenfrüchte, zum Beispiel Linsen oder Kichererbsen aus der Dose (ansonsten nach Packungsanleitung quellen lassen und vor-kochen!)
- je ½–1 TL Gewürze wie Zimt, Koriander, Kümmel, Fenchelsamen, Chi-li, Paprika, Curry, Kurkuma, im Mörser zubereiten
- 350–400 ml Kokosmilch, die Basis eines Currys
- 1–2 EL frische gehackte Kräuter wie Koriander oder Petersilie, um es zu vollenden und zum Servieren

Zubereitung:

Dünste Zwiebeln und Knoblauch in Kokosöl an, gib die Gewürze dazu und dünste sie mit, bis sie duften. Jetzt die Kokosmilch dazu (probier sie mal in Kombination mit passierten Tomaten!), aufkochen, Gemüse und zum Beispiel rote Linsen hinzugeben und köcheln lassen, bis das Gemüse gar ist. Salzen und mit den Kräutern servieren.

Optional:
- Saft von ½–1 Zitrone oder Limette
- Reis, Quinoa, Hirse, Couscous, Brot oder Farinata als Beilage

LINSEN-SÜSSKARTOFFEL-CURRY
Für 2 Personen

etwa 100 g Linsen, zum Beispiel gelbe, rote, Puy- oder Beluga-Linsen – du kannst die Sorten auch mischen, das Auge isst mit! –, in einem Sieb durchwaschen, bis das Wasser klar ist

½–1 Süßkartoffel, schälen und würfeln – alternativ ½ kleiner Hokkaido- oder Butternut-Kürbis, etwa 100–200 g, schälen, kochen und würfeln

2 Schalotten oder Zwiebeln, schälen und klein hacken

½ Paprika, rot oder gelb, waschen und klein würfeln

1 Tomate, waschen und würfeln

1 TL frischen Chili, in dünne Scheiben geschnitten, oder 1–2 getrocknete Chilischoten, im Mörser zerstoßen

1–2 Knoblauchzehen, schälen, klein hacken, in einem Mörser zerstoßen oder durch eine Presse drücken

½ TL Salz

1½ EL Tamari oder alternativ zusätzlich 1 TL Salz

1 EL Kokosöl zum Braten

Saft von ½ Zitrone oder Limette, die andere Hälfte in Scheiben schneiden zum Servieren

350 ml Kokosmilch

1–2 EL frischer Koriander, fein hacken, zusätzlich 2–3 Stengel frischen Koriander, grob gezupft oder gehackt zum Servieren

½ EL Tahini (siehe auch *Tahini selbst machen)* – alternativ 2 EL Sesam hinzufügen

2–3 EL Wasser

2 EL Olivenöl, extra vergine, zum Servieren

Gewürzmischung im Mörser:
½ TL Zimt
½ TL Kurkuma, frisch oder gemahlen
¾ TL Kümmelsamen
½ TL Paprikapulver, rosenscharf

Zubereitung:

Koche zuerst die Linsen. (Tipps dazu findest du unter *KOCHTIPP – Linsen kochen.* Beachte die Garzeiten der einzelnen Sorten!)

Lass nun in einer großen Pfanne das Kokosöl schmelzen und dünste darin die Schalotten oder Zwiebeln glasig. Füge Paprika, Tomatenwürfel und Chili hinzu und dünste alles für ein paar Minuten. Sollte das Gemüse ansetzen, gib noch einen Löffel Kokosöl dazu.

In der Zwischenzeit zerstößt du im Mörser Zimt, Kurkuma und Kümmel und mischst die gemahlenen Gewürze mit dem Paprikapulver. (Wenn du keinen Mörser hast, nimm die Gewürze direkt in gemahlener Form.)

Wenn das Gemüse weich ist, gibst du

die Gewürze, die gekochten Linsen, den Knoblauch, das Tahini (alternativ 2 EL Sesam), die Kokosmilch und die Süßkartoffelwürfel mit in die Pfanne und rührst alles gründlich um. Wenn du magst, kannst du nun mit einem Löffel Honig süßen.

Gare alles auf kleiner Flamme weiter. Sollte die Flüssigkeit zu schnell einkochen, kannst du die Sauce mit etwas Wasser oder Kokosmilch strecken. Füge nach 5 Minuten den gehackten Koriander und den Limettensaft hinzu und lass das Curry noch weitere 5 Minuten auf mittlerer Hitze köcheln. Schmecke es mit Salz und eventuell noch etwas Limettensaft ab und garniere es mit ein paar Korianderblättern und einer Scheibe Limette.

Passt zu / Beilage:
Quinoa, Couscous, Bulgur, Reis oder Hirse
1–2 Scheiben vom frisch gebackenen *Flocken-Samen-Nuss-Kerne-Brot* oder *Farinata*

KOCHTIPP – Linsen kochen

Gib die Linsen in einen mittelgroßen Topf und bring sie mit der 3-fachen Menge Wasser zum Kochen. Wähle dabei keinen zu kleinen Topf aus. Die Linsen schäumen beim Kochen leicht auf.

Für einen intensiveren Geschmack fügst du bereits an dieser Stelle eine geschälte Knoblauchzehe und beispielsweise einen Zweig Rosmarin, Thymian oder eine Kardamomkapsel hinzu. Diese nimmst du am Ende des Kochvorgangs wieder heraus. Etwas Kümmel- und Fenchelsamen eignen sich hervorragend, um eventuellen Blähungen vorzubeugen.

Regelmäßiges Umrühren verhindert das Verklumpen oder Anbrennen am Topfboden.

Wenn du Linsen für ein Gericht wie ein Curry, einen Eintopf oder eine Suppe garen möchtest, gibst du erst am Ende Salz hinzu. So werden sie schneller gar.

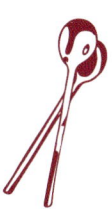

Verwendest du die Linsen für einen Salat oder eine Suppe, kannst du das Salz direkt beim Kochen hinzufügen. Somit bleiben die Linsen länger bissfest und erhalten unmittelbar einen kräftigeren Geschmack.
Linsen haben unterschiedliche Garzeiten. Beispielsweise benötigen die roten und gelben Linsen nur etwa 10–20 Minuten, die Puy- und Beluga-Linsen etwa 20–30 Minuten.

Tipp: Blähungen vermeiden, Linsen verträglicher machen

Es gibt verschiedene Möglichkeiten, um dir die bekannten »frechen Lüftchen« nach dem Genuss von Linsen und Bohnen vom Leibe zu halten:

1. Auf jeden Fall helfen Kümmel-, Fenchelsamen und Ingwer dabei, die Blähungen zu reduzieren bis ganz zu vermeiden. Sobald wir Linsen oder andere Hülsenfrüchte zubereiten, stehen bei uns diese drei Helferlein bereit und kommen mit in den Topf. Geschmacklich passen Kümmel, Fenchel und Ingwer sowieso super zu Linsen. Den Ingwer kannst du entweder klein schneiden, schälen oder auch ganz lassen. Dann kannst du ihn nach dem Kochen besser entfernen.

2. Bring zuerst das Wasser zum Kochen und gib erst dann die Linsen dazu. Dadurch sollen sie leichter verdaulich werden, als würdest du sie mit dem Wasser ansetzen.

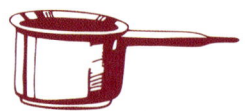

GEMÜSE

Dass Gemüse sehr oft und vielerorts mehr als Beilage statt als Hauptgang gesehen und behandelt wird, kann ich nicht wirklich nachvollziehen. Es gibt so unglaublich viele unterschiedliche Gemüsesorten in allen Farben, ob grün, rot, gelb, orange, weiß oder violett; Formen, ob rund, eckig, lang, kurz, dick oder dünn, und Geschmacksrichtungen, ob süß, sauer, bitter, scharf oder mild.

Die Arten der Zubereitung und die Kombinationen führen sich genauso endlos fort. Du kannst viele Gemüsesorten roh essen, als Snack in Form von Rohkost mit einem Dip, du kannst sie wie Nudeln als *Zughetti* oder *Carotelle* garen, schmoren, braten, zu einem *Ofengemüse* oder zu *Süßkartoffelpommes* backen, rösten, grillen, zu einer *Blumenkohlsuppe* pürieren, sie zu einem *Zucchinibrot* backen, und und und …

Gemüse macht sich überall super – als Beilage zu Fleisch, Fisch, Reis oder Brot und auch als Hauptspeise.

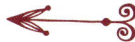 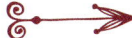

WÜRZIG GEBRATENER BROKKOLI

Für 2 Personen

1 Brokkoli, waschen, Strunk entfernen und Röschen voneinander trennen

1–2 Knoblauchzehen, schälen und in dünne Scheiben schneiden

1 Msp. Chiliflocken oder ½ frische rote Chilischote, in dünne Scheiben schneiden

frisch gemahlener schwarzer Pfeffer

1 Prise Meersalz

2 EL Brat-Olivenöl

1 EL Olivenöl, extra vergine, zum Servieren

Zubereitung:

Das Öl in einer Pfanne auf mittlerer Hitze erwärmen. Den Knoblauch, den Chili und etwas Pfeffer dazugeben und kurz anbraten lassen. Dann die Brokkoliröschen hinzufügen und darin schwenken. Für etwa 5–10 Minuten braten lassen, zwischendurch immer wieder schwenken, damit sie gleichmäßig durchbraten und nichts anbrennt. Zum Schluss salzen und vor dem Servieren mit etwas Olivenöl beträufeln.

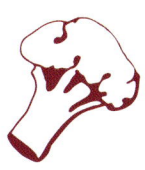

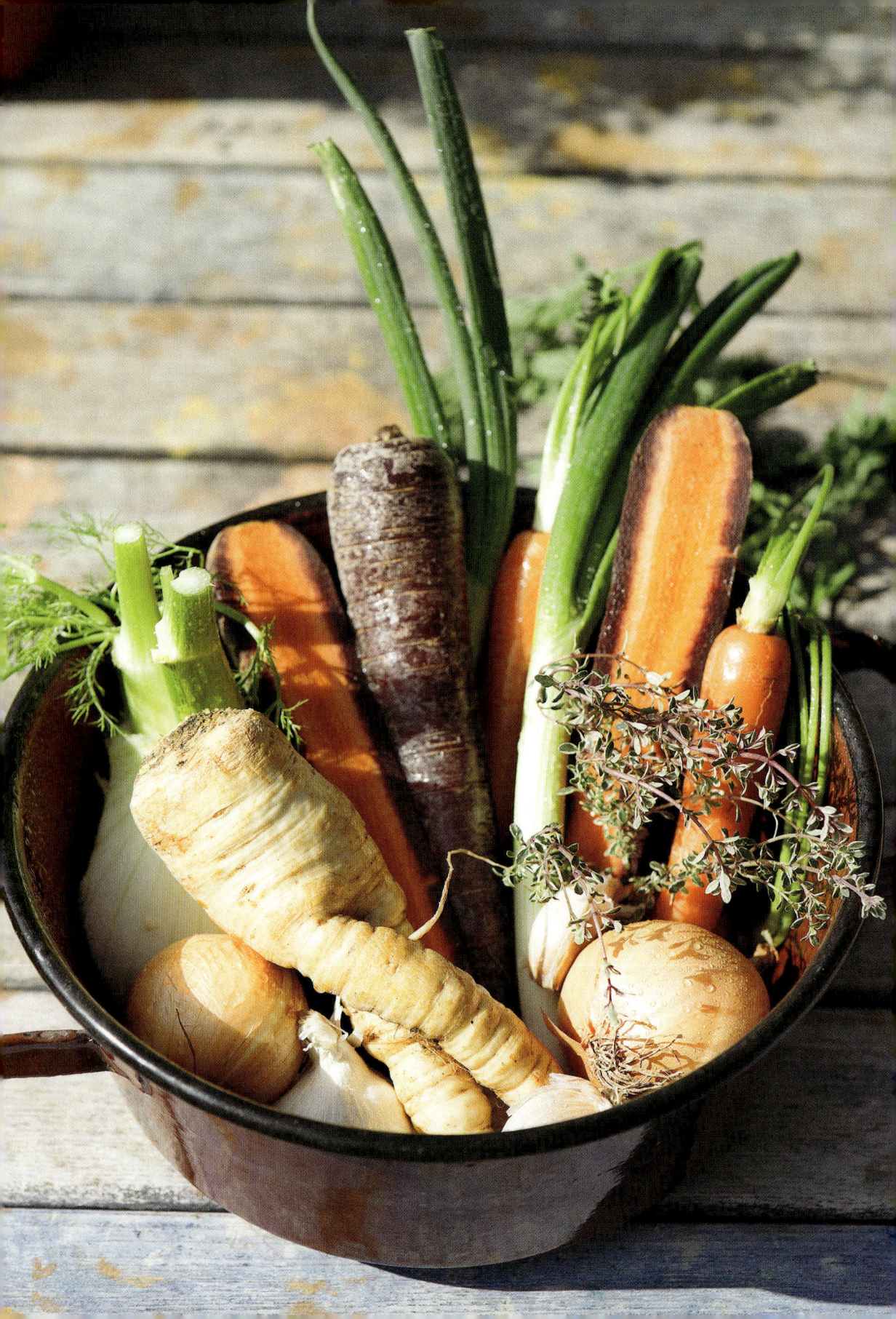

SÜSSES OFENGEMÜSE

Für 2 Personen

200 g Möhren, waschen, Enden abtrennen und in Streifen schneiden

200 g Fenchel, waschen, Strunk entfernen und in Scheiben oder Ringe schneiden

200 g Zucchini, waschen, Enden abtrennen, halbieren und in Streifen schneiden

Für die »Marinade«:

1–2 EL Honig

1 TL Senfkörner

1 TL Fenchelsamen

¼–½ TL Meersalz

frisch gemahlener schwarzer Pfeffer

2 Zweige frischer Thymian

4 EL Olivenöl, extra vergine

Optional:

2 EL Saft einer Zitrone

6–8 Minzblätter

Alternativ-Gemüse:

Pastinake

Hokkaido-Kürbis

Paprika

Süßkartoffeln

Zubereitung:

Den Ofen auf 180 °C vorheizen.

Bereite die Marinade in einer Schüssel zu und gib dann das geschnittene Gemüse hinein. Mische alles gut durch, so dass das Gemüse komplett mit den Gewürzen, dem Honig und dem Öl eingerieben wird. Du kannst hierfür auch gut mit den Händen arbeiten.

Wenn du willst, lege Backpapier auf dein Backblech. Verteile alles darauf, decke es mit Alufolie ab und schiebe das Blech in den vorgeheizten Ofen.

Nach 20 Minuten nimmst du die Alufolie weg und lässt es noch einmal dieselbe Zeit im Ofen.

Fertig ist dein süß-würziges Ofengemüse.

Serviere es beispielsweise zu einem Salat, einem der Fleischgerichte oder einer ofenfrischen *Farinata*. Ich verarbeite sie auch gern am nächsten Tag zu einer leckeren *Frittata*.

VARIANTE

Nicht süß, sondern würzig scharfes Ofengemüse

Für die »Marinade«:

½ TL Chiliflocken

1 TL Senfkörner

1 TL Paprikapulver, rosenscharf

¼–½ TL Meersalz

frisch gemahlener schwarzer Pfeffer

2 Zweige frischer Rosmarin

4 EL Olivenöl, extra vergine

Mediterran

1–2 reife Tomaten, waschen und in
Scheiben schneiden

Für die »Marinade«:

2–3 Knoblauchzehen, mit Schale zerstoßen oder durch die Presse drücken
2 Zweige Oregano, Blätter abzupfen und
klein hacken
2 Zweige Thymian
¼–½ TL Meersalz
frisch gemahlener schwarzer Pfeffer
4 EL Olivenöl, extra vergine

Optional zusätzlich:

2 Zweige frischer Rosmarin

→ Ofengemüse passt auch mal als ein
warmes, deftiges Frühstück,
wahrscheinlich eher an einem freien
Wochenende.

→ Wenn dir eine Ladung tierisches Eiweiß
fehlt oder du momentan einen hohen
Proteinbedarf hast, schlag doch einfach
1–2 Eier darüber auf und ab in den
Ofen.

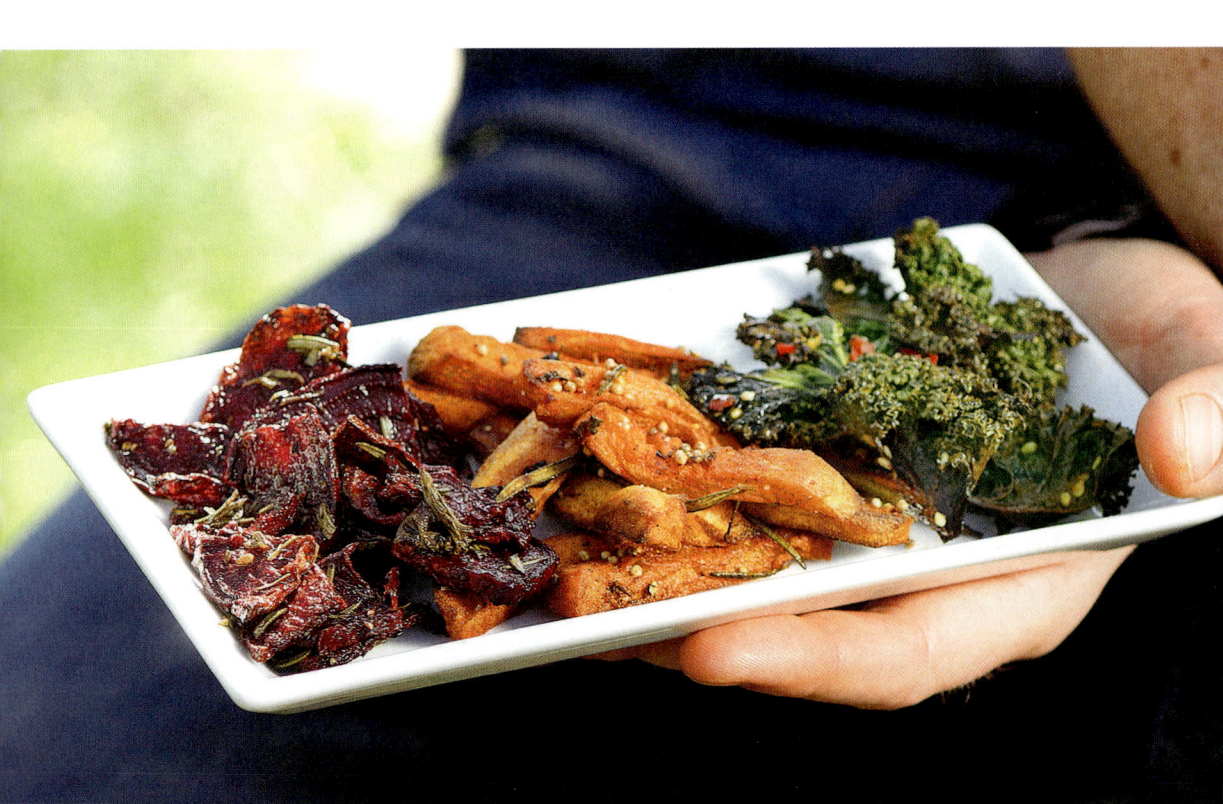

SÜSSKARTOFFEL-POMMES

Für 2 Personen

1–2 mittelgroße bis große Süßkartoffeln, schälen und in ½–1 cm dicke Pommes schneiden

1 TL Paprikapulver, rosenscharf

1 TL Kurkuma, gemahlen

½–1 TL Meersalz

frisch gemahlener schwarzer Pfeffer

2–3 EL Olivenöl, extra vergine, oder Kokosöl

Optional zusätzlich:

2–3 Zweige frischer Rosmarin, ganz oder fein hacken

1–2 Knoblauchzehen, mit Schale zerstoßen

Zubereitung:

Heize den Ofen auf etwa 200 °C Umluft vor.

Währenddessen kannst du die Süßkartoffeln vorbereiten. Wenn du sehr große Kartoffeln hast, halbiere sie, bevor du sie erst in dicke Scheiben und dann in 1 cm dicke Streifen schneidest.

In einer Schüssel vermischst du alle Gewürze und das Öl miteinander, dann gibst du die Süßkartoffelstreifen dazu und schwenkst sie so lange darin, bis sie komplett mit den Gewürzen und dem Öl bedeckt sind.

Lege Backpapier auf ein Backblech und verteile deine Pommes so darauf, dass keine übereinanderliegen, damit sie gleichmäßig durchbraten und kross werden. Schiebe sie für etwa 20–25 Minuten in den Ofen.

Im letzten Drittel der Zeit solltest du immer mal wieder den Fortschritt kontrollieren, damit sie nicht zu braun werden. Es bietet sich auch an, die Pommes mit einem Pfannenwender einmal vorsichtig durchzumischen. Ich sage »vorsichtig«, da Süßkartoffeln schnell sehr weich werden und du sie ansonsten aufbrechen könntest. Aber du möchtest am Ende ja ganze Pommes auf deinem Teller haben, daher vorsichtig!

Wenn sie fertig sind, schmecke sie eventuell mit einer zusätzlichen Prise Salz ab, fülle sie in eine Schale oder auf einen Teller und serviere sie zum Beispiel mit einer leckeren *Guacamole* oder einem *Tomate-Rote-Bete-Dip*, oder du machst dir schnell aus Joghurt, Salz, Pfeffer, Knoblauch und Schnittlauch einen Kräuterdip.

Als Beilage passen sie toll zu den *Marokkanischen Lammkoteletts*, den *marinierten Hähnchenflügeln* oder zu einem Salat.

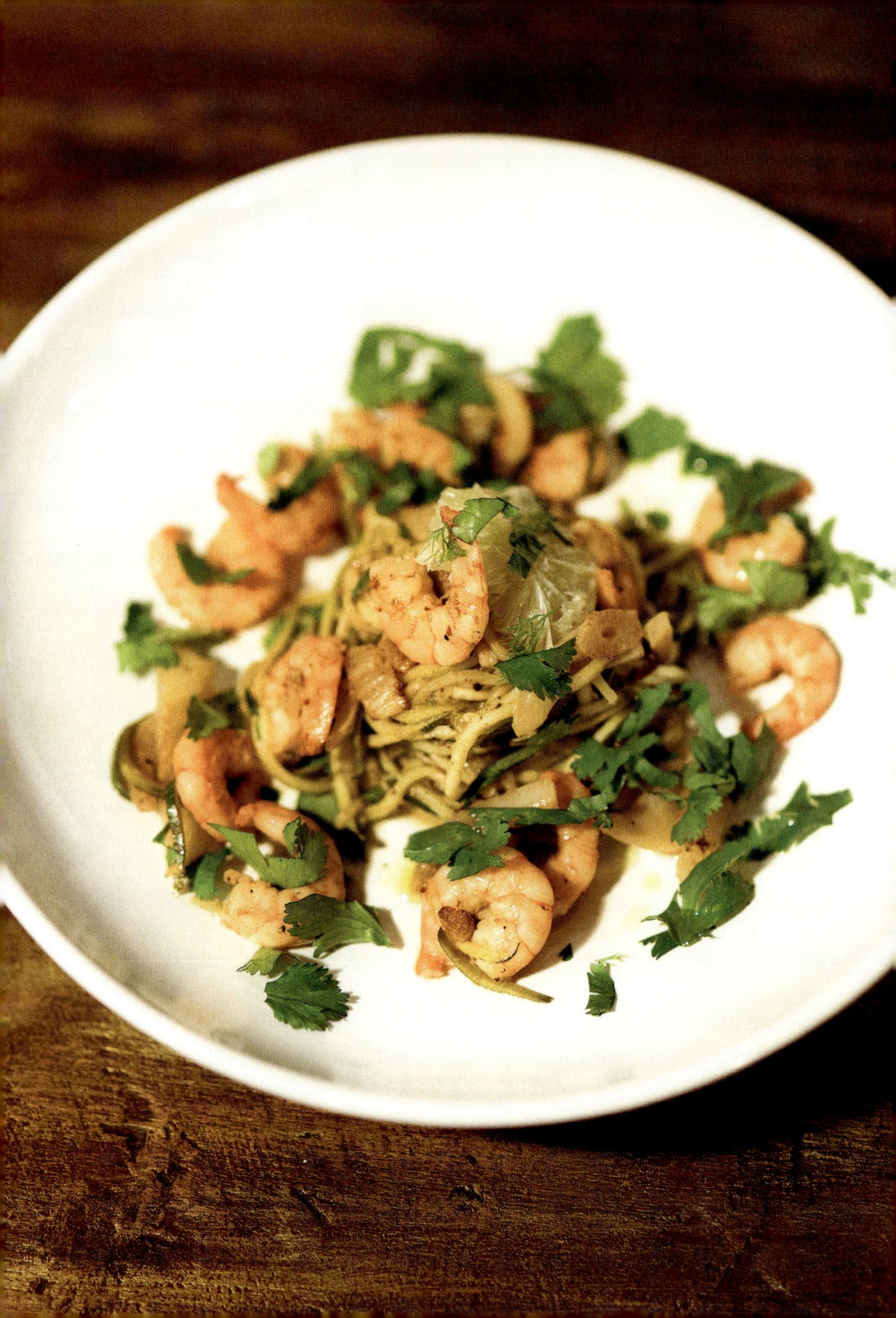

ZUGHETTI, ZUCCHELLE, CAROTELLE UND CARETTI

GEMÜSE-PASTA

Mittlerweile bekannt, immer wieder gut und vor allem gesund und lecker: Eine wunderbare Alternative zu den gewohnten Weizen- und generell Getreidenudeln sind die Zoodles, Zughetti und Zucchelle aus Zucchini und die Caretti, Carotelle und Caroodles aus Möhren. Sie beinhalten viel mehr Vitamine und GUTE Kohlenhydrate als ihre teigigen Verwandten, machen länger und leichter satt und sorgen dafür, dass du vital und gesund bleibst. Gemüse-Pasta geht superschnell, ist mit allen beliebten Saucen und Toppings und Beilagen perfekt kombinierbar und sieht wunderbar frisch und farbenfroh aus.

ZUGHETTI MIT FENCHEL UND GARNELEN

Für 2 Personen

2 EL Kokosöl oder Brat-Olivenöl
250 g Garnelen
1 Fenchelknolle, waschen und in dünne Scheiben schneiden, Fenchelgrün hacken und aufheben
2 Knoblauchzehen, schälen und in dünne Scheiben schneiden
½ TL schwarzer oder roter Pfeffer, frisch gemahlen
½ Zitrone, halbieren und in dünne Scheiben schneiden (ohne Schale, sonst sehr bitter)
2 mittelgroße Zucchini, mit Sparschäler zu Zucchelle oder mit Spiralschäler zu Zughetti verarbeiten
1–2 Handvoll Koriander, grob schneiden – alternativ Petersilie
1 Prise Meersalz
1 EL Olivenöl, extra vergine, zum Servieren

Zubereitung:

Bring in einer Pfanne 1 Esslöffel Kokosöl auf große Hitze. Gib die Garnelen hinein und brate sie pro Seite für 1–2 Minuten, bis sie leicht angebräunt sind. Dann würze sie gut mit Salz und frischem Pfeffer und nimm sie aus der Pfanne.

Schalte deinen Herd auf mittlere Hitze und gib den zweiten Esslöffel Kokosöl und den Fenchel in die Pfanne. Brate den Fenchel unter gelegentlichem Rühren, bis er goldbraun ist, und würze ihn dann mit Knoblauch, dem Pfeffer und der Hälfte der Zitronenscheiben. Nach etwa 2 Minuten, wenn der Knoblauch weich wird, fügst du die Zughetti hinzu, mischst alles miteinander und garst das Gemüse noch etwa 3 Minuten weiter. Mach eine Bissprobe. Wenn die Zughetti heiß, aber noch bissfest sind, gib die Garnelen wieder mit in die Pfanne und erhitze sie kurz mit dem Gemüse. Serviere die Zughetti in einer großen Schüssel oder direkt auf dem Teller.

Garniere deine Gemüsenudeln mit dem Koriander, dem Fenchelgrün und den restlichen Zitronenscheiben, tröpfele etwas Olivenöl darüber und stell Salz und Pfeffer zum Abschmecken bereit.

Zughetti oder Caretti Aglio e Olio
Für 2 Personen

2 Zucchini oder 4–8 Möhren, waschen und Enden abtrennen
1–2 getrocknete Chilis, im Mörser zerkleinern, oder frischen Chili, in dünne Scheiben schneiden
2 Knoblauchzehen, schälen und in dünne Scheiben schneiden
2 EL Brat-Olivenöl oder Kokosöl
1–2 EL Olivenöl, extra vergine, zum Servieren
frisch geriebener Parmesan
5–6 Basilikumblätter

Zubereitung:

Verarbeite die Zucchini oder wahlweise die Möhren entweder mit dem Sparschäler oder einem einfachen Messer zu Zuchelle / Carotelle oder mit einem Spiralschneider zu Zughetti / Caretti und stell sie beiseite.

Erhitze in einer Pfanne das Öl auf mittlerer bis hoher Hitze, gib Knoblauch und Chili dazu und lass beides kurz anbraten. Sobald der Knoblauch leicht angebräunt ist, drehst du die Hitze etwas runter und gibst deine Gemüsepasta dazu. Vermische alles gut miteinander, indem du die Pfanne schwenkst und mit einem Holzlöffel mehrere Male alles unterhebst. Lass die Zucchini oder Möhren in den nächsten 2–5 Minuten leicht durchgaren. Schwenke die Pfanne zwischendurch, damit nichts anbrennt.

Richte deine Pasta all aglio e olio auf Tellern an, streue etwas Parmesan und die Basilikumblätter darüber und vollende es mit einem Spritzer Olivenöl.

EINE SCHNELLE UND EINFACHE FENCHEL-TOMATEN-SAUCE

Für 2–4 Portionen

½–1 Fenchelknolle, waschen, Strunk abtrennen, aber behalten, den Rest in Würfel schneiden

1–2 Knoblauchzehen, schälen und klein hacken

1 Dose (400 g) geschälte Tomaten

1 Prise Salz

2 EL Olivenöl, extra vergine

Optional:

1 Handvoll Basilikumblätter oder Petersilie

Zubereitung:

Erhitze in einem Topf das Öl auf mittlerer Stufe. Gib dann den Knoblauch hinein und lass ihn nur kurz andünsten, so dass er nicht braun wird. Sofort steigt dir ein intensiver, appetitanregender Duft in die Nase.

Füge den Fenchelstrunk und die -würfel hinzu, lass sie glasig werden und lösche dann alles mit der Tomatensauce ab. Rühre mit einem Holzlöffel durch. Schließe den Topf mit einem Deckel und lass alles für etwa 15 Minuten köcheln. Gib zum Ende hin das Salz dazu. Den Strunk kannst du vor dem Servieren herausnehmen, wenn du ihn nicht mitessen möchtest, oder aber als Garnitur beim Anrichten verwenden. Du kannst ihn auch zu einem späteren Zeitpunkt in einem Omelett oder in zerkleinerter Form in jedem Gemüse oder jeder Sauce weiterverarbeiten.

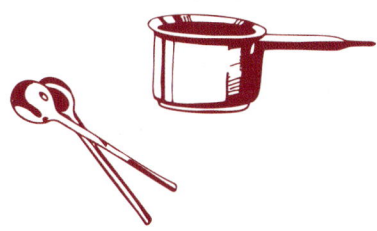

FISCH UND FLEISCH

Fleisch und Fisch sind gesund, die Fette und Proteine stellen eine tolle Bezugsquelle für unseren Körper dar. Vom Geschmack muss ich gar nicht erst anfangen. Vor allem Fisch, aber auch ein gutes Stück gegrilltes Fleisch liebe ich.

Wir genießen Fleisch und Fisch mittlerweile allerdings nur noch als gelegentliches Festmahl, denn für die Tiere, unsere Umwelt, unsere Meere und die Zukunft unserer Kinder und der Erde haben wir auch in dieser Sache eine große Verantwortung. Wir können einen Beitrag dazu leisten, indem wir beim Einkauf auf die Herkunft, Haltung, eventuelle Aufzucht, Fütterung oder Schlacht- und Fangart achten. Hierfür eignet sich zum Beispiel gut der Fisch-Ratgeber von Greenpeace, mit dem du kontrollieren kannst, welchen Fisch du mit gutem Gewissen kaufen kannst und von welchem du für dich, deine Umwelt und die Zukunft der Weltmeere die Finger lassen solltest. Der WWF stellt einen übersichtlichen Ratgeber für Fleisch und Wurst zur Verfügung. Auch dein Fisch- und Fleischhändler sollte dir eine eindeutige und korrekte Auskunft über die Details geben können.

Der Einkaufsratgeber von Greenpeace für deinen Fisch: https://www.greenpeace.de/sites/www.greenpeace.de/files/publications/rz_gp_plakf-schrgbr_a3_low.pdf

Der Einkaufsratgeber vom WWF für deine Fleisch- und Wurstwaren: http://www.wwf.de/fileadmin/fm-wwf/Publikationen-PDF/WWF-Einkaufsratgeber_Fleisch_und_Wurst.pdf

Nehmen wir den bewussten Umgang nun als Voraussetzung und widmen uns dem Genuss und der Gesundheit, die durch genau diesen unterstützt oder gar wiederhergestellt werden kann.

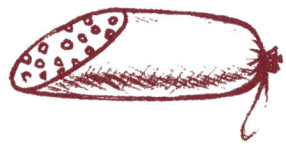

FLEISCH

MAROKKANISCHE LAMMKOTELETTS MIT HUMMUS UND WÜRZIGEN MANDELN

Für 2 Personen

4–6 Lammkoteletts
1 TL frische Minze, fein hacken
½ TL Paprikapulver, edelsüß
Saft und Schalenabrieb von ½ Zitrone
½–1 TL Meersalz
frisch gemahlener schwarzer Pfeffer
2–3 EL Olivenöl, extra vergine
1–2 EL Brat-Olivenöl oder Kokosöl
1 Handvoll frischer Koriander, Blätter zupfen und Stiele fein hacken
100 g Hummus
100 g würzige Mandeln

Zubereitung:

Lass deinen Ofen auf 175 °C Umluft vorheizen.

Da die Lammkoteletts mariniert werden, solltest du sie bereits eine Stunde vor dem Braten vorbereiten. Mische Salz, Pfeffer, Paprikapulver, die gehackte Minze und den Zitronenabrieb in einem tiefen Teller oder einer Schüssel und wende die Koteletts darin, bis alles mit der Mischung bedeckt ist. Gib dann den Zitronensaft und 1–2 EL Olivenöl darüber und arbeite die Aromen und die Flüssigkeit – am besten mit den Händen – ins Fleisch ein. Dann deckst du es ab und stellst es beiseite.

Während die Lammkoteletts marinieren, kannst du dich dem *Hummus* und den *würzigen Mandeln* widmen (siehe hierzu die betreffenden Rezepte). Solltest du beides bereits zubereitet haben, brauchst du jetzt nur noch den Hummus in eine Schale zu füllen und die würzigen Mandeln zu zerkleinern. Das kannst du zum Beispiel im Mörser oder Blitzhacker, mit einer Teigrolle / Nudelholz oder der flachen Seite eines großen Messers tun. Am besten füllst du die Mandeln dazu in einen Gefrierbeutel, dann geht dir nichts verloren.

Nach einer Stunde Marinierzeit kannst du die Lammkoteletts braten. Ideal wäre eine Grillpfanne, eine unbeschichtete Pfanne tut es aber auch. Erhitze 1–2 EL Brat-Olivenöl oder Kokosöl auf hoher Stufe und brate die Koteletts jeweils 3–4 Minuten auf jeder Seite. Ich mag Lammkoteletts medium (in der Mitte leicht rosa) am liebsten. Ziehst du das Fleisch komplett durchgegart vor, drehe die Hitze auf mittlere Stufe herunter und brate das Fleisch weitere 5 Minuten oder stell es für die Zeit in

den vorgeheizten Backofen – abgedeckt, damit es nicht austrocknet.

Mein Genuss-Tipp: Nimm dein Kotelett
in die Hand, dippe es in den Hummus
und danach in die Mandeln. Das ist so
würzig, knackig, lecker!

Dazu passt:
Wildkräutersalat mit Himbeeren
Farinata

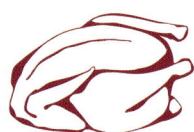

MARINIERTE HÄHNCHENFLÜGEL
Für 2 Personen
4–6 Hähnchenflügel (oder -brust oder
-schenkel), waschen und mit Küchen-
papier trocken tupfen

Für die Marinade im Mörser:
2–3 Knoblauchzehen, schälen und
pressen
½ TL schwarze Pfefferkörner
½ TL Paprikapulver, rosenscharf
1 getrocknete Chilischote – alternativ
½–1 frische rote Chili, in dünne Scheiben
schneiden oder fein hacken
2 Zweige frischer Rosmarin, zupfen und
fein hacken, etwas für später behalten
5–7 Zweige frischer junger Thymian, fein
hacken, etwas für später behalten
1 Prise Meersalz

2 EL Brat-Olivenöl oder Kokosöl
3 EL Olivenöl, extra vergine

Zubereitung:
Bereite als Erstes die Marinade zu. Dafür gibst du alle Zutaten bis auf die
Hähnchenflügel und das Brat-Olivenöl
in den Mörser, von dem Olivenöl extra
vergine nimmst du nur 2 EL, den Rest
benötigst du zum Servieren.
Zerstoße alles gründlich mit dem Stö-
ßel, bis sich die Zutaten miteinander
verbunden haben.
Gib diese Mischung dann in eine Schüssel, in der du später die Hähnchenflügel
damit marinierst. Wasche hierfür erst
das Fleisch unter fließendem kalten
Wasser und tupfe es danach mit Kü-
chenpapier trocken. Nun drehe und
wende deine Hähnchenflügel nacheinander in den Gewürzen, bis alle damit
eingerieben sind.
Bring in einer unbeschichteten Pfanne
das Brat-Olivenöl oder Kokosöl auf
mittlere Hitze und gib dann die Flügel

hinein. Brate sie erst auf der Oberseite für etwa 3–5 Minuten an, bis sie braun sind, dann wende sie und schalte nach etwa weiteren 5 Minuten die Hitze runter. Schließe die Pfanne mit einem Deckel und lass sie noch einige Minuten durchgaren. Alternativ schiebst du sie nach etwa 5–8 Minuten Bratzeit für weitere 10 Minuten in den auf 175 °C Umluft vorgeheizten Ofen.

Wenn sie fertig sind, richte sie auf einem Teller an, gib den restlichen Rosmarin und Thymian darüber und beträufle alles mit etwas Olivenöl.

Diese Marinade passt zu jedem Geflügel oder anderem Fleisch, aber auch zu Fisch.

Passt gut zu *Ofengemüse, Würziger Brokkoli, Wildkräutersalat* oder *Süßkartoffel-Pommes*.

PROBIER DOCH AUCH MAL DIESE VARIANTE:

Honig-Senf-Marinade aus dem Ofen
Für etwa 4–6 Flügel
2–3 EL Honig
1 EL grober Senf
1 EL Dijonsenf
1 Knoblauchzehe, schälen und pressen
1 Prise Salz
frisch gemahlener schwarzer Pfeffer

Optional zusätzlich:
Saft von ½ Zitrone

Zubereitung:
Heize den Ofen auf etwa 175 °C Umluft vor.

Verrühre alles miteinander in einer Schüssel.

Brate dein Fleisch kurz scharf in der Pfanne an und lege es in eine Auflaufform. Gieße deine Marinade darüber und schiebe alles in den Ofen. Je nach Art, Dicke und Größe des Fleisches brätst du es zwischen 15 und 45 Minuten – ausgenommen sind Braten, ganze Hühnchen oder dergleichen, die eine wesentlich längere Brat- und Garzeit haben.

FENCHEL-HACKBÄLLCHEN

Für 2–3 Personen

250 g Hackfleisch vom Rind

½ Zwiebel, schälen und würfeln

1–2 Eier

1 TL Fenchelsamen

2 Zweige frische glatte Petersilie, fein hacken

frisch gemahlener schwarzer Pfeffer

1 Prise Meersalz

2 EL Brat-Olivenöl oder Kokosöl

1 EL Olivenöl, extra vergine

Optional zusätzlich:

2 EL Kichererbsenmehl oder gemahlene Mandeln

ganz viel »unsichtbares« Gemüse

Wenn 1–2 Eier für deine Masse nicht ausreichen, nimm noch eins dazu.

Hackfleischgerichte eignen sich super, um Gemüse – insbesondere für Kinder in der Phase »Mag ich nicht«, »Will ich nicht« oder »lih, Gemüse« – unbemerkt auf den Teller zu zaubern. In Hackbällchen zum Beispiel kannst du wunderbar klein gehacktes, geriebenes oder püriertes Gemüse einarbeiten. Auch wenn sie meinen, es nicht zu mögen – geschmacklich ist das meistens zum Glück noch einmal eine ganz andere Sache. Probier es doch einmal aus.

Zubereitung:

Gib alle Zutaten bis auf Salz und Öl in eine Schüssel und vermenge alles gut miteinander. Am besten arbeitest du hierfür mit den Händen und knetest alles gut durch.

Lass das Brat-Olivenöl oder alternativ Kokosöl in einer mittelgroßen Pfanne auf mittlerer Stufe warm werden. Sobald es auf Temperatur ist, forme aus der Hackmischung kleine, etwa golfballgroße Kugeln – am besten mit angefeuchteten Händen – und lege sie nacheinander in das warme bis heiße Öl. Du kannst sie in der Pfanne auch leicht mit den Fingern, einer Gabel oder einem Pfannenwender flach drücken, so braten sie leichter durch. Lass sie je nach Dicke und Hitze 3–6 Minuten von beiden Seiten braun braten und salze sie erst zum Ende hin, damit nicht während des Bratvorgangs zusätzlich Wasser aus ihnen heraustritt.

Gehe so vor, bis all dein Hackfleisch aufgebraucht ist, und halte die Hackfleischbällchen bis zum Anrichten am besten in einer Auflaufform im vorgeheizten Ofen oder zugedeckt in einer Schale warm.

Dazu: Eine schnelle und einfache Fenchel-Tomatensauce

Bette deine Fenchel-Hackbällchen auf eine Kelle Tomatensauce oder gib diese stattdessen darüber.

Die Fenchel-Hackbällchen und die schnelle Tomatensauce passen auch toll zu Zughetti, zusammen oder einzeln für sich. Für Kinder sehr geeignet.

FISCH

Meine Fischrezepte orientieren sich vor allem an Lachs, da dies mein absoluter Favorit ist, und auch meine Kinder lieben ihn, was fast noch wichtiger ist. Lachs ist wunderbar vielseitig und einfach in der Zubereitung. Du kannst ihn roh essen, solange er eine top Bio-, eine sogenannte Sushi-Qualität, mitbringt, aber auch geräuchert, kurz angebraten aus der Pfanne oder dem Backofen, als Hauptspeise oder Beilage, zu Salat, Gemüse, in Aufläufen, Currys oder auf Brot.

LACHS AUS DEM OFEN ODER DER PFANNE
Für 2 Personen

200–300 g Lachsfilet mit Haut oder 2–3 Lachskoteletts

Im Mörser zubereiten:

1–2 EL Brat-Olivenöl oder Kokosöl

1–2 Knoblauchzehen, schälen und in dünne Scheiben schneiden

½ TL Kurkuma-Pulver oder 2 cm frische Kurkuma, reiben oder fein hacken

¼ TL Chiliflocken oder 1 cm von einer frischen Chili, in dünne Scheiben schneiden

schwarzer Pfeffer, gemahlen oder zerstoßen

1 Prise Salz

1 TL Schalenabrieb von einer Zitrone

1 EL Olivenöl, extra vergine, zum Servieren

Optional zusätzlich:

1 EL leicht zerdrückte Nüsse, mit in den Mörser geben und den Fisch damit einreiben

Zubereitung:

Entweder bereitest du deinen Lachs in einer beschichteten Pfanne oder im Ofen zu. Für Letzteres heizt du ihn auf etwa 175 °C Umluft vor.

Alle Zutaten bis auf den Lachs, das Öl, das Salz und den Zitronenabrieb im Mörser zerstoßen, bis sich alles miteinander verbunden hat. Reibe damit die Lachsfilets oder die -koteletts ein und lege sie beiseite.

Solltest du die Backofen-Variante vorziehen, legst du den Fisch in eine Ofenform mit 2 EL Brat-Olivenöl oder Kokosöl, deckst ihn mit etwas Alufolie ab, damit er nicht austrocknet, und brätst ihn für etwa 20 Minuten. Kontrolliere zwischendurch, wie weit der Fisch ist. Wenn er innen nicht mehr ganz rosa ist, kannst du ihn aus dem Ofen nehmen und noch etwas unter der Folie durchgaren lassen.

Variante mit der Pfanne: Gib 2 EL Brat-Olivenöl oder Kokosöl hinein und lass es auf mittlerer Stufe schön warm werden, jedoch nicht zu heiß, aber so, dass der Fisch ein wenig zischt, wenn er in die Pfanne kommt. Brate ihn zuerst auf der Oberseite mit der Haut nach oben und wende ihn, sobald er leicht braun gebraten ist. Wenn er mit der Hautseite nach unten liegt, musst du ihn salzen. Teste, ob er innen gar ist, indem du ihn leicht mit den Fingern drückst: Ist er so fest wie deine Haut zwischen Daumen und Zeigefinger, wenn du den Daumen leicht anlegst, dann ist er perfekt.

Wenn du den Fisch in der Pfanne nicht bis zu Ende braten möchtest, brätst du beide Seiten für etwa 2–4 Minuten an und schiebst ihn dann für weitere 5–10 Minuten in den Ofen – mit Folie abgedeckt oder offen.

Während der Lachs brät, kannst du deinen Teller bzw. deine gewählte Beilage zum Servieren vorbereiten.

Probiere doch dazu einen gemischten *Salat, Ofengemüse* oder einen *würzigen Brokkoli.*

VARIANTEN
Thymian und Zitrone

200–300 g Lachs

1 Zitrone, halbieren

1–2 Knoblauchzehen, mit Schale zerstoßen

2–4 Zweige Thymian

2 EL Brat-Olivenöl

1 EL Olivenöl, extra vergine, zum Servieren

Zubereitung:

Die Zubereitung ist ähnlich der vorherigen, lässt jedoch das Marinieren aus.

Den Lachs in das erhitzte Öl geben. Nach dem Wenden legst du eine oder beide Zitronenhälften, den Knoblauch und die Thymianzweige mit in die Pfanne. Sollte es an dieser Stelle zu trocken in der Pfanne sein, gib noch 1 EL Brat-Olivenöl dazu. Sobald sich ein Sud aus dem austretenden Zitronensaft, dem Öl und den Aromen aus Thymian und Knoblauch gebildet hat, übergießt du damit immer wieder die Oberseite des Lachses.

Serviere ihn so, dass die Haut nach unten zeigt, presse die heiße Zitrone noch einmal über dem Fisch aus oder lege sie dazu.

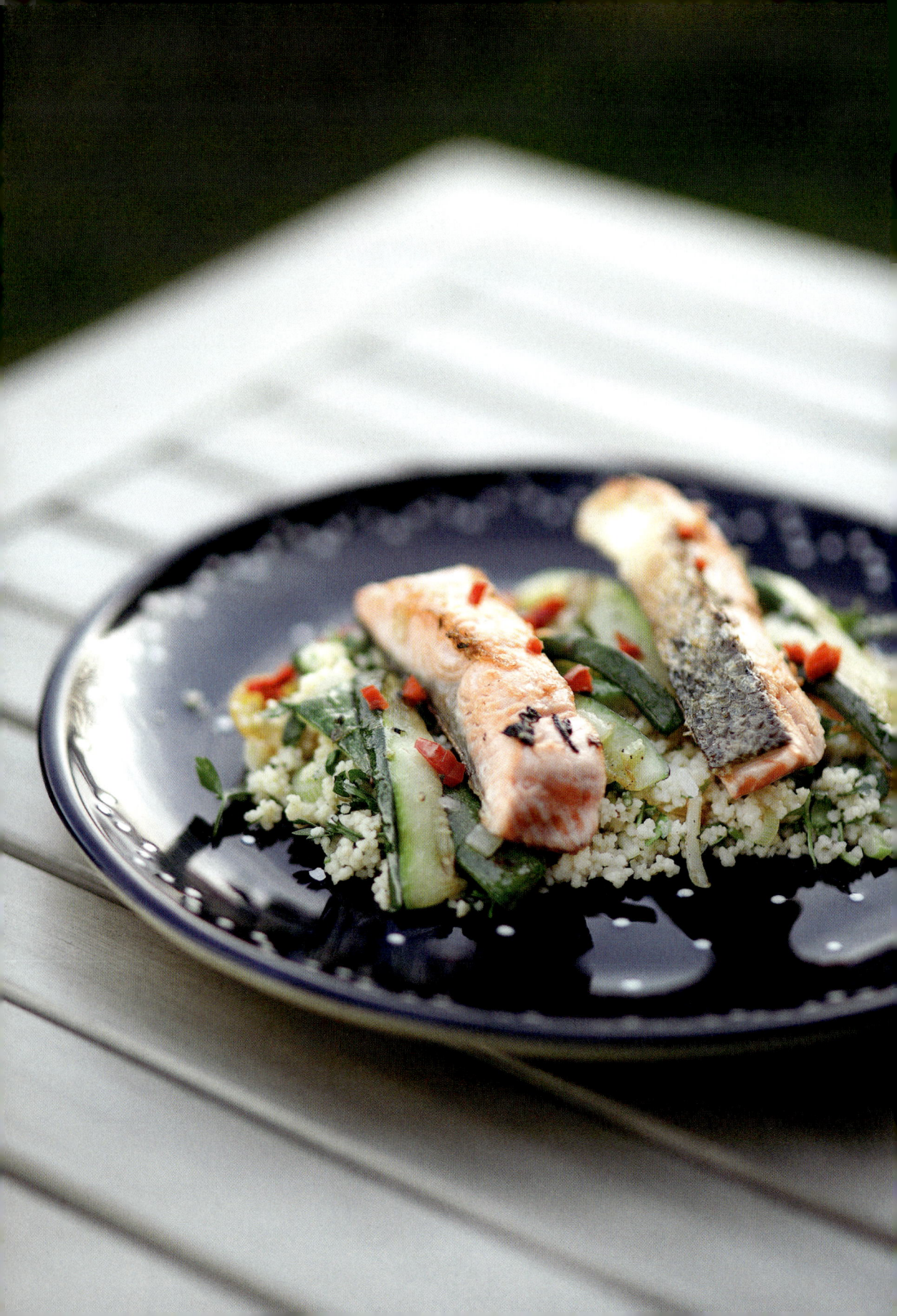

LACHS MIT ZUCCHINI UND COUSCOUS

Für 2 Personen

240 g Lachsfilet mit Haut, entgrätet, in
2–3 cm dicke Streifen schneiden
150 g Couscous, vorbereiten
1 Lauchzwiebel, fein hacken
4 reife Tomaten, grob würfeln
Saft von 1 Zitrone
1–2 kleine Zucchini, in Scheiben
schneiden
2 rote Chilis, entkernen und fein schneiden
2 Handvoll frische Petersilie, grob hacken – alternativ Koriander
1 Prise Meersalz
frisch gemahlener schwarzer Pfeffer
2 EL Brat-Olivenöl
1 EL Olivenöl, extra vergine

Optional zusätzlich:
2 Handvoll Spargelenden

Zubereitung:

Gib dein Couscous, eine Prise Salz und etwas Pfeffer in eine ausreichend große Schüssel und gieße gerade so viel heißes bis kochendes Wasser oder Brühe dar- über, bis alles bedeckt ist. Stell die Schüssel beiseite und gib dem Couscous ein paar Minuten, die Flüssigkeit in sich einzusaugen und zu quellen. Währenddessen nimmst du den Lachs und schneidest ihn in etwa 2–3 cm di-

cke Streifen. Beträufle ihn mit etwas Brat-Olivenöl und jeweils einer kleinen Prise Salz und Pfeffer.

Dann erhitze eine Pfanne, am besten eine, die nicht klebt – wir nehmen eine Keramikpfanne, aber nur auf mittlerer Hitze, ansonsten geht sie dir sehr bald kaputt –, und lege die Lachsstreifen hinein. Dann kommen die Zucchini, der Chili und optional noch Spargelen- den dazu. Brate alles für etwa 2 Minu- ten, bevor du den Lachs von der einen auf die andere Seite wendest und dem Ganzen noch einmal 2 Minuten gibst.

Wenn dein Fisch so weit fertig ist, wid- mest du dich wieder deinem Couscous. Gib nun die Tomaten, den Zitronensaft, die Lauchzwiebel, 1 EL Olivenöl und die Petersilie mit in die Schüssel und vermenge alles gut miteinander. Wenn noch etwas fehlt, würze einfach nach.

Nimm den Lachs aus der Pfanne und gib stattdessen deinen Couscous-Salat zu den Zucchini mit dazu. Rühre alles gut um und lege die Fischstreifen wie- der obenauf. Dann decke die Pfanne mit einem Deckel ab und lass alles für eine weitere Minute köcheln.

Den Lachs mit dem Couscous und dem Gemüse auf einem Teller anrichten und mit frischer Petersilie oder Korian- der bestreuen. Guten Appetit.

QUICHE

Quiche, Quiche, du liebe Quiche. Du gehst immer, ob warm oder kalt. Als Hauptgericht, zu Salat oder als Snack passt du zu allem, zu jedem Zweck.

QUICHE MIT BACON UND SPINAT

Ergibt eine Quiche (Quiche- oder Tarte-Form 22–25 cm)

Für den Quiche-Teig:

150 g Mandelmehl

2 EL Kokosmehl, optional 2 EL Flohsamen-schalen oder Johannisbrotkernmehl

¾ TL feines Meersalz

⅛ TL frisch gemahlener schwarzer Pfeffer

2 EL Kokosöl

1 Ei, Größe L

Zubereitung:

Heize den Ofen auf etwa 175 °C Umluft vor.

Gib Mehl, Salz und Pfeffer in eine Schüssel.

Füge das Kokosöl und das Ei hinzu und verknete alles gut, bis sich aus dem Teig eine Kugel formen lässt.

Verteile nun den Teig mit den Händen sorgfältig in eine vorgefettete oder mit Backpapier ausgelegte Quiche-/Tarte-Form. Drücke ihn dabei von der Mitte aus langsam nach außen, so dass ein kleiner Rand entsteht. (Das geht besser, wenn du die Hände anfeuchtest.) Damit der Boden schön flach bleibt, der Rand aber aufgeht, geht es jetzt ans sogenannte Blindbacken: Pikse mit einer Gabel ein paar Löcher in den Boden, decke den Teig mit Backpapier ab und beschwere die Fläche mit getrockneten Erbsen oder Bohnen, bevor du die Form für 7 Minuten in den Ofen schiebst. Nimm nun vorsichtig das Backpapier mit den Bohnen[*] aus dem Ofen und lass den Teig weitere 5 Minuten backen. Den fertigen Boden lässt du komplett auskühlen, bevor du ihn füllst oder belegst.

Für den Belag:

200 g oder 6 Scheiben Bacon, Früh-stücksspeck, würfeln

200 g Spinat, gekocht

2 mittelgroße Schalotten oder Zwiebeln, in dünne Scheiben schneiden

3–4 Eier, Größe L

360 ml Kokosmilch, vollfett – alternativ halb und halb Kokosnussmilch-Man-del-/Hafermilch

¾ TL Meersalz

¼ TL frisch gemahlener schwarzer Pfeffer

---

[*]   Die Bohnen oder Erbsen kannst du aufheben und immer wieder zum Blindbacken verwenden. Es gibt auch speziell fürs Blindbacken gefertigte Keramikkugeln.

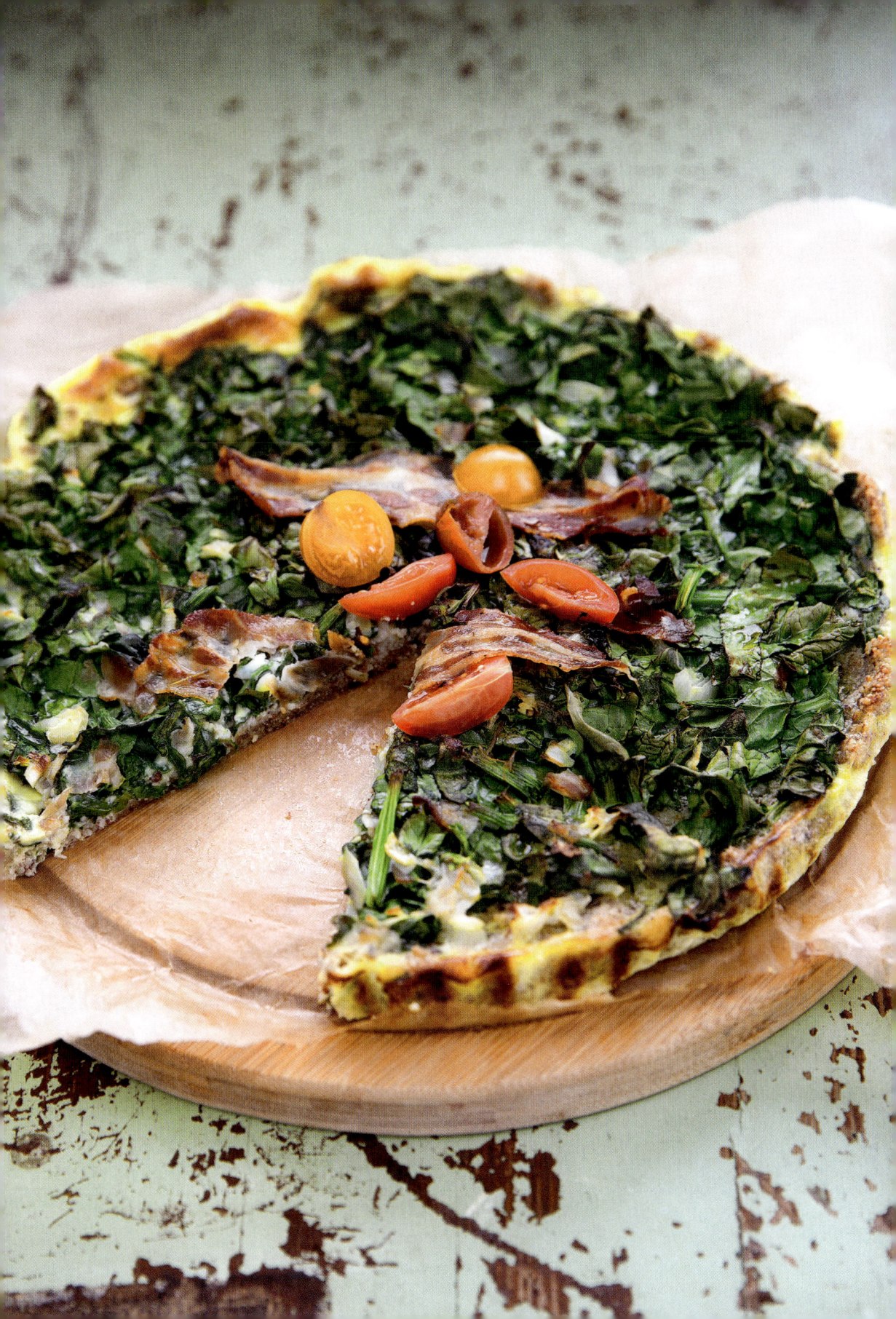

Die Eier und die Milch gut mit Salz und Pfeffer verquirlen, bis alles schäumt. Dann den Bacon, den Spinat und die Schalotten oder Zwiebeln dazugeben und verrühren.

Du musst nur noch deine Füllung auf den Boden geben, und dann geht es damit für etwa 45 Minuten in den vorgeheizten Ofen bei 175 °C Umluft.

Wenn deine Quiche goldbraun und fertig gebacken ist, nimmst du sie heraus und lässt sie für weitere 20–30 Minuten abkühlen und setzen. Dann lässt sie sich toll in Portionen schneiden und servieren.

Dieses Gericht bietet sich auch hervorragend als Snack für unterwegs, als Mittagessen im Büro oder als Partymitbringsel an.

VARIANTEN

Statt Spinat und Bacon nimmst du:

- Tomaten, Paprika, Zwiebeln, Kurkuma, Koriander
- Fenchel, Mozzarella, Basilikum
- Zucchini, Tomaten, Thymian

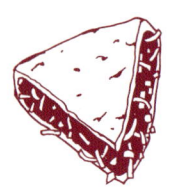

FELIX' QUICHE-TEIG-»NOTLÖSUNG«

Dieses Rezept ist mehr durch einen unvollständigen Zutatenvorrat entstanden, als ich das Rezept »Quiche mit Bacon und Spinat« noch einmal für das Buch testen wollte. Ich hatte nicht genügend Mandeln und habe mit anderen Nüssen und Zutaten improvisiert. Das Ergebnis hat mich begeistert. Was ich dir vor allem damit sagen möchte: Vertraue dir und probiere dich aus. Nicht jedes Rezept ist in Stein gemeißelt. Es soll für dich mehr ein Orientierungsfaden, eine Stütze und Inspirationsquelle sein. Wenn du andere Ideen hast, teste sie! Guten Appetit.

200 g Nüsse (hier: 50 g Mandeln, 20 g Cashewnüsse, 130 g Walnüsse), gemahlen
2 EL Flohsamenschalen
2 EL Pfeilwurzelstärke
2 EL Haferflocken (ggf. glutenfreie)
4 EL Olivenöl, extra vergine
1 EL Wasser
1 Ei
Meersalz
Pfeffer

Zubereitung:

Heize den Ofen auf 175 °C Umluft vor. Währenddessen mahlst du die Nüsse zu Mehl. Wir verwenden hierfür einen einfachen Häcksler. Wenn du bereits gemahlene Nüsse hast, kannst du diesen Schritt überspringen.

Dann gibst du die restlichen Zutaten – statt Pfeilwurzelstärke geht auch Johannisbrotkernmehl oder Guarkernmehl, man kann es aber auch weglassen – dazu und knetest alles zu einem schönen Teigklumpen. Du kannst auch Kräuter deiner Wahl oder Knoblauch klein hacken und dazugeben. Dann bekommt dein Quiche-Boden aber eine spezielle Note, die natürlich zu deinem Belag passen sollte.

Gehe in der Zubereitung weiter vor wie im Rezept *Quiche mit Bacon und Spinat* beschrieben.

VARIANTE

Buntes Gemüse

½ Zucchini, klein würfeln
¼ gelbe Paprika, Kerne herausschneiden und klein würfeln
6 kunterbunte Cherrytomaten, vierteln
1 Handvoll Basilikumblätter, fein schneiden
1 EL Tomatenmark
1 Mozzarella, klein würfeln
3 Eier
etwas frisch geriebenen Parmesan

SNACKS

Snacks sind super für den kleinen Hunger oder als Ersatz für eine Hauptmahlzeit. Sie lassen sich problemlos transportieren und garantieren dir auch unterwegs eine natürliche Zwischenmahlzeit, die dich sättigt und dir wertvolle Nährstoffe liefert. Du musst keinen Schokoriegel essen. Ein Apfel, ein hart gekochtes Ei oder ein bisschen Rohkost mit einem der phantastischen Dips machen dich viel länger satt und spenden Energie, statt sie dir zu rauben. Den Heißhunger kannst zu getrost zu Hause lassen.

DIPS

Aus Avocados, Kichererbsen, Linsen oder Cashewnüssen kannst du extrem leckere Dips zubereiten, die sich gut mitnehmen lassen und mit Rohkost, Kartoffeln, Salat oder auf Brot eine nahrhafte Zwischen- oder kleine Hauptmahlzeit ergeben.

GUACAMOLE

2 reife Avocados, aus der Schale lösen und Kerne entfernen
Saft von ½ Limette, je nach Bedarf mehr oder weniger
50 g Zwiebel, fein würfeln
1 Prise Meersalz
frisch gemahlener schwarzer Pfeffer

Optional zusätzlich:
2–3 EL frischer Koriander, fein hacken
1 Msp. Kreuzkümmel, gemahlen
1 Jalapeno (grüne Chilischote), fein hacken

Zubereitung:
Mit einer Gabel zerdrückst du die Avocado in einer Schüssel zu Brei, fügst den Limettensaft hinzu und rührst ihn unter. Dann gibst du alle restlichen Zutaten bis auf Salz und Pfeffer dazu und vermischst alles. Zum Schluss schmeckst du deine Guacamole mit Salz und Pfeffer ab.

Dazu passen:
Gemüse-Chips
Süßkartoffel-Pommes
Farinata

TOMATE-ROTE-BETE-DIP

100 g eingelegte getrocknete Tomaten,
abtropfen lassen

¼ Rote Bete, schälen und würfeln

20 g Walnüsse

2 Zweige Rosmarin, Stiele entfernen

1 Msp. Kurkuma, gemahlen

1 Prise Meersalz

frisch gemahlener schwarzer Pfeffer

6 EL Olivenöl, extra vergine

Zubereitung:

Püriere alles in einem Mixer zu einem cremigen Dip. Gib ihn in eine Schüssel und beträufle ihn mit etwas Olivenöl. Er hält sich im Kühlschrank knapp eine Woche.

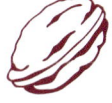

PESTO

Pesto ist vielfach einsetzbar. Es schmeckt super zu Pasta, wobei ganz egal ist, ob die Nudeln aus Teig, Zucchini, Möhren oder Kürbis bestehen. Ebenso lecker ist es als Brotaufstrich, als Antipasto auf dem italienischen Klassiker Caprese oder auch als Würze für Gemüse. Pesto passt gut zu dampfgegartem Brokkoli und Möhren, auf ein Gemüsestampf, zu Rührei oder Omelett, aber auch als Marinade oder Topping für Fleisch und Fisch.

Ein Pesto ist immer wieder variierbar: Probiere andere Nüsse, Kerne oder Samen aus, nimm Basilikum, ein anderes Mal Petersilie, Koriander, Minze, Salbei, Thymian, Oregano, Rucola, Bärlauch oder auch Feldsalat als Grund-zutat (oder auch getrocknete Tomaten, getrocknete Zucchini, Pilze u.a.). Kurz: Probier dich durch. Probieren geht über Studieren, ist einfach, macht Spaß, und das Ergebnis schmeckt einfach gut.

PESTO-VARIANTEN

*Ergibt 1 kleines Einweckglas oder
4 Portionen*

Rucola-Walnuss-Pesto

100 g Rucola oder Feldsalat, waschen
und abtropfen lassen

50 g Walnüsse

50 g Parmesan oder Pecorino

2 Knoblauchzehen, schälen

1 Prise Meersalz

frisch gemahlener schwarzer Pfeffer

6 EL Olivenöl, extra vergine

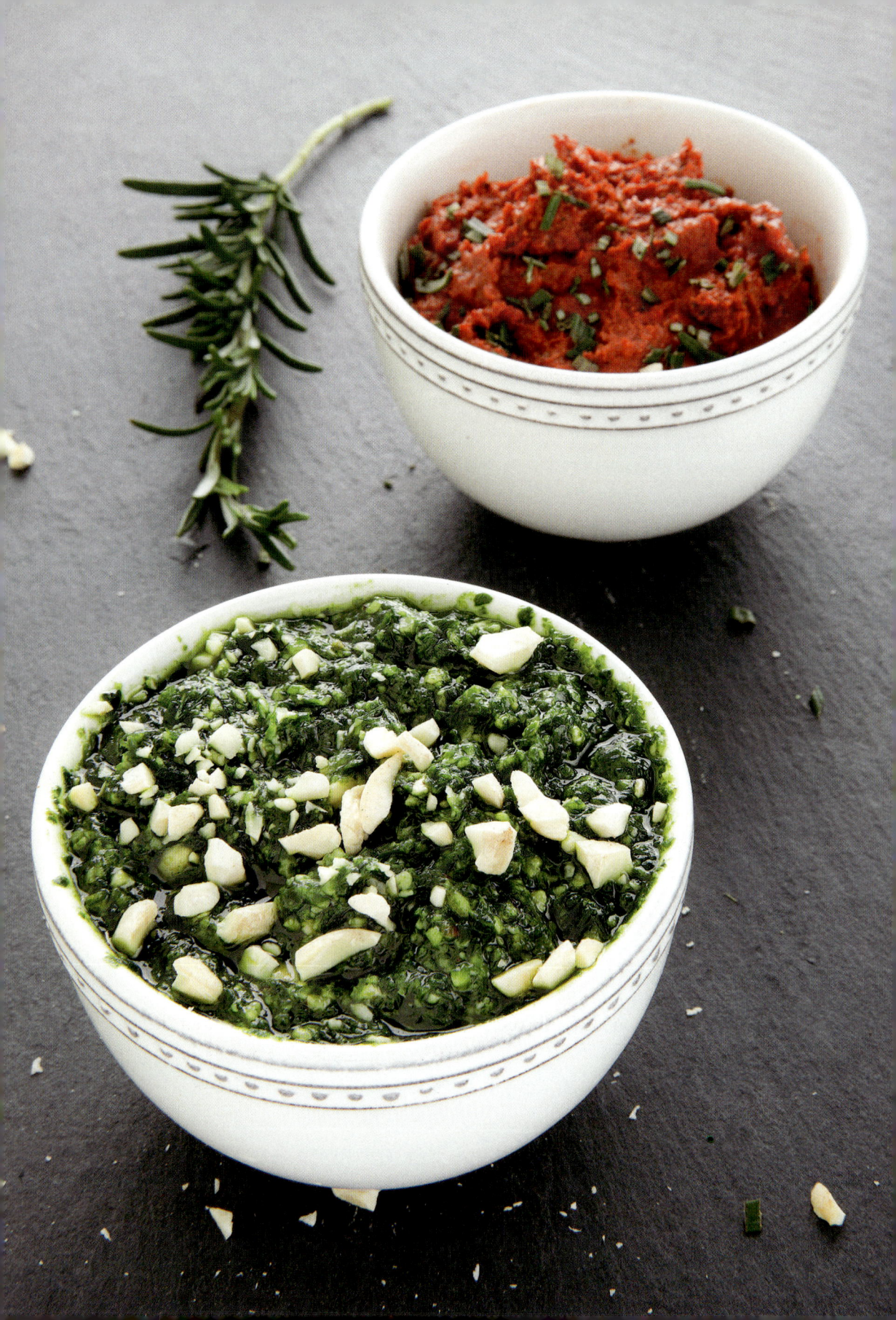

Wilder-Bärlauch-Pesto

100 g Wilder Bärlauch
40 g Cashewnüsse
1 Msp. Kurkuma, gemahlen
1 Prise Meersalz
frisch gemahlener schwarzer Pfeffer
8 EL Olivenöl, extra vergine

Zubereitung:

Alle Zutaten in einen Mixer oder Häcksler geben und pürieren. Das Pesto ist fertig, wenn du eine cremige, aber noch körnige Masse hast. Dann noch mit Meersalz und frischem Pfeffer abschmecken.

Wenn du das Pesto nicht sofort verbrauchst und es stattdessen aufheben möchtest, fülle es in ein luftdicht verschließbares Glas, gieße Olivenöl darüber, bis es ganz bedeckt ist, und stell es in den Kühlschrank. Dort hält es sich etwa eine Woche. Du kannst das Pesto auch einfrieren – komplett oder in Portionen aufgeteilt als Würzwürfel im Eiswürfelbereiter.

KOKOS-KNOBLAUCH-BUTTER

Eine Butter ohne Butter und doch eine Butter.

Wenn du keine Butter magst oder keine Kuhmilch verträgst, ist diese Knoblauchbutter eine Alternative für dich, um trotzdem ein Brot, Kartoffeln, Gemüse, ein Stück Fleisch oder Fisch mit Knoblauchbutter essen zu können.

Du kannst auch den Knoblauch weglassen, dann passt es gut als Frühstücksaufstrich.

4–6 EL Kokosöl
1 Knoblauchzehe, schälen und fein hacken oder durch eine Presse drücken
1 Prise Meersalz

Optional zusätzlich:
Für eine Kräuterbutter hackst du frische Kräuter und rührst sie unter.

Zubereitung:
Vermenge alles miteinander in einer kleinen Schüssel. Bewahre die Butter an einem kühlen und trockenen Ort auf.

HUMMUS

Ergibt eine Schüssel Dip

2 Dosen Kichererbsen zu 400 g

5 EL Olivenöl, extra vergine

5 EL Wasser

1 Handvoll Basilikumblätter

Saft von ½–1 Zitrone

2 TL Tahini (Sesampaste)

1 Prise Meersalz zusätzlich zum Abschmecken

Optional zusätzlich:

1 TL Kreuzkümmel, gemahlen

Zubereitung:

Alles zusammen in einem Mixer oder mit einem Pürierstab zu einer cremigen Masse pürieren.

Tahini selbst zubereiten:

- 200 g Sesamsaat, je nach Vorliebe geschält oder ungeschält
- 50 ml helles Sesamöl (ein neutrales Öl ist auch okay)

Zubereitung:

Den Sesam in eine Pfanne geben und auf mittlerer Hitze behutsam anrösten. Dabei darauf achten, dass die Samen nicht zu dunkel werden.

Auf einen Teller geben und abkühlen lassen.

Die abgekühlte Sesamsaat zusammen mit dem Öl in einem starken Mixer so fein wie möglich pürieren.

In ein Glas füllen und im Kühlschrank aufbewahren.

ENERGIERIEGEL

Bereite dir doch mal deine *Energierie-gel, eine würzige Nussmischung, dein Studentenfutter* oder auch eine Schüssel *Gemüsechips* selbst zu. Du weißt genau, was – und noch wichtiger, was nicht – drin ist, und damit kannst du leicht Unverträglichkeiten kontrollieren und umgehen. Der Genuss bleibt derselbe bzw. steigt dadurch umso mehr. Dein Geldbeutel und der Mülleimer freuen sich auch, denn in dem einen bleibt län-ger mehr drin, in den anderen kommt länger nichts rein.

ENERGIERIEGEL AUS NÜSSEN UND TROCKEN-FRÜCHTEN

Ergibt 6–10 Riegel, je nach Dicke und Breite

120 g Nüsse nach Geschmack (Mandeln, Walnüsse, Pekannüsse, Haselnüsse, Cashewnüsse, Paranüsse)

2 EL Leinsamen

2 EL Sesam

1 EL Chia-Samen

1–2 EL Kokosraspel

75 g Cranberrys (bspw. auch Aprikose, Pflaume)

75 g Feigen (bspw. auch Aprikose, Pflaume)

150 g Datteln

2 EL Kokosöl

½ TL Bourbonvanille, gemahlen

VARIANTEN

Schoko-Riegel

60 g Mandeln (oder andere, nach Geschmack)

60 g Haselnüsse (oder andere, nach Geschmack)

2 EL Leinsamen

2 EL Sesam

2–3 EL Zartbitterschokoladenstückchen

1–2 EL Kokosraspel

1 EL Amaranth, roh oder gepufft

150 g Feigen, Trockenfrüchte

150 g Datteln

1 TL Bourbonvanille, gemahlen

2 EL Kokosöl

Bananen-Riegel

60 g Cashewnüsse

60 g Walnüsse

2–4 EL Bananenchips, zerstoßen

2 EL Leinsamen

1 EL Flohsamenschalen

1 EL Amaranth, roh oder gepufft

150 g Feigen, Trockenfrüchte

150 g Datteln

½ TL Bourbonvanille, gemahlen

2 EL Kokosöl

Optional zusätzlich:

Zimt

Rosinen

Zubereitung:

Heize den Ofen auf 175 °C Umluft vor. In der Zwischenzeit legst du Backpapier auf ein Backblech und verteilst darauf die Nüsse. Das Kokosöl kannst du auch schon schmelzen lassen, zum Beispiel im inzwischen lauwarmen Backofen.

Röste die Nüsse für etwa 10 Minuten. Nach etwa 5 Minuten wendest du sie mit einem Pfannenwender oder einem langen Löffel, damit sie gleichmäßig braun werden. Nimm sie heraus, wenn sie fertig sind, und lass sie abkühlen.

Dann füllst du die Nüsse, Trockenfrüchte und Datteln in einen Mixer oder eine starke Küchenmaschine und lässt sie komplett klein hacken. Mixe sie noch etwas weiter, bis eine feste Masse entstanden ist. Gib jetzt das Kokosöl und die restlichen Zutaten dazu und mixe alles noch einmal gründlich. Nimm die Masse heraus und verteile sie auf Frischhaltefolie, drück sie dabei fest an. Rolle dann alles mit einer Teigrolle zu einem etwa 2 cm dicken Fladen aus – du kannst auch das Backpapier von vorher auf die Masse legen. Versuche die Ränder gerade zu formen, um später gerade Riegel schneiden zu können.

Die Riegelmasse muss für mindestens 1 Stunde eingewickelt in den Kühlschrank, danach ist sie fest und bereit zum Schneiden. Stürze die Masse vorsichtig auf das Backpapier oder ein Holzschneidebrett und schneide mit einem großen Messer Riegel aus, die du dann einzeln in Folie oder Butterbrotpapier verpackst. Am besten lagerst du sie kühl und trocken, jedoch nicht im Kühlschrank.

Riegel verfeinern

Statt Riegel kannst du die Masse auch zu vielen kleinen Kugeln formen, dann ist es weniger ein Snack als eine süße Nascherei, ähnlich einer Praline.

Du kannst die Kugeln auch noch in flüssiger Zartbitterschokolade baden und sie anschließend in gemahlenen oder fein gehackten Nüssen wälzen. Dann sind sie von außen schön knusprig, und die Finger kleben nicht so sehr. Das geht übrigens auch genauso gut mit Riegeln.

NÜSSE

DIE WÜRZIGE NUSSMISCHUNG

Für etwa ½ kg Snack-Nüsse

250 g Mandeln (oder auch Walnüsse,
Haselnüsse, Pekannüsse etc.)
250 g Cashewnüsse
½–1 TL Koriander, gemahlen
½–1 TL Zimt
½ TL Kurkumapulver oder frisch im
Mörser gemahlen
2 EL Olivenöl, extra vergine

Optional zusätzlich:
¼ TL Salz
150 g Rosinen

Zubereitung:

Heize den Ofen auf 175 °C Umluft vor.
Bereite in der Zwischenzeit die Nüsse
vor, indem du sie in einer Schüssel mit
dem Öl beträufelst, die übrigen Zutaten dazugibst und alles gut durchmischst.
Verteile sie dann auf einem Backblech
mit Backpapier und backe sie für etwa
8–10 Minuten im Ofen.
Lass sie abkühlen und fang an zu snacken.

VARIANTEN

Scharf

½ TL Chiliflocken oder frisch gehackt
etwas Pfeffer
½ TL Paprikapulver, edelsüß oder rosenscharf
2 EL Olivenöl, extra vergine

Asiatisch

½ TL Currypulver English Style
2 EL Olivenöl, extra vergine, oder
Kokosöl

Süß

½ TL Kokosraspel
½ TL Kakaopulver
fein gehackte getrocknete Früchte
2 EL Olivenöl, extra vergine, oder
Kokosöl

Die würzige Kerne-Mischung
Statt der Nüsse dieselbe Menge an
Kürbiskernen, Sonnenblumenkernen etc.
nehmen und wie oben verfahren.

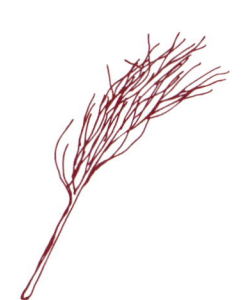

WÜRZIGE MANDELN (DIE AUCH SUPER ZU FLEISCH PASSEN!)

1 EL Fenchelsamen

1 EL Kümmelsamen

200 g Mandeln, roh oder blanchiert

2–3 EL Olivenöl, extra vergine

Zubereitung:

Den Ofen auf 175 °C Umluft vorheizen.

Zerdrücke die Fenchel- und Kümmelsamen im Mörser.

Dann gibst du die Mandeln und die Gewürze auf ein Backblech – eventuell mit einem Backpapier ausgelegt – und beträufelst sie mit dem Öl, bevor du alles gut vermischst.

Lass die Mandeln im Ofen, bis sie leicht anbräunen. Dann nimm sie heraus und lass sie abkühlen.

Serviere sie zu Salaten, zum *Marokkanischen Lammkotelett* oder reiche sie einfach als Snack.

⟿ Studentenfutter muss nicht teuer sein. Im Supermarkt bezahlst du manchmal horrende Summen für eine Tüte Studifutter. Und oft ist das Verhältnis von Nüssen, Erdnüssen und Rosinen nicht zufriedenstellend und der Preis dafür noch weniger gerechtfertigt.

Stell dir doch einfach dein eigenes Studentenfutter zusammen. Lege dir einen Vorrat von deinen Lieblingsnüssen an, und wenn du das nächste Mal etwas zum Naschen oder zur Konzentration brauchst, reißt du nicht eine Tüte auf und sortierst das aus, was du nicht magst, möchtest oder verträgst, sondern du füllst ein paar Handvoll Nüsse, Rosinen und / oder Trockenfrüchte deiner Wahl in eine Schüssel und futterst abwechslungsreich, nach Bedarf und Wunsch und – zufrieden.

GEMÜSECHIPS

Chips, Chips, wer hat Lust auf Chips? Wer liebt nicht den Geschmack von Paprika oder Chili-Chips, oder magst du lieber orientalisch gewürzte? Ich meine hier nicht die aus dem Supermarkt, sondern einen lecker würzigen und knackfrischen Snack.

Nicht nur Kartoffeln taugen für Chips. Auch *Rote Bete, Grünkohl,* Wirsing, Möhren, Zucchini oder Pastinaken lassen sich in knusprige Chips verwandeln. Einfach, lecker und vor allem OHNE die ungesunden Zutaten wie Transfette, zusätzliche künstliche Geschmacks- und Aromastoffe oder versteckten Zucker. Die findest du nämlich leider in so gut wie jeder Packung, nach der du im Supermarkt greifen würdest.

Rote- und Gelbe-Bete-Chips
Ergibt eine Schüssel Chips

jeweils 1 Rote und Gelbe Bete, entweder mit einem Hobel oder scharfen Messer in möglichst dünne Scheiben schneiden
3 Zweige frischer Rosmarin und / oder Thymian, klein hacken
½–1 TL Paprikapulver, rosenscharf
½ TL Meersalz
frisch gemahlener schwarzer Pfeffer
2 EL Olivenöl, extra vergine

Zubereitung:

Deinen Ofen auf 175–200 °C Umluft vorheizen.

Bis er auf Temperatur ist, kannst du die Rote und Gelbe Bete vorbereiten.

Gib alle Zutaten bis auf die Bete in eine Schüssel, verrühre sie und füge dann die Bete hinzu. Mische alles gründlich durch, damit alles von Öl und Gewürzen bedeckt ist.

Verteile die Bete-Scheiben auf einem Blech, das du vorher mit Backpapier ausgelegt hast, um das Ankleben oder Anbrennen zu verhindern.

Alles in den Ofen und etwa 45 Minuten knusprig braun braten lassen.

Schau immer wieder in den Ofen, damit deine Chips nicht zu dunkel werden. Je nach Dicke deiner Bete-Scheiben brauchen sie kürzer oder länger.

Etwas abkühlen lassen, in eine Schale und ab aufs Sofa damit.

Wenn du magst, reiche einen *Dip* dazu.

Die Gemüsechips eignen sich auch super als Garnitur für Gerichte wie Suppen oder Salate. Ein paar Chips darübergeben und schon sieht dein Essen aus wie vom Kochprofi höchstpersönlich zubereitet.

○—→ *Bunte Gemüsechips*
Möhren gibt es in unterschiedlichen Farben. Solltest du orange, lila, weiße und gelbe Möhren bekommen, ergeben sie eine farbenfrohe Chips-Mischung, die auch gut in Kombination mit Pastinaken oder Petersilienwurzeln schmeckt. Gehe einfach so vor wie oben beschrieben.

Grünkohl-Chips

Ergibt 1 Schüssel Chips
250 g Grünkohl, waschen
½ TL Chili, frisch oder getrocknet, klein hacken
½ TL Meersalz
frisch gemahlener schwarzer Pfeffer
2–3 EL Olivenöl, extra vergine

Optional zusätzlich:
frisch geriebener Parmesan

Zubereitung:
Heize deinen Ofen auf 130–150 °C Umluft vor.

In der Zwischenzeit kümmerst du dich um deine Grünkohlchips. Schneide die dicken Stiele aus den Blättern. Das klappt gut mit einer Schere oder einem kleinen scharfen Messer.

Gib das Olivenöl, Paprikapulver – edelsüß oder rosenscharf, je nach Geschmack –, etwas Salz und frisch gemahlenen schwarzen Pfeffer in eine Schüssel und verrühre alles gut. Wenn du magst, füge noch andere Gewürze oder gehackte frische Kräuter hinzu.

Dann schneidest oder rupfst du den Kohl in mundgerechte Stücke und gibst sie zum Olivenöl-Gemisch.

Rühre alles gut durch, damit deine Chips gleichmäßig gewürzt sind.

Lege Backpapier auf dein Ofenblech, verteile die Grünkohl-Chips gleichmäßig darauf und backe sie für etwa 30 Minuten, bis sie kross, aber nicht verkohlt sind. Schau am besten immer wieder mal nach. Je nach Dicke der Blätter können sie auch schneller fertig sein.

FLADENBROT

FARINATA, DAS KICHERERBSEN-FLADENBROT

Probiere eine Farinata auch mal als schnelle Alternative zu einer Quiche oder Pizza aus!

Ergibt 1–2 Backofenbleche oder 4–5 runde Fladen in der Pfanne

180 g Kichererbsenmehl
1 TL Meersalz
360 ml Wasser, warm
1 EL Kokosöl, geschmolzen oder 1 EL Olivenöl, extra vergine
1 EL Olivenöl, extra vergine oder Ghee zum Braten
1–2 EL frischer Rosmarin oder Thymian, fein hacken
frisch gemahlener schwarzer Pfeffer

Optional zusätzlich (untermischen oder unmittelbar vor dem Braten belegen):
1 TL (schwarze) Senfkörner
1 rote Zwiebel, sehr dünne Scheiben
1 Fenchelknolle, sehr dünne Scheiben
Oliven

Zubereitung:
Vermische in einer mittelgroßen Schüssel alle Zutaten gründlich mit dem Schneebesen. Achte dabei darauf, dass das Kichererbsenmehl keine Klumpen bildet.

Wenn der Teig glatt und recht flüssig ist, stell ihn für etwa 1 Stunde in den Kühlschrank, nimm ihn aber zwischendurch noch einmal heraus, um durchzurühren, damit sich das Mehl nicht absetzt.

Heize den Ofen (inklusive Backblech!) auf 220–250 °C Umluft vor. Je heißer, desto besser und zügiger geht das anschließende Backen der Kichererbsenfladen.

Wenn alles so weit startklar ist, rühre den Teig ein letztes Mal durch, gib etwas Kokosöl oder Olivenöl auf das Backblech und verteile es bis in alle Ecken. Dann gieße die Hälfte des Teigs darauf und ab damit auf die oberste Position im Backofen. Wenn du eine Grillfunktion hast, benutze sie.

Wenn du eine feuerfeste Pfanne hast, kannst du den Teig auch erst bei hoher Hitze auf dem Herd anbraten und danach die Pfanne direkt unterhalb des Grills im Backofen plazieren. Dadurch erhältst du mehrere kleinere und runde Fladen. Der Ofen muss aber trotzdem sehr heiß vorgeheizt sein.

Nach etwa 5–10 Minuten ist die Farinata fertig. Wenn du zwei Backbleche (auf Temperatur) hast, kannst du die zweite Portion direkt in den Ofen schieben, wenn du die erste herausnimmst. So ist für Nachschub gesorgt. Wenn die Farinata als Snack oder Zwischenmahlzeit dient, stell in der Zwischenzeit ein paar leckere Dips oder andere Toppings bereit.

Reiß die Farinata in handgroße Stücke, die du entweder »vom Backblech in den Mund« essen oder in einem mit einem Küchentuch ausgelegten Korb servieren kannst. Klappst du das Tuch über der Farinata zu, bleibt sie eine Weile warm. Übrig gebliebene Farinata kannst du später als Pizzaboden verwenden, belegen und überbacken.

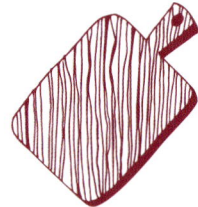

SMOOTHIES – AUCH GUT ALS FRÜHSTÜCK

Ich stehe total auf Smoothies. Ein Smoothie passt zu jeder Tageszeit, aber besonders morgens kann er einem echt das Leben erleichtern. Habe ich wenig Zeit für ein ausladendes Frühstück, tut es auch ein Smoothie: einfach schnell Obst und Gemüse waschen, grob schnippeln, in den Mixer damit, Kräuter und Wasser dazu, und ab geht die Maschine. Es dauert vielleicht knapp 5 Minuten, und mein Frühstück ist fertig.

Das Tollste ist, dass so ein Smoothie (besonders die grünen) viele wichtige Vitamine, Kohlenhydrate, Entzündungshemmer, Immunbooster, Wach-, Warm-, Fit- und vor allem auch Sattmacher kompakt in einem Glas (oder für unterwegs in einer Flasche) bieten. Smoothies eignen sich fürs Frühstück, aber auch hervorragend als Zwischenmahlzeit oder Mittagessen.

Smoothies können zwar jede Mahlzeit ersetzen, aber bitte ersetze nicht alle Mahlzeiten des Tages durch einen Smoothie. Davon rate ich generell ab, denn mit einem Smoothie nimmst du in kürzester Zeit wesentlich mehr Kohlenhydrate und Kalorien auf, als du es in fester Konsistenz könntest. Dich also nur oder hauptsächlich von Smoothies zu ernähren führt bald zu einer Gewichtszunahme. Als Abendessen würde ich, wenn überhaupt, eher zu einem Gemüse-Smoothie greifen. Teste bitte, ob dir das auch bekommt, denn Rohkost am Abend kann auch schwer im Magen liegen.
Und nebenbei: Die Verdauung beginnt im Mund, weshalb manche Menschen ihre Smoothies auch kauen. Mein Rat: Mindestens eine Mahlzeit pro Tag sollte fest sein.

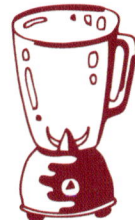

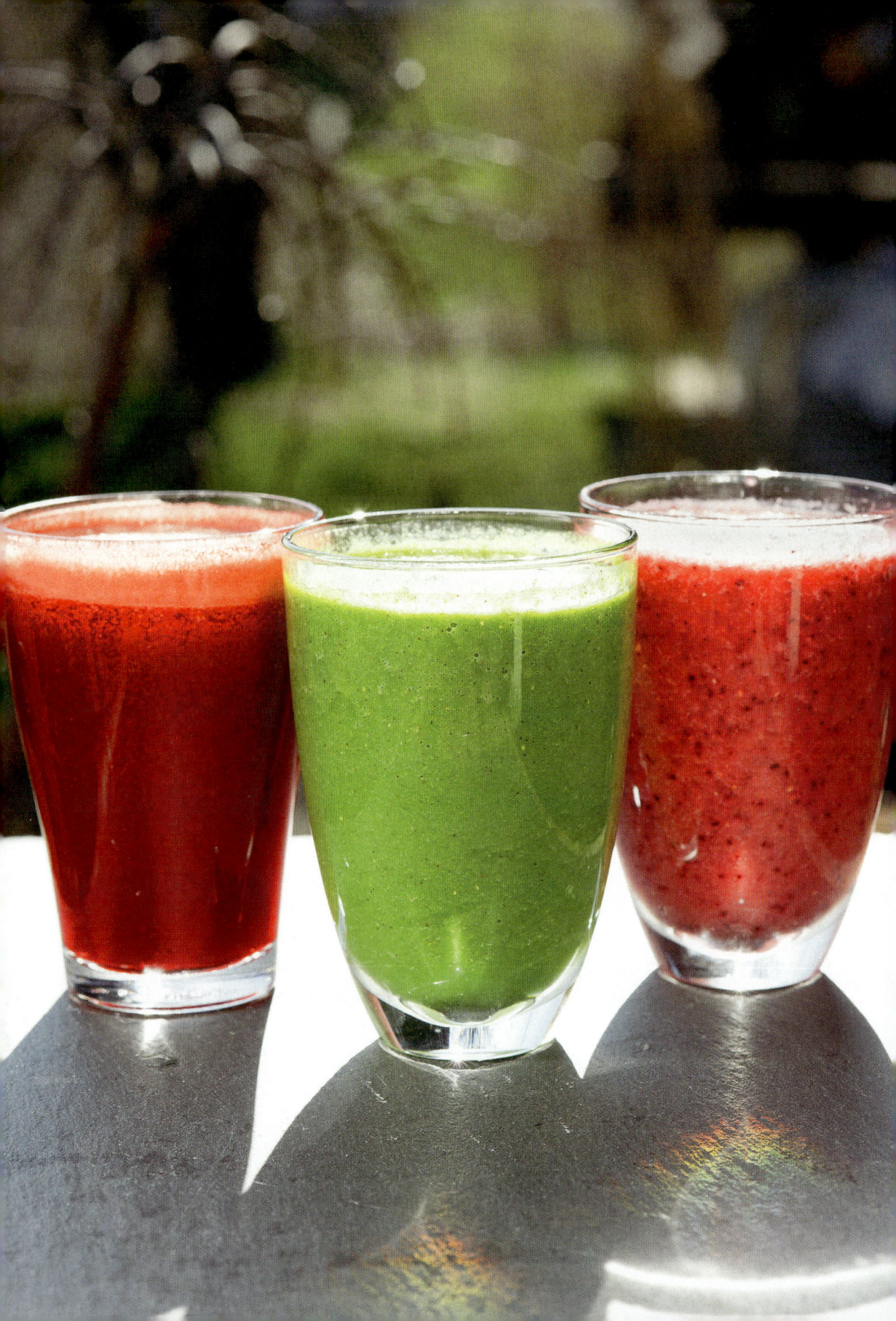

Zubereitung:
Obst oder Gemüse nach Bedarf. Waschen, Schale und/oder Kerne entfernen, grob zerkleinern und in den Mixer geben. Auf hoher Stufe je nach Konsistenzwunsch 10 bis 90 Sekunden pürieren.

ANTI-ERKÄLTUNGS-SMOOTHIE – DER BOOSTER FÜR DEN GANZEN TAG ODER DIE GANZE FAMILIE

Ergibt 1 Liter
2 kleine Äpfel, waschen und Kerngehäuse entfernen
2 kleine Möhren, waschen und Enden abtrennen
½ Kaki
½ Zitrone, gepresst
1 Orange, schälen
3 Stengel Petersilie
1 cm Chili, frisch – alternativ
½ TL getrocknete Chili
1–2 cm Ingwer, daumendick, schälen
½ cm frische Kurkuma, daumendick, schälen – alternativ 1 TL Kurkuma
330 ml Wasser

→ Du brauchst nicht zwingend eine Presse. Stich einfach eine Gabel in die Zitronenhälfte, und mit der anderen Hand drückst du die Zitrone fest zusammen. Wenn du mit der Gabel noch mehr nachhilfst, bekommst du auch noch das letzte Tröpfchen heraus.

→ ACHTUNG: Scharf! Nicht für Kleinkinder geeignet. Dann bitte den Chili weglassen. Ingwer ist nicht zu scharf, wenn er noch nicht so lange gezogen hat.

Zubereitung:
Sobald du das Obst und Gemüse – je nach Bedarf – gewaschen, geschält und in grobe Stücke geschnitten hast, gibst du es in einen Standmixer. Petersilie obendrauf und alles mit dem Wasser auffüllen. Mixe es mindestens 45 Sekunden auf mittlerer bis hoher Stufe, bis ein schöner knallig gelber Smoothie ohne grobe Stückchen entstanden ist. Gute Besserung.

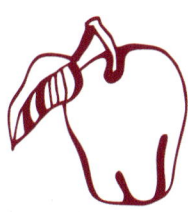

DIE SMOOTHIE-AMPEL

Nicht nur gut für die Immunabwehr, sondern hilft auch gegen schlechte Laune oder Müdigkeit. Ergibt jeweils 1 großes Glas.

Rot

1 Grapefruit
1 Kiwi
1–2 cm Ingwer, daumendick, schälen und vierteln
1 Limette, ohne Schale oder nur der Saft
1 Handvoll Beeren, z.B. Erdbeeren, Himbeeren, Johannisbeeren
100 ml naturtrüber Apfelsaft

Optional zusätzlich:
1 EL Honig

Gelb

2 Orangen
1–2 cm Ingwer, daumendick
20–40 ml Sanddornsaft
100 ml Wasser

Grün

1 Banane
1 Kiwi
2 Handvoll Feldsalat oder Spinat
Saft von 1 Zitrone
1–2 cm Ingwer, daumendick
1 Handvoll Basilikumblätter
100 ml Wasser

Pink

1 Mango
2 Orangen
1 kleine Möhre
100 g Himbeeren oder gemischte Beeren, frisch oder tiefgefroren
1/8 Zitrone, ohne Schale
30 g Cranberrys, frisch oder getrocknet
ca. 200 ml Wasser

Optional zusätzlich:
5 Minzblätter
1–2 cm Ingwer, daumendick

Varianten

Mit Brokkoli
2 kleine Äpfel
1 kleiner Brokkoli
3 Stengel Petersilie
4 Stengel Minze
1–2 cm Ingwer, daumendick
100 ml naturtrüber Apfelsaft
200 ml Wasser

Optional zusätzlich:
Gerstengras (oder 1 TL Gerstengraspulver)

Mit Orange
1–2 Orangen
Saft von 1/2 Zitrone, zzgl. Schalenabrieb
1–2 Kiwis
1 Apfel

1 Banane oder Mango für die Süße
je 1–2 Handvoll Grüngemüse wie Spinat,
Feldsalat oder Petersilie und / oder
Wildkräuter wie Brennnessel, Löwenzahn
oder Gänseblümchen

Optional zusätzlich:
1–2 cm Ingwer, daumendick, schälen
½ cm frische Kurkuma, daumendick,
schälen
zur Hälfte mit Wasser auffüllen

Tiefgekühlte Früchte sparen das
Hinzugeben von Eiswürfeln.

Mit Fenchel und frischen Kräutern
3 Handvoll Spinat oder Feldsalat
½–1 Mango
⅓ Banane
½ Fenchelknolle
10 Minzblätter
8 Zitronenmelissenblätter
200 ml Wasser

Wenn du in Eile bist oder einen langen
Tag vor dir hast, fülle den Smoothie doch
einfach in eine Glas- oder Thermosflasche
und genieße ihn unterwegs oder in deiner
Pause. Noch einmal vor dem Trinken gut
schütteln und ab damit …

SÄFTE AUS DEM ENTSAFTER

Ich finde Smoothies super. Selbstgemachte Säfte aus dem Entsafter aber auch. Manchmal noch besser. Die sind nicht ganz so mächtig wie ein Smoothie.

Lenis leckerer blutroter Safti

Wieso ich diesen Saft »Lenis leckerer blutroter Safti« genannt habe?
Ich probiere oft spontan Kombinationen aus Obst und Gemüse für unsere –

meist morgendlichen – Smoothies oder Säfte. Oft bin ich selbst total begeistert von meiner neuen Kreation. Leni oder unseren Kids schmecken sie dann aber doch nicht so bombastisch, wie ich es erwartet hätte.
Bei dieser Kombination habe ich auf jeden Fall einen Volltreffer gelandet. Und das musste festgehalten werden.
Nicht nur die Farbe dieses Saftes überzeugt – er leuchtet dunkelrot –, die

Verbindung passt einfach, sicher begleitet von meinem guten Freund, dem Herrn Ingwer.

↪ Ich kann fast sagen, Ingwer ist ein Muss für Smoothies und Säfte. Außer die Kids stehen daneben und wollen auch etwas davon. Dann lieber weglassen oder später hinzufügen.

Ergibt 2–4 Gläser
5 Möhren, waschen und Möhrengrün abschneiden
2 Orangen, schälen
2 Kiwis, schälen
1 Rote Bete, schälen
1 Apfel (hier Elstar) waschen
1–2 cm Ingwer, daumendick, schälen

Obst-Gemüse-Saft
Ergibt 2–4 Gläser
5 Möhren
4 kleine Äpfel
3 Kiwis
2 Orangen
1 Fenchelknolle
1–2 cm Ingwer, daumendick, schälen

Zubereitung:
Gib einfach alle Zutaten nacheinander in deinen Entsafter. Den Saft sofort trinken oder zum Aufbewahren oder Mitnehmen in eine Flasche füllen. Wir brauchen die Säfte und Smoothies immer innerhalb des gleichen Tages auf, danach schmecken sie nicht mehr frisch.
Die Saft-Rezepte funktionieren natürlich auch für Smoothies.

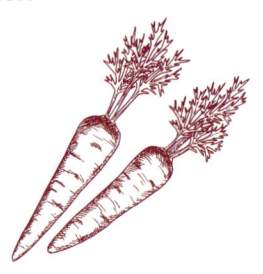

SÜSSES

Sich gesund zu ernähren bedeutet nicht, sich langweilig und mit Verzicht durch den Tag schlagen zu müssen.

Es gibt viele gesunde, ausgewogene, nährstoff- und abwechslungsreiche Gerichte, mit denen du das Leben noch ein bisschen süßer machen kannst.

Sie sind weder kompliziert noch exotisch. Ganz im Gegenteil: Sie sind in Zutaten und Zubereitung so einfach, dass du am besten direkt loslegst. Ich bin sicher, es ist für jeden etwas dabei. Genieße Süßes ohne Sünde: Als Nachtisch, als kleinen Treat, um Kinderaugen zum Strahlen zu bringen, um Feste zu feiern, als süßen Snack, als Beilage oder ruhig auch mal als Hauptspeise.

BACKEN

Wer sagt, dass Backwaren immer voller Zucker und raffiniertem Mehl stecken und eventuelle Unverträglichkeiten mit sich bringen müssen? Wie wäre es damit: Du benötigst kein herkömmliches Getreidemehl, um backen und diese Speisen genießen zu können. Gemahlene Nüsse, Kokos-, Buchweizen- oder Johannisbrotkernmehl für den Teig, Bananen, Mandel-, Hafer-, Dinkel- oder Kokosmilch für die natürliche Süße und die notwendige Flüssigkeit und optional zusätzlich etwas Honig oder Ahornsirup. Bananen sind hierbei Alleskönner. Sie funktionieren als Teigbasis, zum Süßen und geben den Speisen die nötige saftige Konsistenz. Probier doch mal ein paar *Hafer-kekse, Cookies* zum Mitnehmen oder für zwischendurch, *Muffins* für die Kids oder die *Waffeln* zu einem Sonntagsfrühstück aus.

HAFERKEKSE

Die Kekse sind ideal als kleiner Snack zum Mitnehmen oder – klar – als süße Nascherei am Nachmittag auch für Kinder geeignet. Wenn du direkt die doppelte Portion backst, kannst du gut einen Teil einfrieren und hast so immer eine Portion vorrätig, wenn du spontan einen Ausflug machst oder die Kinder am Nachmittag Freunde da haben.

Dieses Rezept bietet sich auch super an, wenn du ein paar sehr reife Bananen übrig hast. In dem Moment kommt so ein simples, aber dennoch leckeres Rezept genau richtig. Zack, die braunen Bananen sind weg – und nicht im Mülleimer, sondern in Kekse eingebacken.

→ Wenn dein Obst oder Gemüse schlecht zu werden droht, dann kannst du es einfrieren und später verwenden, statt es in den Müll zu werfen. Du bereitest dafür dein Obst oder Gemüse in der jeweiligen Art und Weise zu, wie es notwendig wäre – je nach Obst: waschen, schälen, Kerne, Strunk oder Blätter entfernen, in Stücke, Scheiben, Streifen oder Würfel schneiden –, und packst es in Dosen, Gläser oder Gefriertüten gefüllt in dein Gefrierfach. Gefrorenes Obst beispielsweise in einem Smoothie zu verarbeiten gibt ihm eine spezielle eisige und cremige Konsistenz.

Für etwa 12–16 Kekse, je nach Größe
150 g Haferflocken
2 Bananen, am besten reif bis sehr reif (bloß nicht grün), schälen und zu einem Brei zerdrücken

Optional zusätzlich:
1 TL Bourbonvanille, gemahlen
3 EL Kokosraspel
½–1 EL Chia-Samen
1 EL Honig oder Ahornsirup
3–4 EL Nüsse nach Wahl und Geschmack, klein hacken
½–1 TL Zimt
3–4 EL Trockenfrüchte, klein hacken
1–2 EL Zartbitterschokoladenstückchen

Zubereitung:
Heize deinen Backofen auf 175 °C Umluft vor.

Während er heiß wird, gibst du die Haferflocken und den Bananenbrei in eine Schüssel und vermischst sie gründlich. Dein Keksteig ist hiermit backfertig. Wenn du ihn noch aufpeppen oder ihm eine spezielle Note geben möchtest, gibst du an dieser Stelle noch deine Wahlzutat hinzu.

Lege Backpapier auf deinem Backblech aus, forme aus dem Teig Kugeln und drücke sie auf dem Papier mit einem Löffel, einer Gabel oder deiner Hand platt.

Im Backofen sind sie nach knapp 20 Minuten fertig. Schau am besten zwischendurch nach, ob sie gleichmäßig backen und braun werden.

Lass die Kekse komplett auskühlen, bis du sie isst oder lagerst. Sie halten sich gut in einem luftdicht verschlossenen Glas, am besten im Kühlschrank. Oder du frierst sie ein.

MUFFINS

Diese Muffins sind super, auch für Kindergeburtstage. Du wirst sehen, die Kinder werden nicht viele von ihnen essen können, da sie sehr satt machen. Unsere Große zum Beispiel isst nicht mehr als einen, obwohl sie wirklich auf Süßes steht. Da sie selten Zucker oder sehr süß isst, hat sie dann schnell genug von so süßen Speisen und gibt auch gerne mal nach der Hälfte den Rest ab.

Für etwa 10–14 Muffins, je nach Förmchengröße
200–220 g Mandeln, gemahlen
1 EL Kokosmehl
2 TL Vanille, gemahlen

¾ TL Backnatron / Weinstein-Backpulver
2 Eier
6–8 EL Kokosöl
50 ml Orangensaft
5–8 EL Honig
¼ TL Meersalz

Optional zusätzlich:
1 TL Zimt
½ TL Muskat
2 EL gehackte Nüsse
2 EL Trockenobst, gehackt
2 EL Cranberrys

Alternativ 200 g frische (oder tiefgekühlte) Himbeeren oder Heidelbeeren oder 4 EL Schokoladenstückchen in den Teig geben.

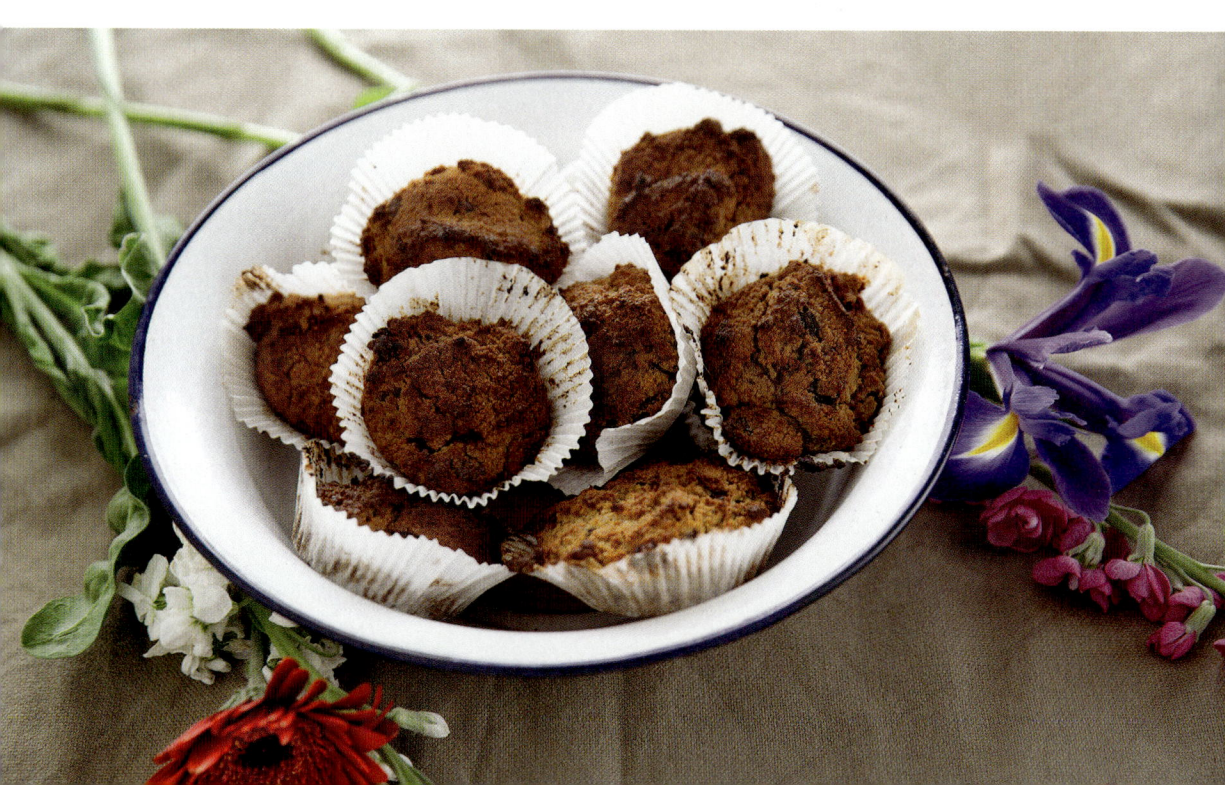

Zubereitung:

Heize den Ofen auf 175 °C Umluft vor. Währenddessen gibst du alle Zutaten, bis auf gegebenenfalls deine Früchte, in eine große Schüssel oder deine Küchenmaschine und vermengst alles gut miteinander, bis ein weicher – nicht flüssiger – Teig entsteht.

Rühre dann deine Früchte vorsichtig unter, am besten von Hand und nicht mit der Maschine.

Wenn du eine Metallform verwendest, fette sie vorher ein, ansonsten plaziere deine Förmchen auf ein Backblech und fülle sie bis zu ⅔ mit einem Löffel.

Damit deine Muffins während des Backens nicht austrocknen oder anbrennen, kannst du noch eine feuerfeste Schüssel mit Wasser unten in den Ofen stellen, denn der Wasserdampf hält sie saftig.

Nach etwa 20–25 Minuten sind deine Muffins fertig. Schau nach der Hälfte der Zeit nach und drehe gegebenenfalls dein Backblech einmal um, damit alle Muffins gleichmäßig backen und braun werden.

WAFFELN
Für 2 Personen
2 reife Bananen, schälen
300 g Buchweizenmehl
600 ml Milch, Demeter-Kuhmilch, Hafer- oder Mandelmilch
2–3 EL Kokosöl zum Einfetten des Waffeleisens

Optional zusätzlich:
2 EL Honig oder Ahornsirup
½ TL Zimt
½ TL Vanille
½ TL Kardamom

1 Prise Salz, Gewürze und Kräuter nach Geschmack

Zubereitung:

Gib alles bis auf das Kokosöl in eine Küchenmaschine oder einen Mixer – mit einem Schneebesen oder Teigschaber kannst du diesen Waffelteig aber auch gut zubereiten – und lass es zu einem glatten Teig werden.

Wenn dein Waffeleisen richtig heiß ist, fettest du es mit etwas Kokosöl ein, gibst 1–2 EL Teig pro Waffel hinein und lässt ihn ausbacken. Kontrolliere zwischendurch, ob die Form fettig genug und das Eisen zu heiß oder nicht heiß genug ist.

Sobald die Waffel so fest ist, dass du sie als Ganzes herausholen kannst, ist sie fertig. Das dauert je nach Hitzegrad ein paar Minuten.

Dazu passt:

- etwas von deiner selbstgemachten *Marmelade*

- das leckere *Apfel-Birnen-Mus*
- Oder vielleicht magst du deine Waffel auch salzig oder herzhaft? Wie wäre es mit einem *Pesto* oder *Tomaten-Rote-Bete-Dip?*

Du kannst dem Teig auch direkt eine würzige Note geben, indem du noch eine kleine Prise Salz und — wenn du magst — noch Gewürze oder Kräuter nach Geschmack dazugibst.

PFANNKUCHEN

Herkömmliche Pfannkuchen aus Weizenmehl schmecken wunderbar, sind in der Zubereitung einfach und gelingen gut, sie hinterlassen bei uns zu Hause aber nach dem Genuss eine müde Schar mit schwerem Magen. Wir haben als Alternative Walnuss- oder Mandel-Pfannkuchen ausprobiert, aber nichts hat uns so sehr überzeugt wie diese Cashew-Variante. Insbesondere meine Frau Lena isst Pfannkuchen seit jeher lieber salzig und herzhaft — und auch hierfür eignen sich die eher milden und zurückhaltenden Cashewpfannkuchen hervorragend.

Es kann gut sein, dass du bei den ersten Versuchen nicht direkt DEN perfekten Pfannkuchen hinbekommst. Gib nicht auf und taste dich an die richtige Temperatur und Bratdauer heran. Ein Teig ohne „Kleber" aus Gluten erfordert etwas mehr Geduld. Auch wir sind schon an einem zu dünnen oder zu dicken Teig oder der falschen Pfanne gescheitert. Aber vertrau mir, es klappt! Wenn der erste Pfannkuchen anklebt, zerfällt oder zu matschig wird, setze auf den zweiten. Unsere Kinder lieben es, die Pfannkuchen mit selbstgemachter Beerenmarmelade oder Apfelmus zu bestreichen, sie aufzurollen und dann einfach abzubeißen. Auch bröselige

Versuche finden immer einen Abnehmer. Mit ein paar Klecksen Marmelade werden auch sie in Nullkommanichts verputzt.

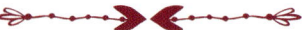

CASHEW-PFANNKUCHEN
Für 2–3 Personen

200 g Cashewnüsse, im Häcksler oder Mixer fein mahlen. Alternativ 4–6 Stunden vorher in Wasser einweichen, dann abtropfen lassen und pürieren.
2 Eier, Größe L
50–75 ml Wasser oder Milch (Demeter-Kuhmilch oder Pflanzenmilch) oder beides im Verhältnis 1:1. Je nach Bedarf mehr dazugeben, wenn du die Konsistenz des Teiges gern flüssiger hättest.
2–3 EL Kokosöl zum Braten
Optional zusätzlich:
¼ TL Meersalz oder Vanille, je nachdem, ob die Pfannkuchen herzhaft oder süß werden sollen.

Zubereitung:
Verrühre alle Zutaten mit einem Schneebesen oder dem Mixer zu einem glatten Teig.
Erhitze eine Pfanne, die nicht zum Ankleben neigt, auf mittlerer Stufe. Gib einen halben Esslöffel Kokosfett hinein und schwenke die Pfanne, bis ihr Boden komplett damit bedeckt ist.
Gib eine Kelle voll Teig in die Pfanne.

An dieser Stelle kannst du entscheiden, ob du den Teig (wie für ein Crêpe) auf Pfannengröße ausschwenkst oder ihn »stehenlässt« und einen kleineren, aber dafür dickeren Pfannkuchen brätst.
Sobald der Teig etwas fester geworden ist und sich leicht vom Boden lösen lässt – das dauert anfangs 1–3 Minuten, wenn die Pfanne die richtige Hitze hat, nur noch etwa 30 Sekunden – wendest du den Pfannkuchen mit einem Pfannenwender und brätst auch die andere Seite.
Leg die fertigen Pfannkuchen auf einen Teller und decke sie mit einem Pfannendeckel oder etwas Alufolie ab, damit sie warm bleiben, bis die restlichen Pfannkuchen auch fertiggebraten sind.

Du kannst aus dem Teig auch beinahe keksartige, knusprige Crêpes zaubern, wenn der Teig recht dünn ist und du ihn mit ausreichend Kokosöl etwas länger brutzeln lässt. Die Crêpes lassen sich dann nicht mehr umklappen oder rollen, schmecken aber toll.

Varianten: gefüllt oder belegt

Fruchtig

Cashew-Pfannkuchen harmonieren toll mit Obst oder frischen Beeren.

Dafür schneidest du zum Beispiel einen Apfel, eine Birne oder eine Banane in sehr dünne Scheiben und legst diese unmittelbar, nachdem du den Teig in die Pfanne gegeben hast, in den noch flüssigen Teig, damit sie mit einbacken. Beeren kannst du entweder mit in die Pfanne geben oder sie erst zum Servieren auf den Pfannkuchen legen. Auch Rhabarber, frisch, in dünne Scheiben geschnitten und mitgebraten oder hinterher als Kompott dazugeben ist eine schöne Variante.

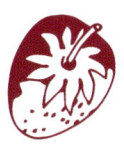

Schokoladig

Dass Schokolade auch zu diesem Pfannkuchen gut passt, muss ich eigentlich nicht erwähnen, tue ich an dieser Stelle aber trotzdem. Also: Etwas dunkle, geraspelte Schokolade oder Schokocreme auf den noch warmen Pfannkuchen geben. Lecker.

Italiano

Durch Lena habe ich mit Mozzarella und Tomatensauce gefüllte Pfannkuchen kennengelernt – auf jeden Fall eine Empfehlung!

Belege den Pfannkuchen nach dem Wenden mit ein paar dünnen Scheiben Mozzarella, gib noch 1–3 EL gewürzte Tomatensauce und ein paar Blätter Basilikum oder andere Kräuter dazu und klappe die eine Hälfte über die andere. Am besten wendest du den Halbmond noch einmal kurz in der Pfanne, dann ab auf einen Teller und – buon appetito!

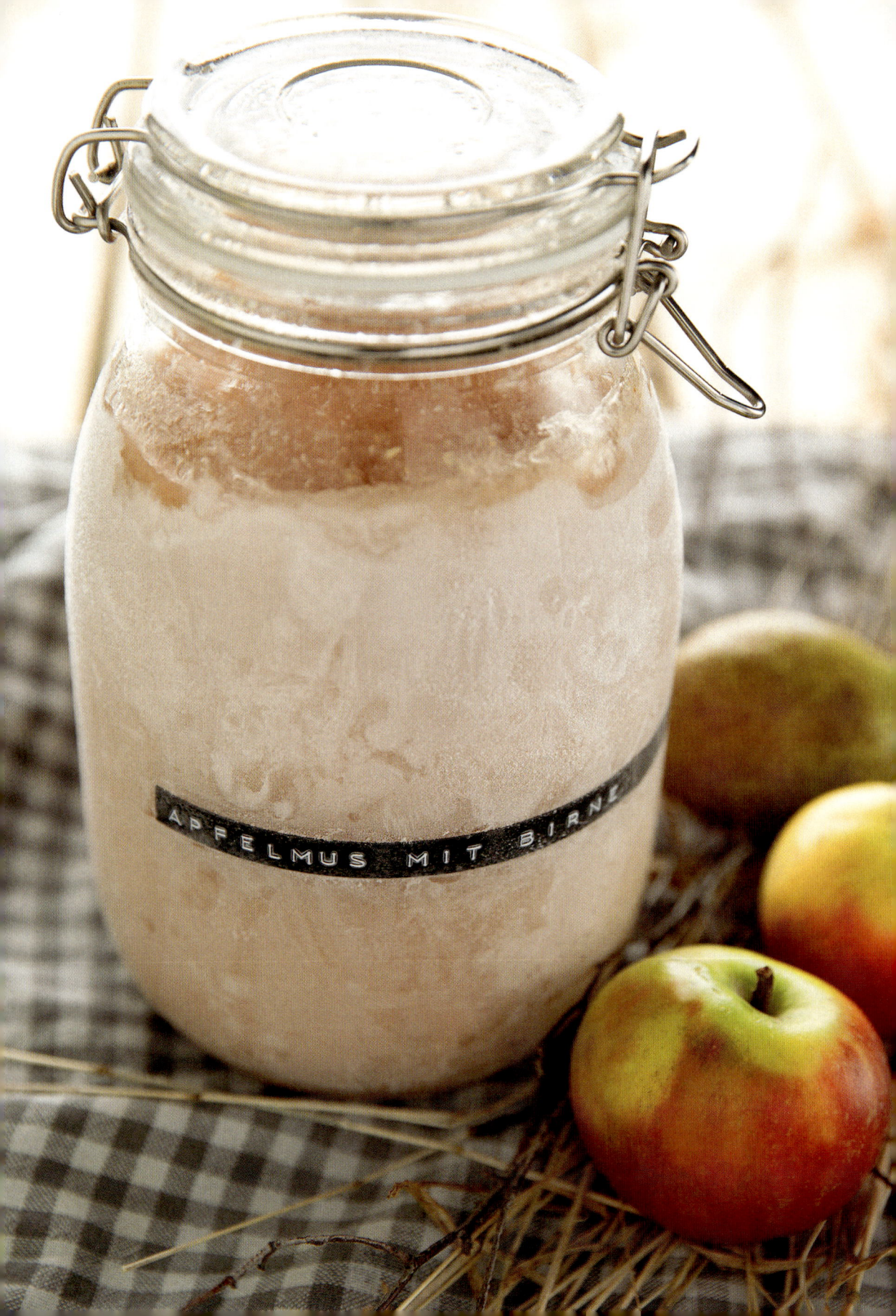

MUS, MOUSSE UND BANANEN

Obstmus im Glas oder eine Schokoladencreme im Becher kosten im Supermarkt oft eine Menge. Und was alles außer den Äpfeln und der Schokolade drin ist, versteht man anhand der scheinbar endlosen Zutatenliste meist doch nicht. Wieso beinhalten diese Dinge nicht nur das, was vorne draufsteht? Wieso müssen mehrere unterschiedliche Arten und Formen von Zucker, künstliche Aroma- und Zusatzstoffe und am Ende kaum etwas von der erwarteten Zutat drinstecken? Obst 4 %, sonstige Bestandteile 96 %? Ein *Apfelmus* oder eine leckere und zudem gesunde *Mousse au Chocolat* ist

schnell und unkompliziert gemacht, und beides bietet dir volle Frische und vollen Geschmack.

Vorbei mit »Oh, schon wieder ein Ausschlag nach dem Nachtisch« oder »Aua, mein Bauch tut mir weh, wovon kommt das jetzt schon wieder?«. Nichts versteckt sich mehr in deinen Süßspeisen. Mit Äpfeln, Birnen, Avocados, Bananen, rohem Kakao und Nüssen, zusätzlich guten Gewürzen wie Zimt, Vanille oder Kurkuma machst du die Sache rund – in Form von Genuss. Gesundheit gibt es obendrauf. Auf die Plätze, Nachtisch, los!

APFELMUS MIT BIRNE

Das Apfelmus schmeckt hervorragend warm direkt vom Herd oder kalt im *Müsli*, in *Grießbrei* gerührt, zu *Waffeln* oder *Porridge*, mit ein paar gehackten Nüssen, etwas Joghurt oder einfach pur.

Ergibt ein 1-Liter-Einmachglas
10 Äpfel, waschen, vierteln und Kerngehäuse herausschneiden

(Wir nehmen für das Mus und Obstfrühstück gerne den »Elstar«. Aber ob dir dein Mus am besten süß oder etwas saurer schmeckt, liegt ganz bei dir. Finde deinen Favoriten.)
1–2 Birnen, waschen, vierteln und Kerngehäuse herausschneiden
2 EL Olivenöl, extra vergine
100 ml Wasser

Optional zusätzlich:

½–1 TL Bourbonvanille, gemahlen oder
1 Vanilleschote

½–1 TL Zimt

Zubereitung:

Gib das Obst mit der Hälfte des Wassers in einen großen Topf und erwärme es auf mittlerer Hitze. Rühre alles gut mit einem Holzlöffel durch, schließe den Topf mit dem Deckel und lass es für 20–30 Minuten köcheln, wobei du alle 5 Minuten rühren und kontrollieren solltest, ob du noch mehr Wasser hinzuschütten musst, damit es nicht austrocknet und anbrennt.

Sobald die Äpfel und Birnen weichgekocht sind und sich leicht mit dem Löffel zerdrücken lassen, pürierst du sie mit einem Pürierstab oder in einem Mixer – du kannst sie aber auch mit einem ganz normalen Kartoffelstampfer zu Brei zerdrücken –, bis alle groben Stücke zerkleinert sind. Das ist aber nicht zwingend notwendig, da ein Apfelmus mit Stücken genauso lecker schmeckt und der einen oder anderen Person lieber ist als ein feiner Brei.

Gib das Olivenöl dazu, verrühre alles noch einmal gut miteinander und nimm den Topf vom Herd. Sollte dir dein Mus zu flüssig sein, kannst du die Kochzeit verlängern. Achte dabei aber darauf, dass es nicht verkocht. Sollte es jedoch zu dickflüssig sein, gibst du etwas mehr Wasser hinzu und lässt es noch ein paar Minuten köcheln.

Wenn du es nicht unmittelbar aufbrauchst, hält es sich gut in einem luftdicht verschlossenen Einmachglas im Kühlschrank. Du kannst es darin auch gut für einen späteren Moment einfrieren, oder du teilst es direkt in mehrere kleinere Portionen auf: für ein Frühstück, einen Snack zwischendurch oder um es mit zur Arbeit zu nehmen. Es lässt sich mit einfachen Zutaten wie Nüssen oder Samen schnell aufpeppen.

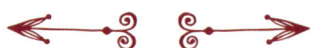

MOUSSE AU CHOCOLAT –
GANZ OHNE ZUCKER!

Wenn du gerne Mousse au Chocolat isst, wirst du dich hierauf stürzen. Und das kannst du auch ganz ohne schlechtes Gewissen oder Magengrummeln.

Eine Schokoladencreme muss nicht teuer sein, voller Zucker und dick machen.

Diese Variante ist sogar gesund: Sie birgt gute Fette (Avocado, Kokosöl), ist antibakteriell (Kokosöl), darmunterstützend (roher Kakao), für die Gehirnfunktionen positiv (Kokosöl), vitaminreich (Banane) und – süß. Das bedeutet nicht, iss ab heute so viel Mousse au Chocolat, wie du kannst, aber genieße eine süße Schokoladencreme ab heute mit einem guten, gesunden Gefühl.

Für 2 Personen

1 reife Avocado, aus der Schale lösen und den Kern entfernen
1 reife Banane, schälen
2 EL Kokosöl
4 EL rohes Kakaopulver
½ TL Bourbonvanille, gemahlen

Optional zusätzlich:

1 EL Cashewnüsse, hacken und zum Schluss unterrühren
8 Datteln, Kerne entfernen, klein schneiden und mit in den Mixer geben
etwas Wasser, wenn die Mousse zu fest ist

Zubereitung:

Zu der Zubereitung muss man nicht viel sagen:
Alles rein in den Mixer, pürieren, bis alles cremig ist, in eine Schüssel oder ein schönes Glas füllen und genießen.

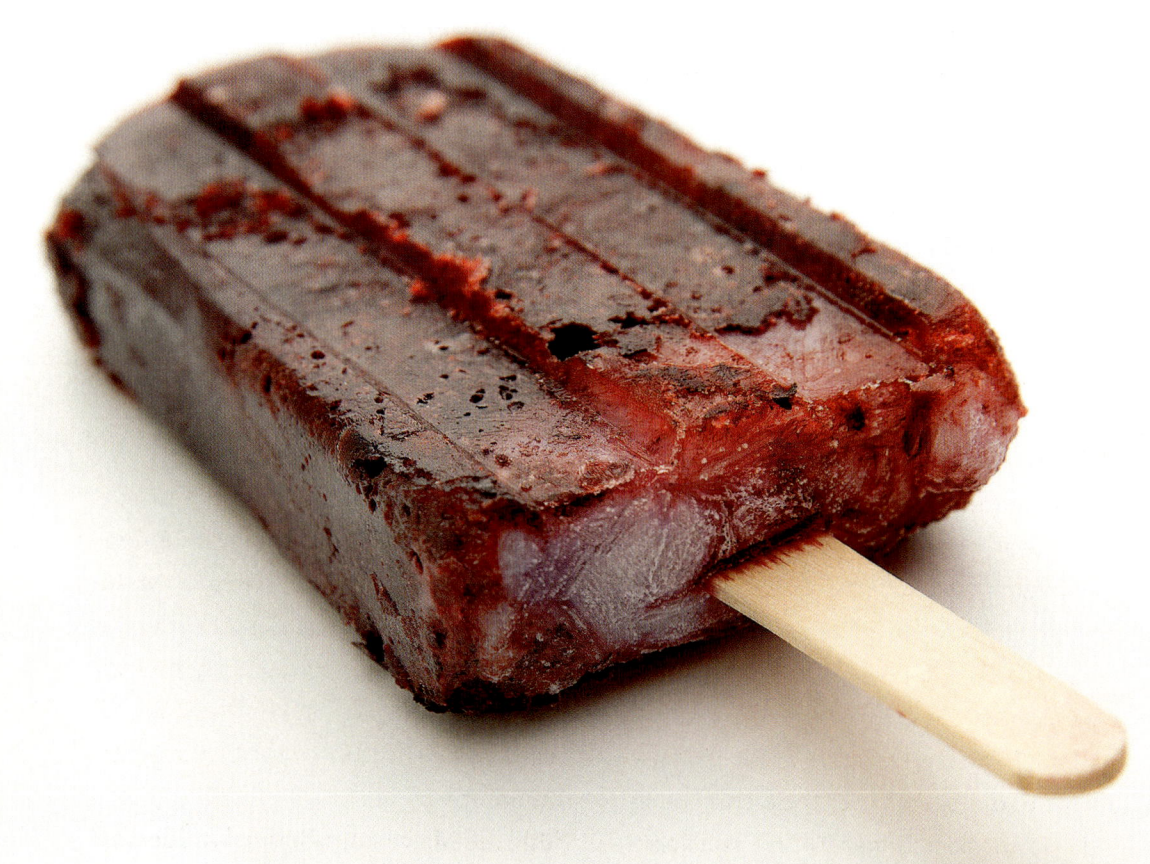

SOMMER! EIS!

Für alle Eisliebhaber habe ich hier ein paar leckere, gesunde und vor allem industriezucker- und auch milchfreie Varianten! Wieso nicht einmal deinen Smoothie einfrieren und einen Froothie genießen? Oder eine lecker fruchtige Granita, hier besser bekannt als Kratzeis. Und aus Kokosmilch kann man wunderbar cremiges Eis zubereiten. Auch ohne Eismaschine.

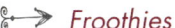

Froothies
Deinen Lieblings-Smoothie einfach portionsweise in:
Eiswürfelformen – als kleiner Lutsch-Kick oder im Sekt
Becher – à la Granita oder Kratzeis
Eisformen (mit Stiel) – zum Schlecken!

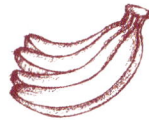

EIS NUMERO 1
Für 3–4 Portionen

½ Avocado, aus der Schale lösen und den Kern entfernen
½ Mango, schälen und um den Kern herum abschneiden
Saft einer ½ Limette
eine Handvoll Zitronenmelissenblätter
100 ml Kokoscreme (die dicke feste Creme, die oben in der Dose sitzt, wenn du sie vor dem Öffnen NICHT schüttelst)
350 ml Kokoswasser
½ TL Leinsamen
eine Prise Salz

Optional zusätzlich:
½ EL Honig oder Ahornsirup

Zubereitung:

Gib alles nacheinander in deinen Mixer, Häcksler oder die Küchenmaschine und lass es für 30–60 Sekunden auf hoher Stufe pürieren, bis eine cremige Konsistenz entstanden ist.

Den Honig oder Sirup fügst du nur hinzu, wenn dir deine Mango nicht süß genug erscheint, ansonsten benötigst du ihn nicht.

Fülle die Masse zum Beispiel in Eis-am-Stiel- oder Eiswürfelformen und lass sie für einige Stunden im Eisfach gefrieren. Dann machst du das, was man mit Eis tut: Du nimmst dir und deinen Mitmenschen ein Eis aus dem Kühlschrank und gibst der Hitze ein High-Five.

BEERENMIX-EIS

Für 4 Stück:

200 g Beeren deiner Wahl
25–50 ml naturtrüber Apfel- oder Traubensaft oder Kokoswasser

----

Füge deinem Eis einen Kick deiner Wahl hinzu:

50 g gehackte Nüsse für den KNACK
50 g getrocknete Beeren für die extra SÜSSE, die überrascht
3 EL gehackte Zartbitterschokolade für die SEELE
Saft einer ½ Zitrone oder Limette für ein LÄCHELN

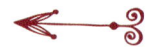 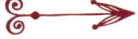

Zubereitung:

Gib alles zusammen in eine Küchenmaschine oder eine Schüssel und püriere es, bis alles gut und fein miteinander vermengt ist. Und dann ab in die Eis-am-Stiel-Formen und für ein paar Stunden ins Eisfach.

Das Schöne bei selbstgemachtem Eis ist: Wenn du eins herausholst, musst du nicht erst eine Plastikfolie abreißen und in den Müll werfen. Du tust dir UND der Umwelt etwas Gutes.

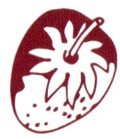

IN DER HITZE EINE KÜHLE PAUSE

Wenn es im Sommer so richtig heiß wird und du eine schnelle Abkühlung brauchst, aber schon bei den leichtesten Bewegungen ins Schwitzen kommst, passt dieses Rezept sehr gut.

Für 2 Personen

¼–½ Wasser- oder ½–1 Honigmelone
Saft von ½ Zitrone oder 1 Limette
1 Handvoll frische Minzblätter

Zubereitung:

Halbiere bzw. viertele deine Melone und schneide zweifingerbreite Scheiben. Lege sie in eine Schale oder Schüssel, presse die Zitrone, oder wenn du es ein wenig saurer und noch frischer haben möchtest, die Limette aus und gieße den Saft über die Melonenscheiben. Schneide die Minzblätter in feine Streifen oder hacke sie ganz fein und streue sie darüber. Alternativ gibst du die Minze bereits in den Zitronen- oder Limettensaft, lässt alles ein wenig ziehen und gießt es dann über die Melone. Finito.

DANK

Nahrung nährt uns. Und mehr als Nahrung nähren uns Menschen, die an uns glauben, die uns Unterstützung geben und uns verbunden sind. Dieses Buch wäre ohne diese besonderen Menschen um mich herum ein anderes Ergebnis. Deshalb möchte ich die Chance nutzen, um diesen wundervollen Menschen von Herzen DANKE zu sagen.

In erster Linie danke ich meiner Frau Lena, die mich bei diesem Buch auf intensive Art und Weise unterstützt hat und ihrer Liebe zum Essen so viel Ausdruck gegeben hat. Liebe geht bekanntlich durch den Magen, und es ist für mich einer der schönsten Momente des Tages, wenn wir in Ruhe zusammen mit der Familie am Tisch sitzen und etwas Leckeres und Frisches essen können. Genau das sind die Momente, die mir vor Augen führen, wie wertvoll diese Zeit im Kreise der Liebsten ist, bei der man sich austauschen kann über Erlebtes, Ideen, Pläne, Sorgen, Wünsche und alles, was einen selbst und die anderen beschäftigt. Danke, Lena, für deine Unterstützung bei diesem Buch, deine Kreativität und deinen Anspruch an jedes einzelne Rezept, dessen hingebungsvolle Zubereitung und Inszenierung, die langen Kochtage und ein wundervolles Ergebnis. Ein Buch, das auch ein ganzes Stück von dir beinhaltet. Ich liebe dich.

Liebe Melle, auch du hast in meinem zweiten Buch so viel strukturiert, erarbeitet, vorbereitet und umgesetzt. Es ist die logische Weiterführung unserer ersten Zusammenarbeit, die so einfach, leicht und auch liebevoll war und sich hier nun fortsetzt. So kann es weitergehen. Danke von Herzen.

Wir haben wunderbare Fotos in diesem Buch, und alle wurden akribisch, sensibel und hingebungsvoll arrangiert und aufgenommen. Gemeinsam mit dir, liebe Lara, hatten wir tolle Shootings. Du hast ein ausgezeichnetes Auge für die richtigen Momente und bist in der Lage, das kleinste Detail in Szene zu setzen. Dass Nahrung uns nährt und Lust bringt, mit gesundem Essen zu starten, sieht man auf all diesen Bildern. Danke für die intensive Zeit mit dir und Lena, in der ihr gemeinsam so viele schöne Ideen zusammengeführt und so lange probiert habt, bis das perfekte Bild im Kasten war.

VORRATSKAMMER

Diese Liste erhebt keinen Anspruch auf Vollständigkeit und stellt kein MUSS dar. Sie gibt dir aber einen Überblick · über haltbare natürliche Nahrungsmittel, die es dir – wenn du sie im Schrank hast – ermöglichen, jederzeit schnell etwas Nahrhaftes und vor allem Leckeres zuzubereiten, das dich satt und zufrieden macht. Dein Heißhunger kann Urlaub machen.

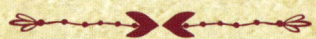

Körner und Co.

- Couscous (Hartweizengrieß)
- Bulgur (Hartweizen- oder Dinkelgrieß)
- Quinoa (weiß, rot oder schwarz)
- Vollkornreis
- Hirse
- Vollkorn-Haferflocken (ggf. glutenfrei)
- Hirseflocken
- Amaranth, roh oder gepufft

Mehle, Stärke und Grieß:

- Dinkelmehl
- Kokosmehl
- Buchweizenmehl
- Kichererbsenmehl
- Pfeilwurzelstärke
- Dinkelgrieß
- Leinsamenmehl

Hülsenfrüchte:

- grüne Tellerlinsen, rote, gelbe Linsen oder Puy-Linsen, Beluga-Linsen
- getrocknete Kichererbsen (am besten vor dem Kochen einweichen, sonst ist die Garzeit sehr lang)
- weiße Bohnen (am besten vor dem Kochen einweichen, sonst ist die Garzeit sehr lang)

Konserven (Gläser):

- Kokosmilch
- passierte oder ganze Tomaten
- Tomatenmark
- getrocknete Tomaten in Öl
- grüne und schwarze Oliven
- Kidneybohnen oder weiße Bohnen
- Kichererbsen
- Kapern, für eine schnelle Tomatensauce oder im Salat

Milch und Milchalternativen:
- Demeter-Milch (Vollfett), alternativ Bio und pasteurisierte, nicht homogenisierte Milch
- Hafermilch oder Dinkelmilch, natursüß; passt zu Müsli, Grießbrei, Milchkaffee (auch gut zum Aufschäumen)
- Mandelmilch
- Kokosmilch
- Vollfett-Joghurt, Quark, vegane Alternativen ohne Soja auf Basis von Nüssen, Reis, Lupinen oder Kokosmilch

Tiefgekühltes:
Bitte auf die Herkunft und darauf achten, ob frisch nach der Ernte tiefgekühlt.
- alle Arten von Beeren
- Erbsen
- Spinat, Blattspinat ganz oder -würfel
- Kräuter
- rohes Gemüse (außerhalb der Saison)

Fette:
- Olivenöl, extra vergine, fruchtig, mild oder intensiv. Passt eigentlich zu allem, auch zu Süßem. Wichtig hier: Nur gute Qualität ist gesund.
- Brat-Olivenöl
- Kokosöl (Bio und Fairtrade)
- Butter (Demeter oder Bio) oder Ghee (geklärte Butter)
- Sonstige: Rapsöl zum Braten, Leinöl, Avocadoöl für Salate

Gewürze:
- Meersalz
- schwarzer Pfeffer, ganze Körner
- Kurkuma, frisch und/oder gemahlen
- Koriander, frisch und/oder gemahlen
- Kardamom, Kapseln und/oder gemahlen
- Kreuzkümmel, gemahlen
- Kümmelsamen – bei Linsen gut gegen die Blähungen
- Fenchelsamen – bei Linsen gut gegen die Blähungen; zu Gemüse
- Senfkörner
- Chili, frisch und/oder getrocknet, ganz oder Flocken
- Zimt, ganz und gemahlen
- Nelken, ganz und gemahlen
- Paprikapulver, rosenscharf und/oder edelsüß
- Currypulver, Gewürzmischung
- Vanille, als Schote und gemahlen
- Lorbeerblätter
- Muskatnuss

- Schwarzkümmel
- roher Kakao, ungesüßt
- frischer Ingwer (lässt sich im Kühl-schrank lange lagern)

Nüsse:
- Mandeln
- Cashewnüsse
- Walnüsse
- Pekannüsse
- Paranüsse
- Haselnüsse
- Kokosraspel und -flocken

Kerne und Samen:
- Kürbiskerne
- Sonnenblumenkerne
- Pinienkerne

- Sesam
- Leinsamen, ganz oder gemahlen
- Chia-Samen
- Flohsamenschalen
- Mohn

Trockenfrüchte:
- Rosinen
- Cranberrys
- Datteln, auch als Süßungsmittel ge-eignet
- Feigen
- Pflaumen
- Aprikosen

Süßungsmittel:
- Honig, Bio oder Demeter
- Ahornsirup

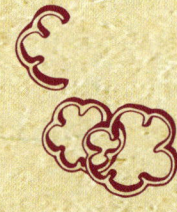

WOCHENPLAN

Du machst dir das Leben um einiges leichter, wenn du deine Woche vorplanst. Wenn du bereits freitags überlegst, was du in der kommenden Woche essen möchtest, kannst du Samstag einkaufen und Sonntag schon einiges vorbereiten. Du kannst zum Beispiel Gemüse vorschneiden und in luftdichten Dosen im Kühlschrank aufbewahren. Später brauchst du nur auf deinen Plan zu schauen, die vorbereiteten Lebensmittel aus dem Kühlschrank nehmen und sofort mit dem Kochen loslegen. So kommst du nicht so schnell in Versuchung, dir ein Fertigessen zuzubereiten.

Wenn du gesundes Essen mit ins Büro nehmen möchtest, kochst du am besten immer eine doppelte Portion. So kannst du deine natürliche Ernährung auch in deinen Arbeitsalltag integrieren. Und wenn du abends Overnight Oats für den nächsten Morgen machst, kannst du vorher stressfrei frühstücken.

Allen, die ihr Gewicht halten oder abnehmen möchten, empfehle ich drei Mahlzeiten am Tag. Lass die Snacks weg oder iss sie anstelle eines Hauptgerichts. Arbeitest du körperlich, machst viel Sport oder möchtest zunehmen, sorge dafür, dass du mit Hilfe der Snacks ausreichend Energie aufnimmst.

Achte aber immer darauf, nur dann zu essen, wenn du hungrig bist. Höre auf zu essen, sobald du dich leicht gesättigt fühlst. Sollte von deinem Essen etwas übrig bleiben, stell es kalt und genieße es später als Snack.

So könnte ein Wochenplan aussehen:

	Samstag	Sonntag	Montag
Frühstück	Chia-Vanille-Pudding mit Banane	Omelette und Obstsalat	Overnight Oats + Banane
Snack	Flocken-Samen-Nuss-Kerne-Brot		2 Haferkekse
Mittag	Salat	Marokkanische Lammkoteletts mit Hummus und Quinoa-Sommer-salat	Quinoa-Sommer-Salat + 2 hartge-kochte Eier
Snack	Eine Handvoll würzige Nüsse	Waffeln mit Himbeermarmelade	Gemüsesticks mit Dip
Abend	Suppe mit Gemüse	Suppe mit Gemüse (vom Vortag)	Linsen-Süßkartoffel-Curry
To do	• Große Portion Brühe kochen, abkühlen lassen und ggf. einfrieren • Himbeermarmelade kochen	• Dips (z.B. mehr Hummus) vorbereiten und in Portionen in Dosen füllen • Gemüse (zum Kochen) vorschneiden und in luftdichten Dosen in den Kühlschrank stellen • Gemüsesticks vorschneiden • Kekse backen • Eier kochen • Würzige Nüsse zubereiten und in Portionstütchen füllen	• Wenn keine frischen Beeren da sind, TK-Beeren auftauen

Dienstag	Mittwoch	Donnerstag	Freitag
Overnight Oats + Beeren oder Himbeermarmelade	Green Smoothie	Chia-Vanille-Pudding mit Beeren	Flocken-Samen-Nuss-Kerne-Brot mit Himbeer-marmelade
1 Stück Obst	Flocken-Samen-Nuss-Kerne-Brot mit Dip oder Himbeermarmelade	Smoothie	1 Handvoll würzige Nüsse
Linsen-Süßkartoffel-Curry (vom Vortag)	großer Salat mit Backofengemüse (vom Vortag)	Salat mit Frittata (vom Vortag)	Eintopf mit Gemüse (vom Vortag)
1 Handvoll würzige Nüsse	1 Stück Obst	1 Handvoll würzige Nüsse	Chia-Vanille-Pudding
Backofengemüse	Frittata mit Gemüse + Süßkartoffel-Pommes	Eintopf mit Gemüse	Lachs aus dem Ofen mit Salat und Guacamole
• Im noch heißen Ofen das Flocken-Samen-Nuss-Kerne-Brot backen	• Mehrere Portionen Chia-Vanille-Pudding vorbereiten, ggf. Beeren auftauen	• Frischen Lachs einkaufen oder Notiz für den nächsten Morgen: Lachs auftauen!	• Gemüsechips machen, ab aufs Sofa und Wochenplan für die nächste Woche vorbereiten

REZEPTÜBERSICHT

STICHWORTVERZEICHNIS

QUELLEN

1   Levine, Morgan E.; Suarez, Jorge A., et al.: *Low Protein Intake Is Associated with a Major Reduction in IGF-1, Cancer, and Overall Mortality in the 65 and Younger but Not Older Population.* In: Cell Metabolism, Volume 19, Issue 3, p 407–417, 4 March 2014.

2   Yan Jiang, Yong Pan, et al.: *A Sucrose-Enriched Diet Promotes Tumorigenesis in Mammary Gland in Part through the 12-Lipoxygenase Pathway.* Cancer Research, January 1, 2016 76; 24.

3   Eaton, S.B.; Konner, M.; Shostak, M.: *Stone agers in the fast lane: chronic degenerative diseases in evolutionary perspective,* Am J Med. 1988 Apr:84(4):739-49.

4   Zhao, C., et al.: *Effects of commercial anthocyanin-rich extracts on colonic cancer and nontumorigenic colonic cell growth.* J Agric Food Chem. 2004 Oct 6;52(20):6122-8.

5   Koyyalamudi, S.R.; Jeong, S.C.; Song, C.H.; Cho, K.Y.; Pang, G.: *Vitamin D2 formation and bioavailability from Agaricus bisporus button mushrooms treated with ultraviolet irradiation.* J Agric Food Chem. 2009 Apr 22;57(8):3351-5. doi: 10.1021/jf803908q.

6   Barański, Marcin, et al.: *Higher antioxidant and lower cadmium concentrations and lower incidence of pesticide residues in organically grown crops: a systematic literature review and meta-analyses.* British Journal of Nutrition / Volume 112 / Issue 05 / September 2014, pp 794-811.

7   Bolland, Mark J., et al.: *Calcium intake and risk of fracture: systematic review.* BMJ 2015;351:h4580

8   American Academy of Neurology (AAN). *Pesticide found in milk decades ago may be associated with signs of Parkinson's.* ScienceDaily, 9 December 2015. <www.sciencedaily.com/releases/2015/12/151209183729.htm>.

9   Ebringer, Alan, et al.: *A possible link between Crohn's disease and ankylosing spondylitis via Klebsiella infections.* Clinical rheumatology 26.3 (2007): 289–297.

10 Rashid, Taha; Ebringer, Alan: *Detection of Klebsiella antibodies and HLA-B27 allelotypes could be used in the early diagnosis of ankylosing spondylitis with a potential for the use of »low starch diet« in the treatment.* Current Rheumatology Reviews 8.2 (2012): 109–119.

11 Rashid, Taha; Wilson, Clyde; Ebringer, Alan: *The link between ankylosing spondylitis, Crohn's disease, Klebsiella, and starch consumption.* Clinical and Developmental Immunology 2013 (2013).

12 Guggenmos, J., et al.: *Antibody cross-reactivity between myelin oligodendrocyte glycoprotein and the milk protein butyrophilin in multiple sclerosis.* Journal of immunology (Baltimore, Md.: 1950) 172.1 (2004): 661.

13 O'Hara, Ann M.; Shanahan, Fergus: *The gut flora as a forgotten organ.* EMBO reports 7.7 (2006): 688–693.

14   Sørensen, L.B.; Raben, A.; Stender, S.; Astrup, A.: *Effect of sucrose on inflammatory markers in overweight humans.* Am J Clin Nutr. 2005 Aug;82(2):421-7.

15   Ma, Tao, et al.: *Sucrose counteracts the anti-inflammatory effect of fish oil in adipose tissue and increases obesity development in mice.* PloS one 6.6 (2011): e21647.

16   Suez, Jotham, et al.: *Artificial sweeteners induce glucose intolerance by altering the gut microbiota.* Nature 514, 181–186 (09 October 2014).

17   Schmidt, A.M., et al.: *Advanced glycation endproducts interacting with their endothelial receptor induce expression of vascular cell adhesion molecule-1 (VCAM-1) in cultured human endothelial cells and in mice. A potential mechanism for the accelerated vasculopathy of diabetes.* J Clin Invest. 1995 Sep; 96(3): 1395–1403.

18   Hamamichi, R.; Asano-Miyoshi, M.; Emori, Y.: *Taste bud contains both short-lived and long-lived cell populations.* Neuroscience. 2006 Sep 15;141(4):2129-38. Epub 2006 Jul 14.

19   Motivala, Sarosh J., et al.: *Nocturnal levels of ghrelin and leptin and sleep in chronic insomnia.* Psychoneuroendocrinology. 2009 May; 34(4): 540–545.

BILDNACHWEIS

Fotos: Lara Burr-Evans

Illustrationen im Innenteil und in den Umschlagklappen:
Rucolablatt, Paprika, Pfanne, Pilze, Brokkoli, Tomate, Zwiebel, Salzstreuer, Löffel, Lauch, Nektarine, Avocado, Erbsen, Rosmarin, Zitronengras, Burger, Pizza, Waffel, Walnuss, Zwetschge, Tasse, Flaschen, Einmachglas, Töpfe, Küchenmaschine, Erdbeere, Apfel, Pistazie, Orangenschnitz, Zitronenscheibe, gläserner Krug, halbierte Birne, Schneebesen, Melonenschnitz, Gabel, Schneidebrett, Blätter, Kartoffelstampfer, Küchenmesser, Hähnchen, Stück Quiche, Dill, Mixer: Bukhavets Mikhail / Shutterstock.com

Kürbis, Birnenschnitz, Bananen, Toastbrot, Brotlaib, angeschnittene Wurst, Fisch: Inka1 / Shutterstock.com

Karotten: Seamartini Graphics / Shutterstock.com

Dekorative Schnörkel und Pfeile: Worldlion / Shutterstock.com

Felix Klemme

NATÜRLICH SEIN

Das erste ganzheitliche Life-Coaching für Bewegung und Ernährung

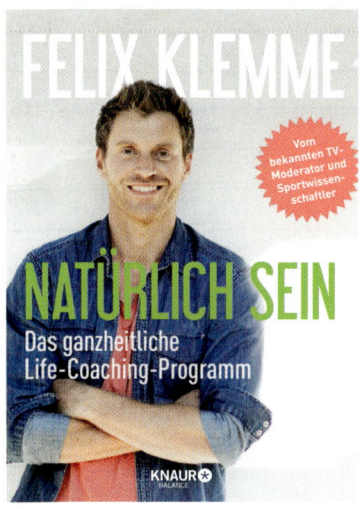

Was genau ist eigentlich Gesundheit? Warum fühlt sich jemand krank, der körperlich gesund ist? Und wie kann ich einen Zustand von Gesundheit und Zufriedenheit erreichen?

Über diese Fragen denkt Felix Klemme seit Jahren nach, und sie sind der Kern seiner Arbeit mit Klienten. In diesem Buch gibt er Ihnen die wesentlichen Tools an die Hand, um sich gesund zu ernähren, sinnvoll zu bewegen und Ihre Träume zu verwirklichen.

»In seinem Buch ›Natürlich sein‹ stellt Felix Klemme das von ihm entwickelte Life-Coaching-Konzept ›Natural Network‹ vor – ein Leitfaden für alle, die sich auf ganzheitliche Weise mit sich selbst beschäftigen und ihr Leben nachhaltig verändern möchten.«

buch aktuell

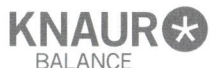